Ethik in der Psychiatrie und Psychotherapie

STUDIEN ZUR ETHIK IN OSTMITTELEUROPA

Herausgegeben von Jan C. Joerden

BAND 16

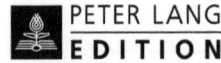

Florian Steger / Jan C. Joerden / Andrzej M. Kaniowski
(Hrsg.)

Ethik in der Psychiatrie und Psychotherapie

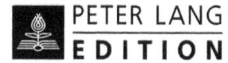

Bibliografische Information der Deutschen Nationalbibliothek
Die Deutsche Nationalbibliothek verzeichnet diese Publikation
in der Deutschen Nationalbibliografie; detaillierte bibliografische
Daten sind im Internet über http://dnb.d-nb.de abrufbar.

Gefördert aus den Mitteln der Deutsch-Polnischen Wissenschaftsstiftung.
Projekt wspierany przez Polsko-Niemiecką Fundację na rzecz Nauki.

DEUTSCH	POLSKO
POLNISCHE	NIEMIECKA
WISSENSCHAFTS	FUNDACJA
STIFTUNG	NA RZECZ NAUKI

ISSN 1437-9783
ISBN 978-3-631-66393-6 (Print)
E-ISBN 978-3-653-05911-3 (E-Book)
DOI 10.3726/ 978-3-653-05911-3

© Peter Lang GmbH
Internationaler Verlag der Wissenschaften
Frankfurt am Main 2015
Alle Rechte vorbehalten.
Peter Lang Edition ist ein Imprint der Peter Lang GmbH.

Peter Lang – Frankfurt am Main · Bern · Bruxelles ·
New York · Oxford · Warszawa · Wien

Das Werk einschließlich aller seiner Teile ist urheberrechtlich
geschützt. Jede Verwertung außerhalb der engen Grenzen des
Urheberrechtsgesetzes ist ohne Zustimmung des Verlages
unzulässig und strafbar. Das gilt insbesondere für
Vervielfältigungen, Übersetzungen, Mikroverfilmungen und die
Einspeicherung und Verarbeitung in elektronischen Systemen.

Diese Publikation wurde begutachtet.

www.peterlang.com

Inhalt

Einleitung 7
Florian Steger, Jan. C. Joerden und Andrzej Kaniowski

Psychiatrische Zwangsbehandlungen – medizinisch notwendig oder
unzulässige Gewalt? Institutionenethische Forderungen zum
Schutz der Rechte von Personen mit psychischen Problemen 17
Sigrid Graumann

Ärztlich assistierter Suizid bei psychisch Kranken 37
Christian Hick und Axel Karenberg

Ethische Probleme in der Gerontopsychiatrie 63
Thomas Reuster

Restriktion oder Harm Reduction? Ethische Aspekte der aktuellen
Rechtsprechung in der Substitutionsbehandlung 79
Annemarie Heberlein

Ethik in der Psychotherapie – einige Anmerkungen unter
Berücksichtigung der Kunsttherapie 97
Florian Steger

Cognitive-behavioural psychotherapist as ethicist 115
Katarzyna Marchewka und Bartłomiej Dobroczyński

Beiträge zum Schwerpunkt Antoni Kępiński

Antoni Kępiński (1918–1972) – Eine Skizze zu Biographie und
Werk des polnischen Psychiaters, Psychologen und Philosophen 135
Manuel Willer, Maximilian Schochow und Florian Steger

Ethical foundation of Antoni Kępiński's psychiatry 151
Paweł Łuków

Quellen

Das sogenannte KZ-Syndrom. Versuch einer Synthese 169
Antoni Kępiński

Der Begriff der Psychopathie und das Wertesystem 187
Antoni Kępiński

Korrespondenzadressen der Autorinnen und Autoren 229

Einleitung

Florian Steger, Jan. C. Joerden und Andrzej Kaniowski

Psychiatrie und Psychotherapie sind Bereiche der medizinischen Praxis, die in besonderer Weise ethische Fragen aufwerfen. Dies liegt einerseits an der Komplexität und Varianz psychischer Störungen. Andererseits stellt die Vulnerabilität psychisch erkrankter Patienten* eine besondere ethische Herausforderung für die Bereiche Psychiatrie und Psychotherapie dar.[1] Zentrale ethische Fragen sind dabei auf die Wahrung der Selbstbestimmung des Patienten und auf das Informierte Einverständnis des Patienten innerhalb des Patient-Arzt/Therapeut-Settings bezogen. Es geht um ein wohltuendes und nicht schadendes Handeln vonseiten des Arztes/Therapeuten. Bereits an dieser Stelle wird deutlich, dass den einzelnen medizinethischen Prinzipien in Psychotherapie und Psychiatrie besondere Bedeutung zukommt. Die aktuelle Stellungnahme der Deutschen Gesellschaft für Psychiatrie und Psychotherapie, Psychosomatik und Nervenheilkunde (DGPPN) zeigt,[2] dass Fragen der Selbstbestimmung eine wesentliche Rolle in Psychotherapie und Psychiatrie spielen.

Patienten mit einer psychischen Störung verlieren durch ihre Krankheit nicht notwendig ihre Fähigkeit zur Selbstbestimmung. Die Selbstbestimmung des Patienten ist aber in zahlreichen Bereichen von Psychiatrie und Psychotherapie gefährdet. Wie aber ist die Fähigkeit zur Selbstbestimmung eines Patienten mit einer psychischen Störung zu bewerten und sicherzustellen? Ab wann darf und muss die Selbstbestimmung des Patienten eingeschränkt werden? Wie sind Zwangsbehandlungen ethisch zu beurteilen? Auch das Prinzip des Informed Consent stößt in der Psychiatrie und Psychotherapie immer wieder an Grenzen. Wie kann ein Informiertes Einverständnis eines Patienten zu einer psychiatrischen Behandlung

---

* Wenn im Folgenden zur besseren Übersichtlichkeit die maskuline Formulierung bei der Kennzeichnung von Personen verwendet wird, sind selbstverständlich Frauen wie Männer gleichermaßen gemeint.

1 Florian Steger: Violations of Ethical Principles in Psychotherapy. In: Nova Acta Leopoldina NF 119 (2014), S. 93–102.

2 Deutsche Gesellschaft für Psychiatrie und Psychotherapie, Psychosomatik und Nervenheilkunde (DGPPN) (Hg.): Achtung der Selbstbestimmung und Anwendung von Zwang bei der Behandlung von psychisch erkrankten Menschen. Eine ethische Stellungnahme der DGPPN. http://www.dgppn.de/publikationen/stellungnahmen/detailansicht/article//achtung-der.html (Stand 10.3.2015).

sichergestellt werden? Unter welchen Bedingungen kann auf den Informed Consent beispielsweise im Rahmen von Zwangsmaßnahmen verzichtet werden? Und wie kann eine evidenzbasierte, informierte und partizipative Entscheidungsfindung innerhalb des Patient-Arzt/Therapeut-Settings herbeigeführt werden?

Unter Umständen scheint es kaum möglich, dem Patienten das zur vollen Aufklärung über eine Behandlung notwendige Wissen adäquat zu vermitteln, beispielsweise weil der Patient aufgrund einer fortschreitenden Demenz die ihm gegebenen Informationen sehr schnell vergisst. Dennoch ist der Patient durchaus in der Lage, seine Situation zu verstehen und zu beurteilen. Es ist fraglich, ob von einem Informed Consent gesprochen werden kann, wenn der Patient wichtige Informationen schnell vergisst oder unsicher ist, ob er sie versteht. Ein weiterer wichtiger Punkt ist der Umstand, dass von psychischen Störungen oftmals nicht nur das Wohl der Patienten selbst betroffen ist, sondern häufig auch das weiterer Personen. Gemeint sind beispielsweise das familiäre Umfeld, aber auch außenstehende Dritte, die gefährdet werden können. Das soziale Umfeld ist bei psychischen und somatischen Erkrankungen und Störungen von großer Bedeutung. Zugleich können bestimmte Informationen großen Einfluss auf den Bestand dieses Umfeldes haben, beispielsweise auf den Erhalt eines Arbeitsplatzes.[3] Ärzte/Therapeuten müssen hier zwischen dem Wohl des Patienten und der Gefährdung Dritter abwägen. In welchen Fällen darf oder muss ein Arzt seine Schweigepflicht gegenüber Dritten brechen? Wie sollte in Fällen entschieden werden, in denen akute Behandlungsziele und langfristige Behandlungsziele einander widersprechen? Dies kann im Rahmen von Zwangsmaßnahmen der Fall sein. So etwa dann, wenn der akute Zustand des Patienten eine Zwangsbehandlung notwendig macht, obwohl damit die für langfristige Therapieziele enorm wichtige Bindung zwischen Patient und Arzt/Therapeut gestört wird. Auch im Fall von Entzugsbehandlungen kann ein kurzfristiges Ziel (Therapietreue durch fortgesetzten aber verringerten Konsum) einem langfristigen Therapieziel (kein Konsum) widersprechen.

Diese und weitere Fragen bildeten den Hintergrund für die Tagung „Ethik in der Psychiatrie und Psychotherapie", die vom 24. bis 25. Juli 2013 stattfand.[4] Auf Einladung des Interdisziplinären Arbeitskreises für Ethik in der Medizin in

---

3 Maximilian Schochow, Florian Steger: Zwischen Selbstbestimmung und Fürsorge – Chancen und Risiken molekulargenetischer Zufallsbefunde. In: Martin Langanke, Pia Erdmann, Jürgen Robienski, Sabine Rudnik-Schöneborn (Hg.): Zufallsbefunde bei molekulargenetischen Untersuchungen – Medizinische, juristische und ethische Perspektiven. Berlin 2015 [im Druck].
4 Maximilian Schochow, Saskia Gehrmann: Ethik in der Psychiatrie und Psychotherapie. In: H-Soz-Kult, 19.9.2013, online.

Polen und Deutschland (https://blogs.urz.uni-halle.de/medizinethik) traf sich ein internationaler und interdisziplinärer Wissenschaftlerkreis in Frankfurt (Oder). Im Mittelpunkt der Arbeit des Arbeitskreises, der 2012 gemeinsam von Florian Steger (Martin-Luther-Universität Halle-Wittenberg), Jan C. Joerden (Europa-Universität Viadrina) und Andrzej M. Kaniowski (Uniwersytet Łódzki) gegründet wurde, stehen aktuelle medizinethische Fragestellungen. Vor allem die Anwendung medizin- und bioethischer Theorien in der Praxis bilden einen Kern der Arbeit des Interdisziplinären Arbeitskreises. Bei der ersten Tagung des Interdisziplinären Arbeitskreises in Halle (Saale) standen Fritz Jahr (1895–1953) und dessen Schriften im Mittelpunkt der Auseinandersetzung.[5] Der protestantische Pfarrer Fritz Jahr bestimmte bereits 1926 den Begriff der Bioethik in einer umfassenden Weise und hob dabei auf Fragen des Umganges des Menschen mit den Tieren und Pflanzen ab. Jahrs 1926 erstmals formulierter Bioethischer Imperativ lautet: „Achte jedes Lebewesen grundsätzlich als einen Selbstzweck, und behandle es nach Möglichkeit als solchen!"[6] Dieser Begriff unterscheidet sich fundamental vom bisher etablierten Begriff der Bioethik nach Van Rensselaer Potter (1911–2001) sowie André Hellegers (1926–1979), der vor allem medizinethische Fragen umfasst.[7] Fritz Jahr hingegen forderte nicht nur einen verantwortungs- und respektvollen Umgang mit den Menschen, sondern erweiterte diese Forderung auf den Umgang mit Tieren und Pflanzen unabhängig von deren Nutzen.

Im Verlauf der zweiten Tagung des Interdisziplinären Arbeitskreises in Frankfurt (Oder) nahmen Antoni Kępiński (1918–1972) und dessen Arbeit einen zentralen Stellenwert ein. Der polnische Psychiater und Philosoph sowie sein Werk

---

5 Maximilian Schochow, Jonas Grygier: Tagungsbericht. 1927 – Die Geburt der Bioethik in Halle (Saale) durch den protestantischen Pfarrer Fritz Jahr (1895–1953). In: B. Sharon Byrd, Joachim Hruschka, Jan C. Joerden (Hg.): Jahrbuch für Recht und Ethik/ Annual Review of Law and Ethics. Berlin 2013, S. 325–329. Florian Steger, Jan C. Joerden, Maximilian Schochow (Hg.): 1926 – Die Geburt der Bioethik in Halle (Saale) durch den protestantischen Theologen Fritz Jahr (1895–1953). Frankfurt a.M. 2014.
6 Fritz Jahr: Wissenschaft vom Leben und Sittenlehre (Alte Erkenntnis in neuem Gewande). In: Mittelschule 40/45 (1926), S. 604–605, hier: S. 604. sowie in: Florian Steger: Fritz Jahr – Begründer der Bioethik (1926). 22 Originalarbeiten des protestantischen Theologen aus Halle (Saale). Halle (Saale) 2014, S. 25–28.
7 Van Rensselaer Potter: Bioethics. Bridge to the Future. Englewood Cliffs 1971; Warren T. Reich: The "wider view". André Hellegers's passionate, integrating intellect and the creation of bioethics. In: Kennedy Institute of Ethics Journal 9 (1999), S. 25–51.

haben insbesondere in Polen eine hohe Bedeutung[8] und werden zunehmend auch in Deutschland rezipiert.[9] Für Kępińskis Arbeit zentral ist seine Theorie der Psyche als Informationsmetabolismus.[10] Analog zum Energiemetabolismus, der Verarbeitung von Energie durch den Körper, sieht Kępiński die Psyche als informationsverarbeitende Struktur. Diese Struktur ist die Basis individueller Werteordnungen und ermöglicht zugleich eine Orientierung des Menschen in seiner Umwelt.[11] Psychische Störungen sind nach Kępiński Ausdruck einer fundamentalen Störung dieser Werteordnungen, in deren Folge Patienten die Fähigkeit verlieren, Informationen zu verarbeiten und in adäquate Handlungen umzusetzen. Kępińskis Werk wird in Polen vielfach rezipiert. Im Zentrum der Auseinandersetzung stehen dabei Kępińskis medizinethische Beiträge zur Psychiatrie. In diesem Kontext widmete Kępiński dem Patient-Arzt/Therapeut-Verhältnis in der Psychiatrie und Psychotherapie große Aufmerksamkeit.[12] Eine internationale Rezeption von Kępińskis Arbeiten konnte sich bisher kaum entwickeln, zumal bisher nur wenige seiner Aufsätze ins Englische übersetzt wurden.[13]

---

8   Andrzej Jakubik, Jan Masłowski: Antoni Kepiński – człowiek i dzieło [Antoni Kępiński – Mensch und Werk]. Warszawa 1981. Agnieszka Hennel-Brzozowska, Stanisław Jaromi (Hg.): Przeciw melancholii: w 40. rocznicę wydania "Melancholii" Antoniego Kępińskiego: perspektywy Fides i Ratio [Gegen Melancholie: Zum 40.Jahrestag des Erscheinens von Antoni Kępiński Werk „Melancholia"]. Kraków 2014. Katarzyna Wiraszka-Lewandowska, Agnieszka Sym, Andrzej Kokoszka: The corrective experience of values in psychotherapy: its relations with the change of defense mechanisms and symptom intensity in a course of short-term psychodynamic group psychotherapy. In: European Psychotherapy 6 (2006), S. 5–19.
9   Florian Steger: Prägende Persönlichkeiten in Psychiatrie und Psychotherapie. Leben, Werk und Wirken in Medizin und Gesellschaft. Berlin 2015, S. 235–240.
10 Andrzej Kapusta: Life circle, time and the self in Antoni Kępiński's conception of information metabolism. In: Philosophy. Sociology (Filosofija. Sociologija) 1–2 (2007), S. 44–49.
11 Andrzej Kokoszka: Information Metabolism as a Model of human experiences. In: International Journal of Neuroscience 97 (1999), S. 169–178.
12 Aleksandra Bulaczek: Patient-Doctor Relations in Antoni Kępiński's Axiological Psychiatry. In: Ethics & Bioethics 3 (2013), S. 39–45.
13 Einige Beiträge aus der 1961–1993 jährlich erschienenen Zeitschrift *Przegląd Lekarski Oświęcim* sind übersetzt durch Jacek Bomba auf Englisch zugänglich. Dazu zählen "The Auschwitz Reflections". In: Archives of Psychiatry and Psychotherapy 3 (2007), S. 79–81; "Anus Mundi". In: Archives of Psychiatry and Psychotherapy 4 (2007), S. 85–87; "Nightmare". In: Archives of Psychiatry and Psychotherapy 1 (2008), S. 93–97; "Psychopathology of Power". In: Archives of Psychiatry and Psychotherapy 2 (2008), S. 79–89; "The ramp: psychopathology of decision". In: Archives of Psychiatry and Psychotherapy 3 (2008), S. 71–80 sowie "KZ-Syndrom". In: Archives of Psychiatry and Psychotherapy 4 (2008), S. 77–84.

Einleitung 11

Der vorliegende Band ist in zwei Teile gegliedert und geht auf das beschriebene Desiderat ein. Im ersten Teil des Bandes haben wir Beiträge zusammengestellt, die aus deutscher oder polnischer Perspektive Fragen von Ethik in der Psychiatrie und Psychotherapie aufgreifen. Der zweite Teil des vorliegenden Bandes fokussiert auf Antoni Kępiński und dessen Auseinandersetzung mit ethischen Fragestellungen in der Psychiatrie und Psychotherapie. So eröffnen den zweiten Teil des Bandes Beiträge zu Kępiński und seinem Werk. Diese Ausführungen werden ergänzt um Beiträge von Kępiński, die wir in deutscher Sprache abdrucken. Damit soll ein weiterer Schritt hin zu einer stärkeren Rezeption Kępińskis in Deutschland unternommen werden.

Am Beginn des ersten Teiles dieses Bandes steht der Beitrag von Sigrid Graumann. Darin thematisiert Graumann die strukturellen Bedingungen von *Zwangsmaßnahmen in der Psychiatrie*. Sie argumentiert, dass aus ethischer Sicht eine Mehrheit dieser Zwangsmaßnahmen nicht gerechtfertigt sei. Diese seien ohnehin nur als ultima ratio mit sehr strengen Kriterien zu rechtfertigen. Graumann führt aus, dass ein Großteil dieser Zwangsmaßnahmen unter geeigneten strukturellen, also räumlichen, zeitlichen, personellen und konzeptionellen Bedingungen vermieden werden könnten. Die angesprochene Thematik diskutiert sie auf der Grundlage des kantischen Begriffes der Menschenwürde und der daraus abgeleiteten Prinzipien der Autonomie, Fürsorge, Nichtschädigung und Gerechtigkeit. Sie fordert eine notwendige größere Reform psychiatrischer Versorgung und eine Reduktion von Zwangsmaßnahmen auf das notwendige Mindestmaß.

Christian Hick und Axel Karenberg geben in ihrem Beitrag zum *ärztlich assistierten Suizid bei psychisch Kranken* einen Überblick über den aktuellen Diskussionsstand zum PAS (= physician-assisted suicide) und die praktischen Erfahrungen aus anderen europäischen Ländern. Daran anschließend diskutieren sie die Argumente für und gegen den PAS bei psychiatrischen Patienten. Hick und Karenberg unterscheiden hierbei zwischen genuin psychiatrischen Erkrankungen, somatischen Erkrankungen mit psychiatrischer Komorbidität und Demenzen. Während sie im ersten Fall einen PAS aus ethischer Sicht für nicht zulässig halten, unterscheidet sich für die Autoren ein PAS bei psychiatrischen Begleiterkrankungen und Demenzen nicht von dem PAS bei anderen Patienten, insofern der Patient entscheidungsfähig ist.

Den in zunehmendem Maße bedeutsamen Bereich der Gerontopsychiatrie stellt Thomas Reuster in seinem Beitrag *Ethische Probleme in der Gerontopsychiatrie* ins Zentrum. Reuster betont die Eigenheiten der in der Gerontopsychiatrie stark repräsentierten Erkrankungen, wie zum Beispiel Demenz. Diese würden in ihrem Verlauf zu einer Veränderung der Fähigkeit zur personalen Selbstbestimmung bis zu ihrem völligen Ausfall führen. Daher müsse das Prinzip der Selbstbestimmung des Patienten hinter das Prinzip der Fürsorge treten. Der Gefahr eines dadurch entstehenden paternalistischen Patient-Arzt-Verhältnisses sei durch die Einführung des Prinzips der Achtung der Würde zu begegnen. Im bisherigen auf Beauchamp und Childress beruhenden Vier-Prinzipien-Ansatz sei dieses Prinzip nicht vertreten. Der Vier-Prinzipien-Ansatz gehöre, so Reuster, dementsprechend erweitert.

Auf einen weiteren wichtigen Teilbereich psychiatrischer Praxis hebt Annemarie Heberlein in ihrem Beitrag *Substitutionsbehandlung oder Harm-Reduktion? Ethische Aspekte der aktuellen Rechtsprechung in der Substitutionsbehandlung* ab. Heberlein untersucht die derzeitigen rechtlichen Bestimmungen zur Substitutionsbehandlung auf der Grundlage der ethischen Kriterien der Benefizienz, des Nicht-Schadens, der Selbstbestimmung des Patienten und der Gerechtigkeit. Der erwiesenen Wirksamkeit der Behandlung in Bezug auf den Gesundheitszustand von Opiatabhängigen steht der enge rechtliche Rahmen entgegen. Dieser schränkt nach Heberlein die therapeutischen Möglichkeiten enorm ein und begrenzt damit die Behandlungsfreiheit des Arztes. Die Argumente der Ärzte wie des Gesetzgebers werden insbesondere hinsichtlich der Schutzverpflichtung gegenüber den Patienten diskutiert. Heberlein macht deutlich, dass sich die derzeitige Rechtslage negativ auf Therapieziel und -verlauf auswirke. Insbesondere die Verpflichtung zur Abstinenz scheine häufig ein großes Hindernis für die Therapietreue des Patienten zu sein.

Florian Steger geht in seinem Beitrag *Ethik in der Psychotherapie – einige Anmerkungen unter Berücksichtigung der Kunsttherapie* auf die Gefahr der Verletzung ethischer Prinzipien im psychotherapeutischen Alltag ein. Er umreißt verschiedene Konfliktfelder. Dazu zählen neben dem Gebot der Schweigepflicht und der möglichen Einflussnahme Dritter Fragestellungen aus dem Bereich der Kunsttherapie. Die Kunsttherapie eröffne keine grundständig neuen ethischen Fragestellungen, stelle aber hinsichtlich der Frage nach dem Umgang mit Patientenarbeiten einen von der Psychotherapie verschiedenen Bereich dar. Auch die möglichen Konfliktfelder im Zusammenhang mit Grenzen und Transparenz im Patient-Therapeut-Verhältnis und der Vergabe von Therapieplätzen sind Gegenstand des Beitrages. Abschließend wird der Bereich der sexuellen Identität in den Blick genommen und ein professioneller, offener und vor allem nicht pathologisierender Umgang mit sexueller Diversität eingefordert. Steger zeigt, dass Ethik in Bezug auf die umrissenen Konfliktfelder nicht nur eine konfliktlösende Funktion besitzt, sondern vielmehr präventiv Konflikte zu vermeiden hilft. Zu einer professionellen Haltung des Therapeuten gehöre dessen ethische Reflektionsfähigkeit. Insbesondere in der Aus-, Fort- und Weiterbildung sollten die umrissenen Fragen Gegenstand einer vertieften Auseinandersetzung sein.

Katarzyna Marchewka und Bartłomiej Dobroczyński stellen mit ihrem Beitrag *Cognitive-behavioural psychotherapist as ethicist* verschiedene Konzepte professioneller Rollen vor. Um ein asymmetrisches oder gar hierarchisches Patient-Arzt/Therapeut-Verhältnis zu vermeiden, müsse sich der Therapeut auch als Philosoph und Ethiker verstehen. Marchewka und Dobroczyński beziehen sich hierbei vor allem auf die Konzepte von Karl Jaspers (1883–1969) und Alan Tjeltveit. In beiden Konzepten wird der Einfluss der Weltsicht des Therapeuten auf die Therapie und das Patient-Arzt/Therapeut-Verhältnis hervorgehoben. Dieser Einfluss ist weder hintergeh- noch vermeidbar und muss daher reflektiert werden. Der Therapeut findet sich in Situationen wieder, in denen seine Kompetenz als Ethiker und Philosoph gefragt ist. Diese Rolle bringt andere Anforderungen und Konsequenzen mit sich als die Rolle als Therapeut. Diese Rollen voneinander zu unterscheiden und zwischen ihnen zu vermitteln, mache die ethische und philosophische Kompetenz des Therapeuten aus.

Im zweiten Teil des vorliegenden Bandes stehen Person und Werk des polnischen Psychiaters und Philosophen Antoni Kępiński im Zentrum. Den Anfang machen hierbei Manuel Willer, Maximilian Schochow und Florian Steger in ihrem Beitrag *Antoni Kępiński (1918–1972) – Eine Skizze zu Biographie und Werk des polnischen Psychiaters, Psychologen und Philosophen*. Auf Basis der auf Deutsch beziehungsweise Englisch zugänglichen Texte Kępińskis und der dazu vorliegenden Sekundärliteratur rekonstruieren die Autoren die Biographie Kępińskis und die Grundzüge seines Werkes. Im Zentrum stehen dabei Kępińskis Forschung zum Auschwitzsyndrom und dem Informationsmetabolismus. Geprägt durch die eigenen Erfahrungen in der Lagerhaft hat Kępiński ab 1959 die psychischen Folgen der Lagerhaft untersucht. Die hierbei untersuchten Symptome und Krankheitsbilder fasste er unter dem Begriff des „Auschwitz-Syndroms" zusammen und nahm damit das bis heute weit verbreitete und viel diskutierte Krankheitsbild der Posttraumatischen Belastungsstörung vorweg. Des Weiteren stellen die Autoren Kępińskis Modell der Psyche als Informationsmetabolismus vor und umreißen die daraus resultierenden ethischen Konsequenzen für die psychiatrische Praxis und medizinische Forschung.

Ethische Fragen in Bezug auf die psychiatrische Praxis und Forschung greift Paweł Łuków in seinem Beitrag *Ethical foundation of Antoni Kępiński's psychiatry* auf. Łuków betont, dass mit Kępińskis „Philosophie der Medizin" moderne Entwicklungen, insbesondere die Enthumanisierung der Medizin, zu kritisieren seien. Als Enthumanisierung der Medizin versteht der Autor die zunehmende Ökonomisierung der Medizin ebenso wie die Abwendung von individuellen Patientenbiographien hin zu einer Kategorisierung individueller Erkrankungen.

Dies sei nicht nur in der Organisation und Funktionsweise moderner Medizin begründet, sondern vor allem in einem Selbstbild, das Ärzte/Therapeuten als Träger eines nicht-normativen Wissens versteht. Das Konzept einer auf moralisch neutralem Wissen beruhenden therapeutischen Praxis stoße jedoch im Bereich der Psychiatrie und Psychotherapie an seine Grenzen. Łuków argumentiert, dass Kępiński zufolge die therapeutische Praxis moralisches Wissen einbeziehen müsse, da die Informationsverarbeitung der Psyche auf moralischen Werten beruht.

Den Band schließen zwei Beiträge von Antoni Kępiński selbst ab. In seinem Text *Das sogenannte Auschwitzsyndrom*, 1970 in der polnischen Zeitschrift Przegląd Lekarski erschienen und 1994 erstmals auf Deutsch zugänglich gemacht[14], umreißt Kępiński die bisherigen Ergebnisse seiner Forschung zu den psychiatrischen Folgeerkrankungen der Lagerhaft. Neben den Schwierigkeiten der Forschung, die beispielsweise in der unmöglichen Nachvollziehbarkeit der Erfahrungen der ehemaligen Häftlinge liegen, zeigt Kępiński die Erfolge und Ergebnisse der Forschung und fordert eine Aufnahme des „Auschwitz-Syndroms" in die Gruppe der internationalen Krankheits-Klassifizierung. Das Ziel dieser Forschung war damit eine Erleichterung der Begutachtung und Anerkennung der psychischen Spätfolgen der Lagerhaft – im Hinblick auf die bis heute beschämende Umgangsweise mit Überlebenden der Vernichtungs- und Konzentrationslager ein leider nach wie vor sehr aktuelles Anliegen.

Der zweite in diesem Band veröffentlichte Text Kępińskis liegt nun erstmals auf Deutsch vor. Es handelt sich um das erste Kapitel aus Kępińskis Buch *Psychopatie*,[15] das zu Kępińskis Hauptwerken zählt. Der hier übersetzte Text bietet eine hervorragende Grundlage, um sich Kępińskis Modell der Psyche, dem Informationsmetabolismus zu nähern. Die Psyche konstituiert sich zwischen den Spannungsfeldern von Veränderbarkeit und Unveränderbarkeit und dem Drang bzw. der Notwendigkeit einer Klassifizierung von Erfahrungen und Eindrücken. Kępiński versteht die Psyche als Aufbau von Werteordnungen, die mit den Werteordnungen der Außenwelt kollidieren bzw. mit diesen alltäglich konfrontiert werden. In dieser Konfrontation strebt die Psyche nach einem Erhalt der eigenen Werteordnung, um Entscheidungen zu treffen, die der Außenwelt zwar gerecht werden, die eigene Integrität aber nicht verletzen. Daher ist immer wieder eine Anpassungsleistung der Psyche von Nöten, die nur in begrenztem Maße möglich ist, ohne das komplexe

---

14 Antoni Kępiński: Das sogenannte KZ-Syndrom. Versuch einer Synthese. In: Hamburger Institut für Sozialforschung (Hg.): Die Auschwitzhefte. Texte der polnischen Zeitschrift ‚Przegląd Lekarski' über historische, psychische und medizinische Aspekte des Lebens und Sterbens in Auschwitz Band 2. 2. Auflage Hamburg 1995, S. 7–13.
15 Antoni Kępiński: Psychopatie. Warszawa 1977.

System von Werteordnungen nachhaltig zu stören. Die Konfrontation mit einer Erfahrung, die nicht mit der eigenen Werteordnung vereinbar ist, führt zu einer Verletzung der bestehenden Werteordnungen. Der Mensch ist dann außerstande, sich in seiner Umwelt zu orientieren und ihr angemessene Entscheidungen zu treffen. Kępińskis Theorie der Psyche und der Psychopathien stellt die individuelle Erfahrung des Patienten in den Vordergrund und betont die konkrete Erfahrung des Patienten als Ursprung psychischer Erkrankungen.

Mit dem vorliegenden Band sollen weitere Impulse für die Auseinandersetzung mit ethischen Fragen in der Psychiatrie und Psychotherapie geliefert und der Grundstein für eine notwendige Auseinandersetzung mit Kępińskis Werk gelegt werden. Zu danken ist der Deutsch-Polnischen Wissenschaftsstiftung (DPWS), welche die Arbeit des Arbeitskreises und damit die Durchführung der Tagung und die Veröffentlichung dieses Bandes erst ermöglicht hat. Ein Dank geht an das Kultur- und Sprachbüro Münster und insbesondere an Yvonne und Andrzej Belzyk-Kohl für die geleistete Übersetzungsarbeit. Wir danken allen Autoren dieses Bandes für die Bereitstellung ihrer Beiträge sowie Dr. Maximilian Schochow und Manuel Willer für die professionelle Unterstützung bei der Erstellung des Bandes.

Psychiatrische Zwangsbehandlungen – medizinisch notwendig oder unzulässige Gewalt? Institutionenethische Forderungen zum Schutz der Rechte von Personen mit psychischen Problemen

Sigrid Graumann

Zusammenfassung

Die UN-Behindertenrechtskonvention und die jüngsten höchstrichterlichen Urteile stellen die psychiatrische Praxis in Deutschland vor große Herausforderungen. Psychiatrische Zwangsbehandlungen sind demzufolge wenn überhaupt nur als ultima ratio unter strengen ethischen Kriterien zu rechtfertigen. Empirische Erfahrungen zeigen, dass die meisten Zwangsbehandlungen unter geeigneten räumlichen, zeitlichen, personellen und konzeptionellen Bedingungen vermieden werden können. Demzufolge sollte eine ethische Beurteilung berücksichtigen, dass ein großer Teil der Zwangsbehandlungen strukturell bedingt ist. Die damit angesprochene Problematik wird in dem Beitrag auf der Grundlage eines kantischen Verständnisses der Menschenwürde und der davon abgeleiteten Prinzipien der Autonomie, der Fürsorge, der Nichtschädigung und der Gerechtigkeit diskutiert. Von diesem normativen Standpunkt aus bedeutet die Würde von Menschen mit psychischen Problemen zu achten einerseits, Schädigungen durch Zwangsmaßnahmen und Schädigungen durch mangelnde Behandlung zu vermeiden. Mit Blick auf das Prinzip der Gerechtigkeit sind größere Reformen der psychiatrischen Versorgung absolut notwendig. Deren Ziel muss sein, einerseits Zwangsbehandlungen auf das Mindestmaß zu begrenzen und andererseits niedrigschwellige Behandlungsangebote für anspruchsvolle Patienten mit psychischen Problemen bereitzustellen.

Abstract

The UN-Convention for the Rights of Persons with Disabilities and the latest decisions of supreme courts pose a great challenge to psychiatric practice in Germany. Accordingly, coercive psychiatric treatments can if at all only be justified as ultima ratio when strict ethical conditions are met. There is empirical evidence that in most cases coercion can be avoided if the spatial, temporal, personal and conceptual conditions are appropriate. Hence, an ethical evaluation has to take into account that coercive treatments are to great extend structurally caused. The problems hereby mentioned will be discussed on the basis of a Kantian understanding of human dignity and the related principles of autonomy, beneficence, non-maleficence and justice. From this normative point of view respecting the dignity of patients with mental health problems means to prevent damages caused by coercion as well as damages caused by the lack of treatment. Thus, with regard to the principle of justice profound changes in psychiatric care are required in order to minimize the number of coercive treatments on the one side and to provide good low-threshold mental care for demanding patients with mental health problems on the other.

Zur aktuellen Debatte über die Zulässigkeit von psychiatrischen Zwangsbehandlungen

Die UN-Behindertenrechtskonvention, die 2006 durch die Generalversammlung der Vereinten Nationen verabschiedet und 2008 durch die Bundesrepublik ratifiziert worden ist, wirft die Frage auf, ob die psychiatrische Praxis, insbesondere die Praxis von Zwangsbehandlungen, menschenrechtskonform ist.[1] Sicher ist, dass nach der UN-Behindertenrechtskonvention jede medizinische Behandlung „auf der Grundlage der freien Einwilligung nach vorheriger Aufklärung" erfolgen muss.[2] Bisher war es allerdings „häufige klinische Praxis, Menschen mit schwerwiegenden oder chronisch rezidivierenden psychischen Störungen keinerlei Mitspracherecht bei der Therapie einzuräumen – mit dem Argument, dass es den Patienten krankheitsbedingt an Einsichtsfähigkeit mangele".[3] Vor diesem Hintergrund fordert das Deutsche Institut für Menschenrechte den Bundestag zu einer menschenrechtsbasierten Weiterentwicklung der psychiatrischen Versorgung auf. Die Gewährleistung der Freiwilligkeit in allen Fällen wird gefordert.[4] In

---

1 Vereinte Nationen: Übereinkommen über die Rechte von Menschen mit Behinderung 2006 (UN-Behindertenrechtskonvention, UN-BRK). http://www.un.org/Depts/german/uebereinkommen/ar61106-dbgbl.pdf (Stand 22.04.2014).
2 UN-BRK (Anm. 1) Art. 28.
3 Deutsche Gesellschaft für soziale Psychiatrie (DGSP): Memorandum der Deutschen Gesellschaft für Soziale Psychiatrie zur Anwendung von Neuroleptika. 2012. http://www.dgsp-ev.de/fileadmin/dgsp/pdfs/Flyer_Infoblatt_KuFo-Programme_Broschueren/Broschuere_Neuroleptika_2012_web.pdf (Stand 22.04.2014).
4 Deutsches Institut für Menschenrechte: Stellungnahme der Monitoring-Stelle zur UN-Behindertenrechtskonvention anlässlich der Öffentlichen Anhörung am Montag, den 10. Dezember 2012, im Rahmen der 105. Sitzung des Rechtsausschusses. http://www.

diese Richtung geht auch der Bericht des UN-Sonderberichterstatter Juan Méndez von Februar 2013. Bei Behandlungen gegen den Willen von Patientinnen und Patienten und anderen Zwangsmaßnahmen kann es sich laut dem Bericht um Folter handeln.[5] Die Vertragsstaaten sind strikt dazu verpflichtet, ihre Bürger davor zu schützen.

Schon die Enquete-Kommission zur Psychiatrie, die der Bundestag 1971 einsetzte, hatte schwere Menschenrechtsverletzungen in den deutschen Psychiatrien festgestellt und gefordert, die Befriedigung der existenziellen Grundbedürfnisse der betroffenen Menschen zu sichern, die psychiatrische Versorgung zu humanisieren und in die allgemeine Krankenversorgung zu integrieren.[6] Durch die damit eingeleitete Psychiatriereform hat sich der Schutz der Rechte von Personen mit psychischen Problemen zweifellos stark verbessert. Dennoch muss festgehalten werden, dass dies nach wie vor unzureichend ist. Insbesondere werden psychiatrische Zwangsbehandlungen nach wie vor zu häufig, zu lange und zu undifferenziert durchgeführt.[7] Das sehen offenbar mittlerweile auch Richter so.

Zwangsbehandlungen sind im Betreuungsrecht (BGB) auf Bundesebene, sowie in den Psychisch-Krankengesetzen und den Gesetzen zum Maßregelvollzug der Länder geregelt. Die bisherige Rechtsgrundlage für Zwangsbehandlungen wurde in Frage gestellt, als das Bundesverfassungsgericht am 23. März 2011 und am 12. Oktober 2011 entschied, dass das rheinland-pfälzische Maßregelvollzugsgesetz und das baden-württembergischen Gesetz über die Unterbringung psychisch Kranker keine ausreichende Gesetzesgrundlage für eine Zwangsbehandlung

---

institut-fuer-menschenrechte.de/uploads/tx_commerce/Stellungnahme_der_Monitoring_Stelle_anlaesslich_der_oeffentlichen_Anhoerung_des_Innenausschusses_des_Deutschen_Bundestages_am_3_Juni_2013_in_Berlin.pdf (Stand 22.04.2014).

5 Vereinte Nationen: Bericht des Sonderberichterstatters über Folter und andere grausame, unmenschliche oder erniedrigende Behandlung oder Strafe, Juan E. Méndez. 1. Februar 2013, http://www.institut-fuer-menschenrechte.de/uploads/tx_commerce/Information_der_Monitoring_Stelle_anlaesslich_der_deutschen_Uebersetzung_des_Berichts_des_Sonderberichterstatters_ueber_Folter_und_andere_grausame_unmenschliche_oder_erniedrigende_Behandlung_oder_Strafe_Juan_E_Mendez.pdf (Stand 22.04.2014).

6 Deutsche Gesellschaft für Psychiatrie und Psychotherapie, Psychosomatik und Nervenheilkunde (DGPPN): Enquete 1975 – Bericht über die Lage der Psychiatrie in der Bundesrepublik Deutschland. http://www.dgppn.de/schwerpunkte/versorgung/enquete.html (Stand 22.04.2014).

7 Zentrale Ethikkommission bei der Bundesärztekammer (ZEKO): Zwangsbehandlung bei psychischen Erkrankungen. Stellungnahme der Zentralen Ethikkommission bei der Bundesärztekammer. In: Deutsches Ärzteblatt 110 (2013), S. A 1334–A 1338.

bieten. Die Richter argumentieren, dass die Abwendung einer Gefährdung durch die Unterbringung erreicht sei und nicht ohne weiteres eine Zwangsbehandlung rechtfertige. Dem hat sich der Bundesgerichtshof am 20. Juni 2012 in zwei Beschlüssen für den Bereich des Betreuungsrechts angeschlossen. Damit ist eine ausgesprochen schwierige Situation nicht nur im Maßregelvollzug, sondern auch in „normalen" psychiatrischen Abteilungen entstanden, weil sich Psychiater mit der Durchführung von Zwangsbehandlungen strafbar machen konnten. Von psychiatrischer Seite wurde befürchtet, nun zahlreiche behandlungsunwillige Patienten „verwahren" zu müssen, was dem eigenen Heilauftrag zuwiderlaufe.[8] Als Reaktion auf die rechtliche Unsicherheit, vor die sich die Psychiater gestellt sahen,[9] wurde am 17. Januar 2013 ein Gesetzentwurf im Bundestag zur Neuregelung des Betreuungsrechts verabschiedet, nachdem eine Zwangsbehandlung eines einwilligungsunfähigen Patienten nur zur Abwendung eines drohenden erheblichen Schadens, der durch keine andere zumutbare Maßnahme abgewendet werden kann, und wenn der Nutzen die Beeinträchtigung deutlich überwiegt, legal möglich ist. Allerdings bestehen erhebliche Zweifel ob die neue gesetzliche Regelung mit der UN-Behindertenrechts-Konvention vereinbar ist.[10] Über weitere Gesetzesänderungen auf Länderebene, die durch die höchstrichterlichen Entscheidungen notwendig geworden sind, wird derzeit diskutiert.[11]

Gesetzesreformen alleine werden die Probleme im Umgang mit nicht behandlungswilligen Personen mit psychischen Problemen nicht lösen können. Hinter der Debatte über Zwangsbehandlungen in der Psychiatrie und deren Regulierung treten eine ganze Reihe von ethisch relevanten strukturellen Problemen der

---

8 Jochen Vollmann diskutiert in einem aktuellen Artikel ausführlich die ethischen Fragen, die eine Entwicklung zu einer neuen „Verwahrpsychiatrie" aufwerfen würde. Jochen Vollmann: Handeln gegen den Willen des Patienten. Lassen sich Zwangsbehandlungen in der Psychiatrie ethisch rechtfertigen? In: Tanja Henking, Jochen Vollmann: Gewalt und Psyche. Zwangsbehandlung auf dem Prüfstand. Baden Baden 2014, S. 153–168.
9 Deutsche Gesellschaft für Psychiatrie und Psychotherapie, Psychosomatik und Nervenheilkunde (DGPPN): Zum Beschluss des Bundesgerichtshofs vom 20.06.2012, veröffentlicht am 17.07.2012. http://www.dgppn.de/publikationen/stellungnahmen/detailansicht/select/stellungnahmen-2012/article/141/zum-beschlus-2.html (Stand 29.07.2013).
10 Deutsches Institut für Menschenrechte: Stellungnahme (Anm. 4).
11 Wolf Crefeld: Die „Regelungslücke" ist weg, die Probleme bleiben. Umstrittenes Gesetz über ärztliche Zwangsmaßnahmen verabschiedet. In: Psychosoziale Umschau 2 (2013), S. 26–28; Tanja Henking, Matthias Mittag: Die Zwangsbehandlung in der öffentlichrechtlichen Unterbringung – Vorschlag einer Neuregelung. In: Juristische Rundschau 8 (2013), S. 341–351.

psychiatrischen Versorgung zu Tage, die sich direkten gesetzlichen Regelungen zum Schutz von Patientenrechten entziehen und auf die sowohl die Deutsche Gesellschaft für soziale Psychiatrie (DGSP) als auch die Zentrale Ethikkommission bei der Bundesärztekammer (ZEKO) in jüngster Zeit hingewiesen haben.[12] Die Minimierung von Zwangsmaßnahmen als ethische Zielsetzung scheint dabei allgemein geteilt zu werden. In einem erheblichen Teil der Behandlungen, die heute unter Zwang durchgeführt werden, ließe sich eine freiwillige Kooperation der Patienten unter geeigneten Bedingungen erreichen.[13] Außerdem bestehen in der Betreuungspraxis in Bezug auf einen effektiven Schutz der Rechte von betreuten Personen mit psychischen Problemen offensichtlich erhebliche Defizite. Deshalb kann es hier nicht um eine moralische Verurteilung einzelner Ärztinnen und Ärzte gehen. Viel entscheidender ist es, klare institutionenethische Vorgaben für eine humane und menschenrechtskonforme psychiatrische Versorgung zu machen. Daher werde ich im Folgenden zunächst kurz auf die Forderungen der UN-Behindertenrechtskonvention eingehen und diese anschließend aus Sicht einer kantischen Position diskutieren. Dabei werde ich mich auf das Thema Zwangsbehandlung beschränken und nicht auf die Zwangsunterbringung eingehen, weil das den Rahmen der Arbeit sprengen würde.[14] Außerdem werde ich mich auf den paradigmatischen Fall der medikamentösen Zwangsbehandlung eines Patienten mit einer akuten psychotischen Symptomatik gegen seinen aktuell geäußerten Willen fokussieren und nicht auf anders begründete Zwangsbehandlungen eingehen.[15] Ich werde mich außerdem auf die Definition der ZEKO stützen, nach der Zwang „nicht nur bei Anwendung physischer Gewalt (z. B. Festhalten oder

---

12 DGSP: Memorandum (Anm. 3), ZEKO: Zwangsbehandlung (Anm. 7).
13 Auf einige Konzepte wird am Ende des Artikels eingegangen. Weiter Informationen dazu sowie empirische Daten zur Vermeidung von Zwangsmaßnahmen werden in Vollmann: Handeln (Anm. 8) und in ZEKO: Zwangsbehandlung (Anm. 7) genannt. Vgl. hierzu außerdem Thomas W. Kallert: Pro und Contra Minimierung von Zwangsmaßnahmen – die empirische Datenlage. In: Henking, Vollmann: Gewalt und Psyche (Anm. 8), S. 187–206.
14 Auf die Frage nach den Vorgaben der UN-BRK für die Unterbringung von Menschen mit psychischen Problemen geht Rolf Marschner in einem aktuellen Artikel ausführlich ein. Rolf Marschner: Menschen in Krisen: Unterbringung und Zwangsbehandlung in der Psychiatrie. In: Valentin Aichele: Das Menschenrecht auf gleiche Anerkennung vor dem Recht. Baden Baden 2013, S. 203–230.
15 Für eine differenzierte Sicht auf unterschiedliche Anlässe für Zwangsbehandlungen vgl. Jakov Gather, Georg Juckel: Zwangsmaßnahmen im Kontext – ein Beitrag aus der Perspektive der psychiatrischen Praxis. In: Henking, Vollmann: Gewalt und Psyche (Anm. 8), S. 225–234.

Fixieren) vor[liegt], sondern in jedem Fall, in dem gegen den Willen des Patienten gehandelt wird, z. B. auch durch Täuschung oder Drohung. Eine Zwangsbehandlung ist jede Behandlung gegen den aktuellen natürlichen Willen eines Patienten; unerheblich ist, ob der entgegenstehende Wille verbal oder nonverbal geäußert wird und ob der Patient einwilligungsfähig ist." Dabei stellt „jede Anwendung von Zwang (…) einen schwerwiegenden Eingriff in die psychische und ggf. körperliche Integrität des Patienten dar und muss daher aus medizinischer, ethischer und rechtlicher Sicht gerechtfertigt werden."[16]

Vorgaben der UN-Behindertenrechtskonvention

Personen mit psychischen Problemen stehen nach der Zweckbestimmung der UN-BRK unter ihrem Schutz, sofern sie langfristige seelische Beeinträchtigungen haben, die sie in Wechselwirkung mit sozialen Barrieren an einer gleichberechtigten gesellschaftlichen Teilhabe hindern.[17] In der Konvention werden keine direkten Aussagen zur Zulässigkeit von Zwangsbehandlungen gemacht. Allerdings sind hierfür verschiedene Regelungen relevant: Dazu gehört Artikel 12 wo es zum einen heißt, dass behinderte Menschen gleichberechtigt mit anderen Menschen als Träger von Rechten anzuerkennen sind,[18] und zum anderen, dass alle behinderten Menschen gleichberechtigt mit anderen volle Rechts- und Handlungsfähigkeit (legal capacity) besitzen.[19] Darin kann eine „radikale Abkehr" von jeder Form der Entmündigung und Einschränkung rechtlicher Handlungsfähigkeit gesehen werden. In Frage steht damit auch, inwieweit das Rechtsinstrument der gesetzlichen Betreuung aus menschenrechtlicher Sicht zukünftig noch als legitime Grundlage für eine psychiatrische Zwangsbehandlung angesehen werden kann.[20] Vor diesem Hintergrund scheinen Zweifel daran, ob die neue betreuungsrechtliche Regelung menschenrechtskonform ist, berechtigt zu sein.

Außerdem ist die Zwangsbehandlung am Maßstab von Art. 15, der Folter oder grausame, inhumane oder erniedrigende Behandlung oder Strafe verbietet, zu messen. Als Folter wäre nach Rolf Maschner beispielsweise auch eine Behandlung mit Neuroleptika gegen den Willen der Patientin oder des Patienten zu verstehen,

---

16 ZEKO: Zwangsbehandlung (Anm. 7).
17 UN-BRK (Anm. 1) Art. 1 Abs. 2.
18 UN-BRK (Anm. 1) Art. 12 Abs. 1.
19 UN-BRK (Anm. 1) Art. 12 Abs. 2.
20 Zur Diskussion über die Folgen von Art. 12 der UN-BRK für das Betreuungsrecht vgl. die Beiträge in: Aichele: Das Menschenrecht (Anm. 14).

sofern diese mit der Gefahr irreversibler Gesundheitsschäden verbunden ist.[21] Die Beurteilung der Langzeitfolgen von Neuroleptika aber ist einer der zentralen Streitpunkte zwischen Psychiatriekritikern und Psychiatern.[22]

Durch die UN-Behindertenrechtskonvention ist in der Tat ein erheblicher Druck auf die Praxis von Zwangsbehandlungen in der Psychiatrie und deren gesetzliche Regulierung entstanden. Psychiatrische Zwangsbehandlungen sind nach der UN-BRK allenfalls als ultima ratio rechtlich zulässig und ethisch vertretbar! Ein grundsätzliches Verbot von Zwangsbehandlungen ergibt sich daraus aber nicht.

Wenn ein generelles Verbot von psychiatrischen Zwangsbehandlungen zur medizinischen Vernachlässigung und Verelendung von Personen mit psychischen Störungen führt, werden die Staaten ihren mit Art. 25 (Gesundheit) und 26 (Habilitation und Rehabilitation) verbundenen Verpflichtungen nicht gerecht.[23] Nach Art. 25 der UN-BRK haben behinderte Menschen das Recht auf die bestmögliche medizinische Behandlung „ohne Diskriminierung auf Grund einer Behinderung ausgesetzt zu sein (...)".[24] Die Konvention fordert von den Vertragsstaaten in Artikel 26 außerdem, allen behinderten Menschen ein selbstbestimmtes Leben und volle und gleichberechtigte gesellschaftliche Inklusion zu ermöglichen.[25] Dafür sind alle wirksamen und angemessenen Maßnahmen zu ergreifen, die notwendig sind, um behinderte Menschen zu befähigen, maximale Unabhängigkeit sowie Inklusion und Partizipation in allen Aspekten des Lebens zu erreichen.[26]

Damit ergeben sich zusammengefasst die folgenden staatlichen Verpflichtungen aus der UN-BRK mit Blick auf psychiatrische Zwangsbehandlungen: Zum einen sind die Vertragsstaaten aufgefordert, über gesetzliche Schutzmaßnahmen jeden Missbrauch von psychiatrischen Zwangsmaßnahmen zu verhindern und diese auf das absolut unvermeidbare Maß einzuschränken. Das reicht aber zum Schutz der Rechte von Personen mit psychischen Problemen nicht aus. Ebenso wichtig ist zum anderen, dass alle Möglichkeiten der medizinischen und sozialen Hilfe und Selbsthilfe aufgebaut, ausgebaut, gefördert und gestärkt werden, die geeignet sind, der Notwendigkeit von psychiatrischen Zwangsmaßnahmen

---

21 Marschner: Unterbringung und Zwangsbehandlung (Anm. 14).
22 Vgl. die Anmerkungen 34–36.
23 Amus Finzen: Sozialpsychiatrische Aspekte der Ethik. In: Walter Pöldinger, Wolfgang Wagner (Hg.): Ethik in der Psychiatrie. Wertebegründung – Wertedurchsetzung. Berlin 1991, S. 206–215.
24 UN-BRK (Anm. 1) Art. 25.
25 UN-BRK (Anm. 1) Art. 26.
26 UN-BRK (Anm. 1) Art. 26.

vorzubeugen und Personen mit psychischen Problemen ein selbstbestimmtes Leben in Mitten der Gesellschaft zu ermöglichen.[27] Dabei muss mit Nachdruck unterstrichen werden, dass zwischen der Entstehung von Akutsituationen, die den Einsatz von Zwangsmaßnahmen als notwendig erscheinen lassen, und den medizinischen und sozialen Hilfen, die für Personen mit psychischen Problemen zur Verfügung oder nicht zur Verfügung stehen, ein äußerst enger Zusammenhang besteht.[28] Außerdem verlangt die UN-BRK, dass Psychiatrieerfahrene in den notwendigen Reformprozess der psychiatrischen Versorgung aktiv einbezogen werden.[29]

Behandlung gegen den Willen in der psychiatrischen Praxis

Die üblichen Rechtfertigungen für eine psychiatrische Zwangsbehandlung ist, dass die Person selbst als nicht urteilsfähig hinsichtlich der Konsequenzen der Behandlung bzw. deren Unterlassung sei, die Krankheit selbst bzw. die Unterlassung ihrer Behandlung eine erhebliche Gefährdung für ihr Wohlergehen darstelle (Selbstgefährdung), oder krankheitsbedingt eine Gefährdung für Dritte von ihr ausgehe (Fremdgefährdung). Dabei sollten mindestens drei Unterscheidungen getroffen werden. Erstens sollte zwischen einer Notfallbehandlung gegen den Willen der Person in einer eskalierten Krise und einer unfreiwilligen medikamentöse Weiterbehandlung unterschieden werden. Zweitens sollte zwischen dem Zwangsmittel und dem Zwangsziel unterschieden werden. Und drittens sollte zwischen der Notwendigkeit der Behandlung als solcher und der Notwendigkeit des Einsatzes von Zwang für ihre Durchführung unterschieden werden.[30]

Nehmen wir einen akuten Notfall an, in dem sich eine Person mit einer offensichtlichen psychotischen Symptomatik, von der Gefahr für sich selbst und andere ausgeht, auf aggressive Weise gegen eine Behandlung wehrt und festgehalten wird, um die Behandlung gegen ihren Willen durchzuführen. Wenn der behandelnden Ärztin oder dem behandelnden Arzt in dieser Situation keine andere Möglichkeit zur Verfügung steht, um die Gefährdung für sich selbst, das Behandlungsteam und die Mitpatienten abzuwenden, und sie bzw. er das Vorgehen nach bestem Wissen und Gewissen als den geringstmöglichen Eingriff in die körperliche und seelische Integrität der Patientin oder des Patienten einschätzt, würden wir der Ärztin oder dem Arzt sicher keine Menschenrechtsverletzung vorwerfen.

---

27 UN-BRK (Anm. 1) Art. 26.
28 Crefeld (Anm. 11).
29 UN-BRK (Anm. 1) Art. 29.
30 ZEKO: Zwangsbehandlung (Anm. 7).

Dennoch stellt sich die Frage, ob der Einsatz des Zwangsmittels unter anderen Bedingungen vermeidbar gewesen wäre. Als Alternative wäre in einer solchen Situation eine Unterbringung der Patientin oder des Patienten in einem geschützten Raum denkbar, um zumindest versuchen zu können, sie bzw. ihn zu beruhigen und zur freiwilligen Annahme ärztlicher Hilfe zu bewegen. Dafür müssten die konzeptionellen, räumlichen und personellen Voraussetzungen gegeben sein. Oft fehlt es aber nicht nur an Rückzugsräumen, sondern auch an ausreichendem und entsprechend geschultem Personal.[31] Wenn derartige strukturelle Bedingungen zu Zwangsbehandlungen führen, die unter geeigneten Bedingungen vermeidbar wären, verletzen die dafür verantwortlichen politischen Entscheidungsträger ihre menschenrechtlichen Schutzpflichten gegenüber Personen mit psychischen Problemen.

Wenn die Patientin oder der Patient nach Abklingen der unmittelbaren Krise weiterbehandelt werden soll, liegt eine neue Situation vor, die einer eigenen Rechtfertigung bedarf. Schon wenn die gesetzliche Betreuerin oder der gesetzliche Betreuer in eine Behandlung gegen den Willen der Patientin oder des Patienten einwilligt, wird ein Zwangsmittel angewandt. Es kann aber auch gedroht werden, dass gewaltsame Zwangsmittel eingeleitet werden müssten, wenn Medikamente nicht eingenommen werden. Zwangsmittel liegen in solchen und ähnlichen Vorgehensweisen nach einem Vorschlag von Thomas Schramme immer dann vor, wenn eine Person dazu gebracht werden soll, etwas gegen ihren Willen zu tun, und ihre Abhängigkeit in dem klinischen Setting ausgenutzt wird.[32]

Das Zwangsziel ist hier die medikamentöse Behandlung der psychotischen Symptomatik, die von ärztlicher Seite für das Patientenwohl als notwendig erachtet wird. Hier stellt sich die Frage, wie die Notwendigkeit der medikamentösen Behandlung begründet wird, welche Medikamente mit welcher Wirkung, in welcher Dossierung und mit welchen Nebenwirkungen eingesetzt werden und welche Alternativen es gäbe. In diesem Zusammenhang hält die ZEKO in ihrer Stellungnahme fest: „Voraussetzung für eine Zwangsbehandlung ist eine medizinische Indikation für die Behandlung als solche: Sie ist aus ärztlicher Sicht dann gegeben, wenn der Patient unter der Krankheit oder an deren Folgen leidet oder leiden wird, wenn sich der Krankheitszustand durch die Behandlung kurzfristig oder langfristig verbessern lässt und wenn der Nutzen der Behandlung die Risiken unter Berücksichtigung möglicher alternativer Behandlungsmaßnahmen (einschließlich

---

31 ZEKO: Zwangsbehandlung (Anm. 7).
32 Thomas Schramme: Paternalism, Coercion and Manipulation in Psychiatry. In: Jan C. Joerden, Eric Hilgendorf, Natalia Petrillo, Felix Thiele (Hg.): Menschenwürde in der Medizin: Quo vadis? Baden Baden 2012, S. 147–160.

des Abwartens, bis die Symptome von selbst abklingen) überwiegt."³³ Das heißt, dass Nutzen und Risiken der Behandlung als solcher, die das Zwangsziel darstellt, gewissenhaft beurteilt werden müssen.

Die Beurteilung des Nutzens der Behandlung als solcher aber unterliegt Wertungen, die nicht unbedingt zwischen ärztlicher und Patientenseite geteilt werden müssen. Dabei mag eine Patientin oder ein Patient vielleicht auf Grund einer verrückten Realitätswahrnehmung aktuell nicht oder nur eingeschränkt kompetent sein zu beurteilen, was für sie bzw. ihn gut ist und was nicht; der Arzt ist aber hinsichtlich der Beurteilung dessen, was für die Patientin oder den Patienten gut ist, ebenfalls in gewisser Weise inkompetent. Die Einstellung zur medikamentösen Behandlung psychischer Probleme berührt Vorstellung des guten Lebens, die immer nur subjektiv – d.h. durch die Patientin oder den Patienten selbst – bestimmbar sind.³⁴

Eine Zwangsbehandlung ist oft der Einstieg in eine Langzeitbehandlung mit Psychopharmaka. Vielen Patienten eröffnet das ein weitgehend normales Leben. Es ist aber unstrittig, dass die Langzeitbehandlung mit Psychopharmaka mit starken und dauerhaften Gesundheitsbeeinträchtigungen verbunden sein kann und deren Einsatz deshalb unter einem besonderen ethischen Rechtfertigungsdruck steht.³⁵ Das wird auch von Seiten der Fachverbände der Psychiater nicht bestritten, die sich aber darauf beziehen, dass „die Psychopharmakotherapie (...) ein wichtiger und integraler Bestandteil der Behandlung psychischer Störungen" sei, die „in vielen Fällen den betroffenen Patienten wieder ein selbstbestimmtes Leben mit hoher Lebensqualität" erlaube.³⁶ Kritische Stimmen unter den Psychiatern und Psychotherapeuten bestreiten dies zwar nicht, weisen aber mit Bezug auf neuere Studien darauf hin, dass der Nutzen von Psychopharmaka lange viel zu optimistisch eingeschätzt und die Nebenwirkungen nicht ernst genug genommen

---

33 ZEKO: Zwangsbehandlung (Anm. 7).
34 Schramme: Paternalism (Anm. 32).
35 Hanfried Helmchen: Ethical Implications of Psychopharmacotherapy. In: Hanfried Helmchen, Norman Sartorius (Hg.): Ethics in Psychiatry. European Contributions. Dordrecht 2010, S. 263–280.
36 Deutsche Gesellschaft für Psychiatrie, Psychotherapie und Nervenheilkunde (DGPPN), Berufsverband Deutscher Nervenärzte (BVDN), Berufsverbands Deutscher Psychiater (BVDP): Arzneimittelreport: Alte Vorurteile gegen psychisch Kranke. Gemeinsame Stellungnahme 04.07.2012. http://www.dgppn.de/en/publikationen/stell ungnahmen/detailansicht/select/stellungnahmen-2012/article/141/arzneimittel-1. html (Stand 22.02.2014).

wurden.[37] Vor dem Hintergrund so divergierender fachlich begründeter Positionen ist es ausgesprochen schwierig, allgemein gültige Aussagen über Notwendigkeit und Nutzen von Psychopharmakotherapien zu machen. Eine gewissenhafte und unvoreingenommene Prüfung im Einzelfall ist daher unerlässlich.

Patientenvertreterinnen und -vertreter stellen vor allem die Nebenwirkungen von Psychopharmaka und deren gesundheitliche Risiken heraus.[38] Berichte von Personen, die auf Grund einer psychotischen Symptomatik mit Medikamenten behandelt werden, zeigen, dass viele unter den Nebenwirkung vor allem auf Wahrnehmung und Gefühlsleben leiden und sich eine Reduktion oder ein Absetzen der Medikamente wünschen, wovon ihnen häufig von psychiatrischer Seite abgeraten wird. Kritische Psychiater vertreten allerdings die Position, dass mit psychotherapeutischer Hilfe vielfach die Möglichkeit eröffnet werden kann, ein Leben ohne Medikamente zu führen.[39] Manche Psychiatrieerfahrenen-Gruppen, die den Einsatz von Psychopharmaka generell sehr kritisch betrachten, bieten in Selbsthilfe Beratung und Begleitung bei der Reduktion oder beim Absetzen von Medikamenten an und können auf einige Erfahrungen zurückblicken, wann dies gelingen kann und wann nicht und mit welchen Konsequenzen für die Betroffenen.[40] Von psychiatrischer Seite wird diese Selbsthilfearbeit oft generell für unverantwortlich gehalten. Bei derart konträren Positionen sollten zumindest alle Perspektiven einbezogen werden. Jedenfalls ist die Abschätzung von Nutzen, Risiken und Belastungen einer Behandlung mit Psychopharmaka nicht alleine eine fachmedizinische Frage ist, sondern auch ein Frage des Erlebens und der subjektiven Beurteilung der Betroffenen. Offenbar ziehen es manche Patientinnen und Patienten vor, lieber mit Rückfällen zu leben, als die Nebenwirkungen einer Dauerbehandlung mit Psychopharmaka auf sich zu nehmen. Für andere Patientinnen und Patienten dagegen ist die Angst vor einem Rückfall so schlimm, dass sie lieber die Medikamentennebenwirkungen in Kauf nehmen, als das zu riskieren. Beide Positionen sind Ausdruck eigener Wertvorstellung, und keine der beiden Positionen ist per se irrational oder verantwortungslos.

---

37 DGSP: Memorandum (Anm. 3).
38 Vgl. hierzu beispielsweise Peter Lehmann: Verweigerte Selbstbestimmung in der Behandlung psychiatrischer Patientinnen und Patienten. In: Aktion Psychisch Kranke, Peter Weiß, Andreas Heinz (Hg.): Gleichberechtigt mittendrein – Partizipation und Teilhabe. Köln 2013, S. 77–105.
39 DGSP: Memorandum (Anm. 3).
40 Sylvi Finger: Evaluative Betrachtungen des Weglaufhauses „Villa Stöcker" in Berlin. Diplomarbeit, Berlin 2007, http://www.weglaufhaus.de/wp-content/uploads/2010/08/finger-betrachtungen.pdf (Stand 22.04.2014).

Möglichkeiten der Vermeidung von Zwangsbehandlungen

Zwangsbehandlungen können demütigend oder sogar traumatisierend erlebt werden. Daran lassen die Berichte von Psychiatrieerfahrenen keinen Zweifel.[41] Darüber hinaus kann eine Zwangsbehandlung nicht nur dazu führen, dass das Vertrauen des betroffenen Patienten in den behandelnden Arzt gestört ist, sondern auch generell in psychiatrische Hilfe.[42] Wenn aber Menschen, die schon einmal eine psychotische Symptomatik hatten, kein Vertrauen in die psychiatrische Behandlung haben, kann das dazu führen, dass sie im Fall eines drohenden Rückfalls nicht rechtzeitig ärztliche Hilfe suchen und deshalb wieder in eine Akutsituation geraten, in der erneut eine Zwangsbehandlung durchgeführt wird. Wenn diese wieder traumatisch oder demütigend erlebt wird, entsteht fast zwangsläufig ein Teufelskreis. Die Konsequenz eines zu unkritischen Einsatzes von Zwangsbehandlungen kann daher das Entstehen „problematischer Patientenkarrieren" sein.

Es gibt eine ganze Reihe von Strategien, die dazu geeignet sind, zu einer freiwilligen Kooperation mit dem Patienten zu kommen und die Anwendung von Zwang zu vermeiden. Dazu gehört für einen verantwortungsvollen Umgang mit akuten Notsituationen zuallererst eine Stationsorganisation in psychiatrischen Abteilungen, wo mit geeigneten Konzepten gearbeitet wird sowie genügend und in Deeskalationsstrategien ausgebildetes Personal und Rückzugsräumlichkeiten zur Verfügung stehen, um überhaupt erst versuchen zu können, Patienten zu beruhigen und zu einer freiwilligen Kooperation zu bewegen. Darüber hinaus geht es darum, das Eintreten von Notsituationen soweit wie möglich zu vermeiden und eine vertrauensvolle Beziehung zu den Patienten für die Weiterbehandlung ohne Zwang zu schaffen. Gute Erfahrungen wurden diesbezüglich mit dem Konzept der „offenen Türen" von vormals geschlossenen Akutstationen[43] und dem Konzept „home treatment", wobei Patienten auf Wunsch zu Hause behandelt werden können, gemacht[44]. Mit Hilfe von „Psychoedukation" können Patienten lernen,

---

41 Vgl. hierzu beispielsweise: Sibylle Prins: Nachdenken über Gewalt. Vortrag Hamm 2003, http://www.sibylle-prins.de/veroeffentlichungen/nachdenken.html (Stand 22.04.2014) sowie Matthias Seibt: „Psychiatrie verkürzt das Leben". Interview geführt von Annika Joeres. In: Frankfurter Rundschau 20.06.2008, http://www.fr-online.de/politik/fr-interv iew--psychiatrie-verkuerzt-das-leben-,1472596,3452094.html (Stand 22.04.2014).

42 Der folgende Webauftritt von Psychiatrieerfahrenen mit einem Werbespot mit Nina Hagen, in dem für Patientenverfügungen gegen Zwangsbehandlungen geworben wird, belegt dies eindrücklich: www.patverfue.de (Stand 22.04.2014).

43 Undine Lang: Innovative Psychiatrie mit offenen Türen. Berlin 2013.

44 David Heath: Home Treatment for Acute Mental Disorders. An Alternative to Hospitalization. New York 2004.

Psychiatrische Zwangsbehandlungen – notwendig oder unzulässig? 29

rechtzeitig Rückfälle selbst zu erkennen und vor der Eskalation der Situation freiwillig medizinische Hilfe zu suchen.[45] Der Ausbau von regionaler sozialpsychiatrischer Versorgung und eine bessere Kooperation von ambulanter und stationärer Versorgung sowie eine flächendeckende Verfügbarkeit ambulanter psychiatrischer Pflege[46] könnten ebenfalls einen Beitrag dazu leisten, freiwillige Kooperation zu fördern und Patienten zu erreichen, bevor eine Situation eskaliert. Leider konnte sich bislang trotz ermutigender Erfahrungen – teils aus Finanzierungsgründen teils auf Grund administrativer und politischer Vorbehalte – keines der Konzepte flächendeckend in der Praxis durchsetzen.

Eine weitere Möglichkeit zur Vermeidung von Zwangsbehandlungen besteht darin, zwischen Patientin bzw. Patient und Ärztin bzw. Arzt eine Behandlungsvereinbarung für das Vorgehen bei einem eventuellen Rückfall zu treffen.[47] Eine ähnliche jedoch meist einseitige Vorabverfügung stellt eine psychiatrische Patientenverfügung dar.[48] Wenn in einer Behandlungsvereinbarung oder einer Patientenverfügung in einer symptomfreien Lebensphase, in der die Person urteilsfähig ist, die Ablehnung einer Zwangsbehandlung verfügt wurde, ist dies rechtlich verbindlich. Für psychiatrische Abteilungen, die nicht darauf eingestellt sind, mit untergebrachten „unbehandelten" Patienten umzugehen, dürfte dies in

---

45 Bernd Behrendt: Meine persönlichen Warnsignale. Ein psychoedukatives Therapieprogramm zur Vorbeugung von Rückfällen bei schizophrener oder schizoaffektiver Erkrankung. Tübingen 2001.
46 Brigitte Harnau, Marianne Miemietz-Schmolke, Wolfram Beins, Jeanett Radisch, Winfried Reichwaldt, Christian Koch, Kirsten Kopke: Basiskonzept „Ambulante psychiatrische Pflege in der Regelversorgung in Niedersachsen". Lüneburg 2012, http://www.caritasforumdemenz.de/pdf/konzept_ambulante_psychiatrische_pflege.pdf (Stand 22.04.2014).
47 Raoul Borbé, Susanne Jaeger, S. Borbé, Tilman Steinert: Anwendung psychiatrischer Behandlungsvereinbarungen in Deutschland – Ergebnisse einer bundesweiten Befragung. In: Der Nervenarzt 5 (2012), S. 638–643 sowie Angelika Dietz, Barbara Hildebrandt, Marite Pleininger-Hoffmann, Niels Pörksen, Wolfgang Völzke: Behandlungsvereinbarungen in der Akutpsychiatrie. In: Recht & Psychiatrie 20 (2002), S. 27–32.
48 Andreas Heinz, Raoul Borbé: Behandlungsvereinbarungen aus therapeutischer Sicht. In: Aktion Psychisch Kranke e. V. (Hg.): Patientenverfügung und Behandlungsvereinbarung bei psychischen Erkrankungen. Köln 2010, S. 45–48; Dirk Olzen: Auswirkungen des Patientenverfügungsgesetzes auf die medizinische Versorgung psychisch Kranker. In: Aktion Psychisch Kranke e. V. (Hg.): Patientenverfügung und Behandlungsvereinbarung bei psychischen Erkrankungen. Köln 2010, S. 11–21; Jochen Vollmann: Patientenverfügungen bei psychischen Erkrankungen – Möglichkeiten und Grenzen aus medizinethischer Sicht. In: Aktion Psychisch Kranke e. V. (Hg.): Patientenverfügung und Behandlungsvereinbarung bei psychischen Erkrankungen. Köln 2010, S. 28–34.

Zukunft erhebliche Probleme bereiten, die wiederum auf die beschriebene institutionenethische Problematik verweisen.

Mit Hilfe von Behandlungsvereinbarungen und Patientenverfügungen kann aber auch vorab in eine bestimmte Behandlung gegen den aktuell geäußerten Willen beim Vorliegen bestimmter psychiatrischer Symptome eingewilligt werden. Der Vorteil davon dürfte nicht nur sein, dass Zwang damit häufig überflüssig sein wird, sondern auch, dass Zwang, wenn er doch notwendig ist, möglicherweise weniger traumatisch erlebt wird.

Ethische Anforderungen an die psychiatrische Versorgung

Wenn von Zwangsbehandlungen in der Psychiatrie die Rede ist, wird oft der Begriff „Menschenwürde" in Anspruch genommen.[49] Allerdings ist nicht immer klar, was dabei genau gemeint ist.[50] Während viele Psychiater ihren Patienten die Möglichkeit eines „menschenwürdigen Lebens" durch eine Zwangsbehandlung zurückgeben wollen, sehen diese sich selbst in ihrer Würde gerade dadurch missachtet. Im ersten Fall wird „Würde" als Wertschätzung des eigenen Lebens verstanden. Dieser Position zufolge kann das Leben anderer oder das eigene Leben durch dauerhaftes Leiden und Verlust von Autonomie und Unabhängigkeit als „unwürdig" erscheinen. Ein solches Verständnis von Würde verweist auf den Begriff der Lebensqualität, die allerdings zuverlässig nur subjektiv durch die betroffene Person selbst beurteilt werden kann.[51] Im zweiten Fall wird Menschenwürde in der Tradition der Kantischen Ethik als oberstes Moralprinzip verstanden. „Menschenwürde" bedeutet in diesem Sinne die vernünftige Einsicht in die wechselseitige Verpflichtung, andere Menschen „niemals bloß als Mittel" sondern immer „zugleich als Zweck" in sich selbst zu behandeln.[52] Eine Missachtung der Menschenwürde liegt demzufolge dann vor, wenn ein Mensch völlig instrumentalisiert wird und seine grundlegenden moralischen Rechte im Interesse Dritter oder der

---

49 Steffi Koch-Stoecker: Menschenwürde und Psychiatrie – Annäherungen an das Thema aus der psychiatrischen Praxis. In: Jan C. Joerden, Eric Hilgendorf, Natalia Petrillo, Felix Thiele (Hg.): Menschenwürde in der Medizin: Quo vadis? Baden Baden 2012, S. 133–146.
50 Vgl. hierzu Christoph Horn: Die verletzbare und die unverletzbare Würde des Menschen – eine Klärung. In: Information Philosophie 3 (2011), S. 30–41.
51 Die Beurteilung von „Lebensqualität" ist von partikularen Vorstellungen des guten Lebens gekennzeichnet, die folglich auch zwischen Arzt und Patient differieren können. Vgl. dazu Schramme: Paternalism (Anm. 32).
52 Immanuel Kant: Grundlegung zur Metaphysik der Sitten. In: Wilhelm Weischedel (Hg.): Werkausgabe, Bd. VII. Frankfurt a.M. 1964, S. 61.

Allgemeinheit geopfert werden. Das wäre bei einer psychiatrischen Zwangsbehandlung dann der Fall, wenn der Eingriff in die Selbstbestimmung nicht mit einer Abwägung gegen den Schutz gleichgewichtiger Rechte gerechtfertigt werden kann. Eine Missachtung der Menschenwürde liegt aber auch vor, wenn einer schwer kranken Person eine medizinische Behandlung aus willkürlichen Gründen vorenthalten wird. Das heißt, die Achtung der Menschenwürde verpflichtet uns moralisch einerseits dazu, Dinge zu unterlassen, die das Wohlergehen eines Menschen gefährden, und andererseits Dinge zu unternehmen, ohne die sein Wohlergehen gefährdet wäre.[53] Um diese beiden ethischen Forderungen im Konflikt gegeneinander abwägen zu können, sind sogenannte mittlere ethische Prinzipien hilfreich. „Mittlere" ethische Prinzipien werden diese deshalb genannt, weil sie zwischen einem obersten Moralprinzip und konkreten praktisch ethischen Entscheidungs- und Handlungsbegründungen „vermitteln". Dafür greife ich im Folgenden auf eine kantische Interpretation der vier Prinzipien „Autonomie, Fürsorge, Nichtschädigung und Gerechtigkeit", die von Beauchamp und Childress vorgeschlagen wurden, zurück.[54]

Dem Autonomieprinzip kommt in der Medizinethik eine gewisse Vorrangstellung zu, die sich darin äußert, dass die Zulässigkeit einer medizinischen Behandlung in der Regel die freie und informierte Einwilligung des Patienten voraussetzt. In Bezug auf das Autonomieprinzip muss aus einer Kantischen Perspektive zwischen Selbstbestimmung als Fähigkeit und aktuelle Verfassung eines Patienten und Autonomie als Grund der Würde des Menschen als Menschen unterschieden werden. Autonomie meint in der Kantischen Ethik den Grund der Würde, die Fähigkeit des Menschen als Menschen zur moralischen Selbstgesetzgebung. Darin ist auch die Verpflichtung zur Achtung seiner Selbstbestimmung begründet.[55] Die Fähigkeit zu Selbstbestimmung aber kann krankheitsbedingt mehr oder weniger stark eingeschränkt sein. Der Anspruch auf Respekt vor der Autonomie bleibt davon aber unberührt. Daraus folgt nicht nur die Verpflichtung gegenüber einem Patienten, seine freiwillige und informierte Einwilligung in eine

---

53 Thomas Hill: Human Welfare and Moral Worth. Kantian Perspectives. Oxford 2002.
54 Tom Beauchamp, James Childress: Principles of Biomedical Ethics. Oxford 1994.
55 Kant meint damit, dass jeder Weg der Suche nach der eigenen Glückseligkeit – moderner formuliert, der eigenen Vorstellungen des guten Lebens – berechtigt ist und respektiert werden muss, sofern damit nicht die Freiheit anderer über Gebühr eingeschränkt wird. Unter Bezug darauf kann das Recht auf ein selbstbestimmtes Leben formuliert werden. Vgl. hierzu Immanuel Kant: Über den Gemeinspruch: Das mag in der Theorie richtig sein, taugt aber nicht für die Praxis. In: Wilhelm Weischedel (Hg.): Werkausgabe, Bd. XI. Suhrkamp, Frankfurt a.M. 1991, S. 31–50.

medizinische Behandlung einzuholen, sondern auch die Verpflichtung, seine Abhängigkeit, Verletzlichkeit und Manipulierbarkeit nicht zu missbrauchen, sowie die Verpflichtung, ihn in seinen Selbstbestimmungsfähigkeiten und -möglichkeiten zu unterstützten und zu fördern.[56]

Bei urteilsfähigen Patienten umfasst das Recht auf Selbstbestimmung auch ein Recht auf Ablehnung einer medizinischen Behandlung, selbst wenn eine Selbstschädigung die Folge sein kann. Dieses Recht wird Personen mit psychischen Problemen oft nicht zugestanden. Patienten in der Psychiatrie sind häufig in ihrer Urteilsfähigkeit krankheitsbedingt beeinträchtigt. Ihnen wird unterstellt, die Konsequenzen der Ablehnung einer Behandlung nicht übersehen zu können. Allerdings ist die Beurteilung der individuellen Kompetenzen hierfür zum einen auf Grund des Machtgefälles in der Arzt-Patienten-Beziehung missbrauchsanfällig und zum anderen oft sehr schwer einzuschätzen. Eine Zwangsbehandlung kann aber aus rechtlicher und ethischer Sicht überhaupt nur dann zulässig sein, wenn eine Patientin oder ein Patient selbst nicht urteils- und einwilligungsfähig ist.

Zunächst muss in einem solchen Fall versucht werden, der Person die Unterstützung zu geben, die sie braucht, um zu einer kompetenten selbstbestimmten Entscheidung zu kommen. Auch wenn dies vergeblich sein sollte, weil sie trotz bester Bemühungen keine Krankheitseinsicht entwickelt, kann ihr nicht ohne weiteres jede Urteilskompetenz abgesprochen werden. Viele Personen mit psychischen Problemen können zwar aktuell Schwierigkeiten mit einer kompetenten Behandlungsentscheidung oder auch Lebensführung haben; sie können aber gleichzeitig sehr wohl kompetent hinsichtlich ihrer Vorstellung davon sein, was ein gutes Leben für sie selbst beinhaltet und was nicht.[57] Wenn eine stellvertretende Einwilligung durch einen gesetzlichen Betreuer für eine psychiatrische Behandlung eingeholt wird, und dafür der mutmaßliche Wille bestimmt werden muss, sind dafür die Vorstellungen des guten Lebens des Patienten selbst entscheidend. Das heißt, dass die Patientin oder der Patient nach ihren bzw. seinen Vorstellungen des guten Lebens gefragt werden muss, und diese Wertvorstellungen berücksichtigt werden müssen, wenn Arzt und Betreuer über eine Zwangsbehandlung entscheiden.

Eine stellvertretende Einwilligung in eine Zwangsbehandlung kann dann ethisch vertretbar sein, wenn nach bestem Wissen und Gewissen davon

---

56 Damit beziehe ich mich auf das Konzept „Assistierte Freiheit", das ich an anderer Stelle ausführlicher begründet habe: Sigrid Graumann: Assistierte Freiheit. Von einer Behindertenpolitik der Wohltätigkeit zu einer Politik der Menschenrechte. Frankfurt a.M. 2011, S. 231–246.
57 Schramme: Paternalism (Anm. 32).

ausgegangen werden kann, dass die Person im nach hinein sagen wird, dass die Durchführung der Zwangsbehandlung aus jetzigen Sicht richtig war. Außerdem besteht auch dann, wenn es zu einer Zwangsbehandlung kommt, die ärztliche Verpflichtung die Person selbst (und nicht lediglich ihren gesetzlichen Betreuer) über alle ärztlichen Maßnahmen aufzuklären. Das bedeutet, dass die Person sowohl über die Behandlung als solche, als auch gegebenenfalls über die Gründe der Anwendung der Zwangsmittel aufgeklärt werden muss. Zum einen ist dies eine Mindestforderung der Achtung ihres Rechts auf Selbstbestimmung und zum anderen Voraussetzung für eine vertrauensvolle Arzt-Patienten-Beziehung.[58]

Das Fürsorgeprinzip verpflichtet Ärzte auf das Wohlergehen ihrer Patienten. Auch dies ist Ausdruck der Achtung der Würde eines Menschen. Deshalb haben kranke Personen einen Anspruch auf ärztliche und pflegerische Fürsorge in Abhängigkeit von der krankheitsbedingten Gefährdung ihrer körperlichen und seelischen Unversehrtheit. In Bezug auf psychiatrische Behandlungen bestehen häufig Differenzen darüber, welche Behandlung – etwas eine medikamentöse oder eine psychotherapeutische – bei welcher Symptomatik einen besseren Beitrag zum Wohlergehen der Patientin oder des Patienten leisten kann. Um dies angemessen beurteilen zu können, ist nicht nur ärztliches Fachwissen, sondern auch Wissen darüber notwendig, wie Patienten unterschiedliche Behandlungen erleben. Wenn es zu einer Zwangsbehandlung kommt ist zusätzlich relevant, ob die zwangsweise Behandlung zum Wohlergehen des Patienten beiträgt. Dabei gibt es bisher kaum Forschungen dazu, ob Zwangsbehandlungen den erwarteten Nutzen mit sich bringen und mit welchen unerwünschten Folgen zu rechnen ist.[59] Nur wenn aber nach bestem Wissen und Gewissen angenommen werden kann, dass die zwangsweise Behandlung tatsächlich zum Wohlergehen der Patientin oder des Patienten beiträgt, kann das Fürsorgeprinzip zur Rechtfertigung in Anspruch genommen werden.

Das Nichtschädigungsprinzip fordert im ärztlichen Handeln vermeidbare Schädigungen von Patienten zu unterlassen. Viele medizinische Eingriffe gehen zwangsläufig mit einer Verletzung oder Gefährdung der körperlichen und psychischen Integrität des Patienten einher. Das kann dann in Kauf genommen werden, wenn nach bestem Wissen und Gewissen davon ausgegangen werden kann, dass der Beitrag zum Wohlergehen des Patienten eine mögliche Schädigung

---

58 Hanfried Helmchen: Informed Consent in Psychiatric Practice. In: Hanfried Helmchen, Norman Sartorius (Hg.): Ethics in Psychiatry. European Contributions. Dordrecht 2010, S. 139–146.
59 Gernot Walter, Susanne Schoppmann: Felder psychiatrischer Pflegeforschung und Perspektiven für Deutschland. In: Pflege & Gesellschaft 11 (2006), S. 133–140.

voraussichtlich überwiegt. Hier stellt sich das Beurteilungsproblem, dass schon für das Fürsorgeprinzip angesprochen wurde, in verschärftem Maße. Bei einer psychiatrischen Zwangsbehandlung müssen nicht nur Risiken und Belastungen der Behandlung als solcher aus ärztlicher Sicht und unter Berücksichtigung des Erlebens der Patientin oder des Patienten richtig eingeschätzt werden, sondern auch die potenzielle seelische Verletzung, welche die betroffene Person durch den Einsatz von Zwang erleiden kann. Und auch darüber wissen wir viel zu wenig.[60]

Wenn nun die genannten mittleren drei Prinzipien in eine Abwägung einbezogen werden, kann beispielsweise eine Zwangsbehandlung einer Person mit einer schweren akuten psychotischen Symptomatik dann ethisch gerechtfertigt sein, wenn die medikamentöse Behandlung ohne Zweifel und ohne Alternative medizinisch indiziert ist, die betroffene Person die Behandlung verweigert, die Folgen aber krankheitsbedingt eindeutig nicht beurteilen kann, zudem zuvor erfolglos alles unternommen worden ist, um sie von der Behandlungsnotwendigkeit zu überzeugen und wenn die Krankheit zusammen mit der Behandlungsverweigerung ein großes soziales Exklusionsrisiko für sie darstellt und ihr langfristig kein selbstbestimmtes Leben ermöglicht. Dabei sind die hier beschriebenen Schwierigkeiten, die das Fürsorge- und das Nichtschädigungsprinzip betreffen, zu berücksichtigen. Außerdem muss nach bestem Wissen und Gewissen angenommen werden können, dass die betroffene Person im Nachhinein froh sein wird, behandelt worden zu sein. Zu denken geben sollte allerdings auch, dass weniger als die Hälfte der psychiatrischen Patienten, die unfreiwillig behandelt wurden, dies im Nachhinein als gerechtfertigt beurteilen.[61]

Mit dem Gerechtigkeitsprinzip können die bisherigen individualethischen Überlegungen durch sozialethische Überlegungen ergänzt werden. Aus sozialethischer Sicht muss auf der einen Seite danach gefragt werden, was eine sozial gerechte psychiatrische Versorgung ausmacht und auf der anderen Seite, wie im Konfliktfall ein gerechter Ausgleich zwischen den Rechten von Patienten und den Interessen Dritter vor Schädigung geschützt zu werden, gefunden werden kann. In einer kantischen Ethik ist der normative Bezugspunkt hierfür, dass die wechselseitige Beschränkung von Freiheit gerecht ist, soweit diese notwendig ist, um maximale Freiheit aller zu ermöglichen.[62] Wenn demnach Personen mit psychischen Problemen Dritte schädigen und damit deren Freiheit beeinträchtigen

---

60 Walter, Schoppmann: Felder psychiatrischer Forschung (Anm. 59).
61 Georg Szmukler: 'Coercive' Measures. In: Hanfried Helmchen, Norman Sartorius(Hg.): Ethics in Psychiatry. European Contributions. Dordrecht 2010, S. 321–340.
62 Immanuel Kant: Die Metaphysik der Sitten. In: Wilhelm Weischedel (Hg.): Werkausgabe, Bd. VIII. Frankfurt a.M. 1977, S. 337.

können, ist eine Beschneidung ihrer Freiheit insoweit ethisch gerechtfertigt, wie dies zur Abwendung der Gefährdungen notwendig ist. Das heißt aber nicht, dass die Rechte von Personen mit psychischen Problemen willkürlich im Namen des Gemeinwohls „geopfert" werden dürfen; jede Einschränkung ihrer Rechte muss mit Bezug auf das Gerechtigkeitsprinzip im Einzelfall ethisch gerechtfertigt werden können.

Daraus leitet sich die institutionenethische Forderung ab, die psychiatrische Versorgung so zu gestalten, dass Zwangsmaßnahmen auf ein Minimum reduziert werden können. Zum einen bedeutet das, dass psychiatrische Abteilungen so ausgestattet werden müssen, dass sie konzeptionell, personell und räumlich darauf eingestellt sind, im Notfall mit aufgebrachten und aggressiven Patienten unter Einsatz eines Minimums an Gewalt umgehen zu können. Zum anderen muss aber auch die psychiatrische Versorgung insgesamt so gestaltet werden, dass Patienten rechtzeitig erreicht werden und niedrigschwellig Hilfe erhalten, möglichst bevor die Situation eskaliert und ein Notfall eintritt. Das wiederum erfordert, dass die notwendigen Ressourcen hierfür bereitgestellt werden, wozu eine menschenrechtliche Verpflichtung besteht. Damit aber sind Fragen der Verteilungsgerechtigkeit innerhalb von Gesellschaft und Gesundheitssystem berührt, die dringend diskutiert werden müssen, wenn die angemahnten Reformen der psychiatrischen Versorgung nicht im Sande verlaufen sollen.

Ärztlich assistierter Suizid bei psychisch Kranken

Christian Hick und Axel Karenberg

Zusammenfassung

Wir geben einen aktuellen Überblick des Diskussionsstandes zum ärztlich assistierten Suizid (PAS) bei psychisch Kranken in Deutschland und zu den praktischen Erfahrungen in europäischen Ländern, in denen PAS auch in diesem Kontext zulässig ist. Aus ethischer Sicht untersuchen wir dann die Argumente für oder gegen einen PAS bei psychiatrischen Patienten. Hierbei unterscheiden wir 3 Krankheitsgruppen: (1) Somatische Grunderkrankungen mit psychiatrischer Komorbidität, (2) genuin psychiatrische Erkrankungen und (3) Demenzen. Die Beurteilung von PAS bei psychiatrischen Begleiterkrankungen und bei Demenzen unterscheidet sich für entscheidungsfähige Patienten nicht von der generellen Beurteilung von PAS. Bei psychiatrischen Grunderkrankungen sprechen vor allem pragmatische Argumente aus klinischer Sicht gegen die Zulässigkeit von PAS: Rollenwiderspruch für den Psychiater, unbewusste Bedeutungen des Sterbewunsches und der im psychiatrischen Bereich schwer definierbare Begriff „unheilbar". Eine nicht-krankheitsbedingte existentielle Desintegration kann zwar einen Suizidwunsch begründen – allerdings ist dann fraglich, ob es ärztliche Aufgabe sein kann, ein solches Leiden durch PAS zu lindern.

Abstract

We present an account of the discussion concerning physician assisted suicide (PAS) in the context of psychiatric disease in Germany and review the experiences in European countries, in which PAS is legally allowed in this context. We then examine the ethical arguments that have been made to justify or oppose PAS. In this regard we identify three subgroups of psychiatric disorders: (1) somatic disease with psychiatric co-morbidity, (2) genuinely psychiatric disease and (3) dementia. The ethical assessment of PAS for patients with psychiatric co-morbidity or dementia does not differ from other patients, if their decision-making capacity is intact. In patients with genuine psychiatric disorders there are convincing pragmatic arguments from a clinical point of view against the acceptance of PAS: role contradictions for the psychiatrist, unconscious meanings of the wish to die and difficulties in defining "incurable" in the context of mental disease. A non-morbid existential disintegration might be a legitimate reason for wishing to die – it remains however questionable, if relieving such a suffering should be a physician's task.

> „*Der Gedanke an den Selbstmord ist ein starkes Trostmittel: mit ihm kommt man gut über manche böse Nacht hinweg.*"[1]

Deutschsprachige Übersichtsarbeiten zur Frage der ärztlich assistierten Selbsttötung (PAS)[2] wie auch zu den spezifischen Problemen im Hinblick auf psychisch Kranke[3] liegen bereits einige Jahre zurück. Seither haben sich in der Bundesrepublik Deutschland aber auch in anderen Ländern die Rahmenbedingungen nicht unerheblich gewandelt. Daher erscheint es geboten, sowohl die relevanten Aspekte der aktuellen Diskussion als auch die praktischen Entwicklungen im Sinn einer Zwischenbilanz in den Blick zu nehmen.

Der vorliegende Beitrag gliedert sich in vier Teile. Den Ausgangspunkt bildet eine knappe Skizze der aktuellen Lage in Deutschland unter besonderer Berücksichtigung politischer und juristischer Entwicklungen. Es folgt ein orientierender Überblick zu denjenigen Staaten, die eine assistierte Selbsttötung legalisiert haben, mitsamt den Daten, die zu dieser Praxis bei seelisch Kranken vorliegen. Im Zentrum steht dann eine aktualisierte ethische Analyse der Argumente, die sowohl Befürworter wie Gegner der assistierten Selbsttötung bei psychisch Kranken vorbringen. Abschließend geben wir eine Bewertung der vorgebrachten Argumente aus unserer Sicht und versuchen, die Debatte zum assistierten Suizid im Hinblick auf Aufgaben und Grenzen ärztlicher Praxis einzuordnen.

---

1 Friedrich Nietzsche: Jenseits von Gut und Böse. Herausgegeben von Giorgio Colli und Mazzino Montinari. Frankfurt a. M. 1980, S. 157.
2 Jan Schildmann, Jochen Vollmann: Ärztliche Assistenz zur Selbsttötung – ethische, rechtliche und klinische Aspekte. In: Deutsche Medizinische Wochenschrift 131 (2006), S. 1405–1408. In der Folge wird für den ärztlich assistierten Suizid auch die international eingeführte Abkürzung PAS (physician assisted suicide) verwendet.
3 Thomas Fuchs, Hans Lauter: Der Fall Chabot – assistierter Suizid aus psychiatrischer Sicht. In: Nervenarzt 68 (1997), S. 878–883; Jochen Vollmann, Eva Hermann: Einstellungen von Psychiatern zur ärztlichen Beihilfe zum Suizid. In: Fortschritte der Neurologie Psychiatrie 70 (2002), S. 601–608; Gerhard Ebner, Hans Kurt: Suizidbeihilfe bei psychisch Kranken. In: Schweizerische Ärztezeitung 86 (2005), S. 880–882; Christian Hick, Axel Karenberg: Legitime Leidensminderung oder neue Euthanasie? Ärztlich assistierter Suizid bei psychisch Kranken. In: Dominik Groß, Axel Karenberg (Hg.): Medizingeschichte im Rheinland. Kassel 2009, S. 125–136.

Die aktuelle Situation in Deutschland

Zunächst zu den Rahmenbedingungen. Bekanntlich ist nach deutschem Strafrecht der Suizid und damit auch die Beihilfe dazu nicht strafbar. Das ärztliche Standesrecht hat dagegen stets restriktivere Formulierungen gewählt: So hieß es lange, die ärztliche Suizidbeihilfe „widerspräche dem ärztlichen Ethos".[4] Als im Januar 2011 die Bundesärztekammer neue Grundsätze zur Sterbebegleitung verabschiedete, wurde diese Formulierung geändert: „Die Mitwirkung des Arztes bei der Selbsttötung ist keine ärztliche Aufgabe."[5] Darin wollten einige „Reformer" eine gewisse Liberalisierung erkennen und wurden daher enttäuscht, als kurz darauf der Deutsche Ärztetag in eine neue Musterberufsordnung unter § 16 „Beistand für Sterbende" die Sätze einfügte: „Ärztinnen und Ärzte haben Sterbenden unter Wahrung ihrer Würde und unter Achtung ihres Willens beizustehen. Es ist ihnen verboten, Patientinnen und Patienten auf deren Verlangen zu töten."[6] Reichweite und Verbindlichkeit dieses Satzes stehen derzeit allerdings nicht eindeutig fest, vor allem aufgrund eines Urteils des Verwaltungsgerichtes Berlin. Dessen Hintergrund stellt sich wie folgt dar: Die Landesärztekammer Berlin hatte einem Arzt, der einer ihm gut bekannten Patientin eine tödliche Medikamentenmischung überlassen wollte, dies untersagt. Der Arzt klagte gegen dieses Verbot und bekam Recht; entgegen ihrer ursprünglichen Absicht verzichtete die Landesärztekammer darauf, Revision zu beantragen.[7] Allerdings enthält dieses Berliner Urteil mehrere Einschränkungen: Zum einen betont das Gericht, dass sowohl „Gesunde wie auch in ihrer Entscheidungsfähigkeit beeinträchtigte psychisch Kranke" gewissermaßen vom Urteilsspruch ausgenommen seien; zum anderen gelte weiterhin das „Verbot beruflicher oder organisierter Sterbehilfe, wie der Verein Dignitas sie anbietet."[8]

---

4 Bundesärztekammer: Grundsätze zur ärztlichen Sterbebegleitung. In: Deutsches Ärzteblatt 95 (2004), S. A2366–A2377.

5 Bundesärztekammer: Grundsätze zur ärztlichen Sterbebegleitung. In: Deutsches Ärzteblatt 108 (2011), S. A346–A348.

6 (Muster-)Berufsordnung für die in Deutschland tätigen Ärztinnen und Ärzte in der Fassung der Beschlüsse des 114. Deutschen Ärztetages 2011 in Kiel. www.bundesaerztekammer.de/downloads/MBO_08_20111.pdf (Stand 19.11.2013).

7 Berliner Ärztekammer nimmt Berufung gegen das Urteil des Berliner Verwaltungsgerichts im Sterbehilfeprozess zurück. www.presseportal.de/pm/104880 (Stand 19.11.2013).

8 Arzt darf unheilbar Kranken tödliche Medizin geben. In: Die Welt, 2.4.2012, http://www.welt.de/gesundheit/article106149031/Arzt-darf-unheilbar-Kranken-toedliche-Medizin-geben.html (Stand 30.09.2014).

Auch die Politik tut sich derzeit mit klaren Vorgaben schwer. Im August 2012 hat das Bundeskabinett – nach mehrjähriger Vorgeschichte – einen Gesetzentwurf verabschiedet, der auf das Verbot der eben erwähnten „organisierten Suizidbeihilfe" abzielt.[9] Dieser Entwurf ist von vielen Seiten sehr kritisch aufgenommen worden, unter anderem vom Deutschen Ethikrat: Er schaffe mehr Probleme als er löse, es bestehe die Gefahr großer Anreize für die nicht-organisierte Sterbehilfe, zudem solle am besten jede Form der Suizidassistenz gesetzlich geregelt werden.[10] In der im Sommer 2013 zu Ende gegangenen Legislaturperiode kam es zu keiner Neuregelung.

Ohne Zweifel gibt es in Deutschland Ärzte, die in welcher Form auch immer schon jetzt beim Sterben helfen. Bekannt geworden ist zum Beispiel der Bochumer Neurologe und Psychiater Johann Spittler, der sich seit vielen Jahren einerseits wissenschaftlich mit dem Problem der Sterbehilfe befasst,[11] andererseits Menschen auf ihrem Weg ins Hospiz oder in einen assistierten Suizid in die Schweiz begleitet.[12] Seit mehreren Jahren führt er nervenärztliche Begutachtungen von Suizid-Aspiranten für Dignitas und andere Sterbehilfe-Organisationen durch; dem Vernehmen nach sind darunter auch einzelne Fälle von schwerer psychischer Krankheit.

Ein Blick über die deutschen Grenzen hinaus

Insgesamt stellt sich zum Jahresende 2013 die Lage in Deutschland somit widersprüchlich dar. Auch deshalb erscheint es sinnvoll, in Fokussierung auf die Bedeutung von psychischen Störungen für den PAS einen vergleichenden Blick auf jene Länder bzw. Bundesstaaten zu werfen, die zum Teil seit längerer Zeit über ein explizites Sterbehilfegesetz oder eine entsprechende Regelung verfügen: Dies sind, in chronologischer Reihenfolge, Oregon (1999), die Niederlande (2002) und Belgien (2002), der US-amerikanische Bundesstaat Washington (2009) sowie das Großherzogtum Luxemburg (2009). Einen Antrag auf ärztliche Suizidassistenz können Patienten mit exklusiven psychischen Störungen, bei denen also keine

---

9 Gesetzentwurf der Bundesregierung zur Strafbarkeit der gewerbsmäßigen Förderung der Selbsttötung. www.bmj.de/SharedDocs/Downloads/DE/pdfs (Stand 19.11.2013).
10 Deutscher Ethikrat Pressemitteilung 10/2012. www.ethikrat.org/presse/pressemitteilungen/2012/pressemitteilung-10-2012 (Stand 19.11.2013).
11 Vgl. u. a. Johann Friedrich Spittler: Die präsuizidale Entwicklung zu einem assistierten Suizid. In: Nervenheilkunde 5 (1994), S. 292–296.
12 Matthias Kamann: Anderen zu einem sanften Tod verhelfen – aber legal. In: Die Welt, 7.2.2013. www.welt.de/politik/deutschland/article113446901 (Stand 12.6.2013).

körperliche Grund- oder Begleitkrankheit vorliegt, allerdings lediglich in den drei Benelux-Staaten stellen, nicht aber in den beiden genannten amerikanischen Bundesstaaten.[13]

Von großem Interesse ist natürlich zunächst der Anteil solcher Fälle (Tabelle 1). Die Datenlage hierzu ist leider dürftig, ferner liegen den Daten unterschiedliche Beobachtungszeiträume zugrunde. Zudem beziehen sich die Zahlen auf den assistierten Suizid und die aktive Sterbehilfe zusammen.

Staat/Land	Betrachtete Diagnosen	Beobachtungszeitraum	Relativer und absoluter Anteil
Niederlande	Demenz	2010	0,8% (25/3136)
	Exklusive psychische Störung	2010	< 0,1% (2/3136)
Belgien	Progressive neuropsychiatrische Störung	2008–2009	2% (34/1526)
Luxemburg	Demenz und exklusive psychische Störung	2009–2010	0% (0/5)

Tab. 1: *Häufigkeit von Sterbehilfemaßnahmen bei psychisch Kranken in Ländern mit entsprechender Gesetzgebung (nach McCormack und Fléchais 2012)*

Wie oben ausgeführt, liegen aus Oregon und Washington keine Daten vor. Aus Luxemburg sind bislang keine Fälle bekannt geworden. In Belgien gab es in den Jahren 2008 bis 2009 insgesamt 34 Fälle in der Kategorie primär neuropsychiatrische Störungen, das sind 2 Prozent der Gesamtzahl. Diese Kategorie schließt z. B. periphere neuromuskuläre Krankheiten aus, umfasst aber primär-neurologische Leiden wie etwa die Multiple Sklerose und auch primär psychiatrische Störungen. Der Anteil ausschließlich psychischer Störungen ist hier leider nicht zu ermitteln. Am präzisesten sind die niederländischen Statistiken: Im Jahr 2010 finden sich in den Kategorien euthanasia und assisted suicide zwei Fälle exklusiver psychischer Störungen und immerhin 25 Fälle von Demenzen – das entspricht in der ersten Kategorie weniger als 0,1 Prozent und der zweiten Kategorie rund 0,8 Prozent der Fälle.

---

13 Ruaidhrí McCormack, Rémy Fléchais: The role of psychiatrists and mental disorder in assisted dying practices around the world: a review of the legislation and official reports. In: Psychsomatics 53 (2012), S. 319–326; vgl. auch Ardaan. P. de Boer, Karel Oei: Hulp bij zelfdoding in de psychiatrie; stand van de zaken en bespreking van een recente casus. In: Tijdschrift voor Psychiatrie 53 (2011), S. 543–550 und Sandy Macleod: Assisted dying in liberalised jurisdictions and the role of psychiatry: a clinicians's view. In: Australian and New Zealand Journal of Psychiatry 46 (2012), S. 936–945.

Staat/Land	Beobachtungszeitraum	Relativer und absoluter Anteil
Oregon	1998–2011	6,7% (40/596)
Niederlande	Keine Daten	
Belgien	2008–2009	5,2% (79/1526)
Washington	2009–2010	4,2% (5/119)
Luxemburg	Keine Daten	

Tab. 2: Häufigkeit psychiatrischer Begleitung in Ländern mit Sterbehilfe-Gesetzgebung (nach McCormack und Fléchais 2012)

Wie Tabelle 2 zeigt, sind auf beiden Seiten des Atlantiks nur in rund 5 Prozent aller end-of-life-decisions überhaupt Psychiater hinzugezogen worden.[14] Erneut ist nicht zu ermitteln, ob sich diese Konsultationen und Gutachten auf sekundäre psychische Störungen beziehen (z.B. eine Depression bei Karzinom-Patienten) oder auf primäre Seelenstörungen (wie etwa Schizophrenie oder Bipolarität) oder auf Demenzen bzw. andere Diagnosen. Immerhin lässt sich zusammenfassend feststellen: Psychische Krankheiten wie auch Psychiater spielen bislang bei Entscheidungen am Lebensende nur eine marginale Rolle – auch wenn durch Medien dramatisierte Einzelfälle etwas anderes suggerieren.

Überraschend sind insbesondere die geringen Fallzahlen aus den Niederlanden, wenn man bedenkt, dass die internationale Debatte dort 1991 mit dem bekannten Fall Chabot begonnen hatte.[15] Allerdings stellen sich die Verhältnisse anders dar, wenn man die holländischen Zahlen für das Jahr 2011 hinzunimmt (Tabelle 3):

	2010	2011
Demenz	0,8% (25/3136)	1,3% (49/3695)
Exklusive psychische Störung	<0,1% (2/3136)	0,35% (13/3695)

Tab. 3: Häufigkeit von Sterbehilfemaßnahmen bei psychisch Kranken in den Niederlanden – Jahresvergleich 2010 zu 2011 (nach McCormack und Fléchais 2012)

Binnen Jahresfrist ist es zu einer Verdopplung der Euthanasie-Maßnahmen bei Demenzkranken und sogar zu einer Verfünffachung bei psychiatrischen Patienten

---

14 McCormack, Fléchais: The role of psychiatrists (Anm. 13).
15 Der Psychiater Boudewijn Chabot hatte damals nach intensiven Untersuchungen und Gesprächen einer 50jährigen Patientin nach dem Tod ihrer zwei Söhne eine tödliche Medikamentendosis verabreicht und war drei Jahre später vom Obersten Gerichtshof freigesprochen worden; vgl. u. a. Fuchs, Lauter: Der Fall Chabot (Anm. 3).

gekommen[16] – möglicherweise im Zusammenhang mit der Gründung der Levenseinde-Kliniek in Den Haag im März 2012. Diese von der Niederländischen Vereinigung für ein Freiwilliges Lebensende (NVVE) getragene Einrichtung schließt seit Juli 2013 auch 30 mobile Sterbehilfe-Teams mit 60 Ärzten ein.[17] Ob die Ausweitung der Sterbehilfe-Praxis bei Dementen und psychisch Kranken damit zusammenhängt, wird sorgfältig zu prüfen sein.

Das Land in Europa mit dem möglicherweise höchsten Anteil assistierter Suizide bei psychisch Kranken ist bislang nicht erwähnt worden: die Schweiz. Der Grund hierfür ist ein formaler: Die Schweiz hat keine gesonderte Gesetzgebung zur Sterbehilfe erlassen. Seit 2004 jedoch besteht dort die Möglichkeit der nicht-ärztlichen Suizidhilfe auch für psychisch Kranke durch die privaten Sterbehilfe-Organisationen EXIT und Dignitas. Die Schweizerische Akademie der Medizinischen Wissenschaften und die Schweizerische Gesellschaft für Psychiatrie und Psychotherapie haben sich in beeindruckender Weise mit den ethischen Dilemmata auseinandergesetzt. Theoretische Diskussion und Praxis laufen darauf hinaus, dass beim Suizidwunsch als Symptom einer psychischen Störung die Beihilfe nicht gewährt wird, sie in einem symptomfreien Intervall im Sinne einer Ausnahme aber möglich ist.

Psychiatrische Erkrankungen: Versuch einer klinischen Differenzierung

Wichtig für die hier behandelten Fragen ist es, wie das Verhältnis somatischer zu psychischen Erkrankungen gedacht wird. Hier sind zwei fundamentale Fehleinschätzungen anzutreffen: Entweder wird eine naive Analogie gebildet, oder es wird ein (fälschlicher) Gegensatz somatisch versus psychisch konstruiert. Um diesen Fehleinschätzungen vorzubeugen, wird an dieser Stelle vorgeschlagen, seelische Erkrankungen in mindestens drei Subgruppen einzuteilen (vgl. Tabelle 4) – eine Unterscheidung, die auch ethische Relevanz hat.[18]

---

16 Dutch euthanasia: psychiatric and dementia patients killed. www.christian.org.uk/news/dutch-euthanasia-and dementia-patients-killed/ sowie zahlreichen weiteren Pressemeldungen (Stand 19.11.2013).
17 Kerstin Schweighöfer: Erste Sterbehilfeteams in den Niederlanden unterwegs. In: Deutschlandfunk vom 17.3.2012, www.dradio.de/dlf/sendungen/gesichtereuropas/1705006 (Stand 7.6.2013).
18 Für die zentrale ethische Bedeutung begrifflicher Klarheit in der Debatte zum PAS argumentiert Malcolm Parker: Words and reasons: psychiatry and assisted suicide. In: Australian and New Zealand Journal of Psychiatry 46 (2012), S. 80–83.

	Somatisches Leiden mit psychischer Komorbidität	Psychiatrisches Leiden	Demenz
Terminale Situation?	oft Ja	i.d. R. Nein	Nein, aber…
Krankheit zum Tode?	Ja	Nein	Ja
Therapiebegrenzung als Alternative möglich	Ja	i.d.R. Nein	i.d.R. Nein
Verlauf abschätzbar?	oft Ja	schwierig/ unmöglich	Ja, der Richtung nach

Tab. 4: *Somatische und psychische Krankheiten: Gemeinsamkeiten und Unterschiede*

In der ersten Gruppe bestehen die psychiatrischen Symptome als Komorbidität zu einem somatischen Leiden, beispielsweise in Form einer Depression bei terminalen Karzinomerkrankungen. Eine solche begleitende Depression im Endstadium ist mit immerhin 6–40% der betroffenen Karzinompatienten durchaus häufig.[19] Empirisch bemerkenswert ist auch die Tatsache, dass bei stationären terminal erkrankten Karzinompatienten unter intensiver palliativer Therapie der Wunsch nach einem schnelleren Tod hoch signifikant mit einer klinischen Depression und mit der Hoffnungslosigkeit ihrer Situation assoziiert war ($P \leq 0{,}01$).[20]

Die zweite Gruppe bilden die ausschließlich psychischen Störungen – hier ist in erster Linie an schizophrene oder bipolare Patientinnen und Patienten zu denken. In solchen Fällen besteht keine terminale Lebenssituation; die krankheitsbedingte Suizidalität ist in den allermeisten Fällen ein vorübergehendes und behandelbares Phänomen; es gibt keine nicht-organische psychische Erkrankung, die ohne menschliches Eingreifen zum Tod führen würde. Auch ist eine Therapiebegrenzung analog zur somatischen Medizin bei seelischem Kranksein kaum möglich. Der klinische Verlauf, seine Richtung und das Fehlen therapeutischer Optionen sind im psychiatrischen Kontext noch viel schwerer vorauszusehen als im somatischen Bereich.

Nochmals anders sind als dritter Bereich die Demenz-Fälle einzuschätzen. In dieser Subgruppe liegt zwar keine Terminalphase im Sinn der somatischen

---

19 Nach: Christopher James Ryan: Velcro on the slippery slope: the role of psychiatry in active voluntary euthanasia. In: Australian and New Zealand Journal of Psychiatry 29 (1995), S. 580–585.

20 William Breitbart, Barry Rosenfeld, Hayley Pessin, Monique Kaim, Julie Funesti-Esch, Michele Galietta, Christian J. Nelson, Robert Brescia: Depression, hopelessness, and desire for hastened death in terminally ill patients with cancer. In: JAMA 284 (2000), S. 2907–2911.

Medizin vor. Wohl aber ist der zunehmende Verlust von Bewusstseinsklarheit und von Selbstvergegenwärtigungsmöglichkeiten abzusehen – auch für den Patienten selbst. Selbst wenn der Verlauf zeitlich nicht exakt abschätzbar ist, so ist doch die Richtung vorgegeben.

Ethische Bewertung

Wir werden auf die ethischen Konsequenzen, die sich aus dieser Einteilung in drei Gruppen ergeben, in unserem Fazit zurückkommen. Zunächst möchten wir die Argumente, die für oder gegen die Zulässigkeit von PAS im psychiatrischen Kontext sprechen, im Zusammenhang vorstellen. Dabei greifen wir auf die Unterscheidung zwischen prinzipiellen, „historischen" und pragmatischen Argumenten zurück, die wir an anderer Stelle vorgeschlagen haben[21]:

Prinzipielle Argumente versuchen zu zeigen, dass PAS aus grundsätzlichen Überlegungen, d. h. weitestgehend kontextunabhängig zulässig oder unzulässig ist. Historische Argumente analysieren ähnliche aber ethisch eindeutiger zu beurteilende Situationen aus der Vergangenheit, um sie als Entscheidungshilfe zu nutzen. Pragmatische Argumente weisen auf die Folgen hin, die durch die Zulassung oder Nicht-Zulassung von PAS entstehen oder entstehen können. Im Hinblick auf die historischen Argumente, die in der Regel nur über eine begrenzte Überzeugungskraft verfügen, verweisen wir auf unsere frühere Untersuchung.[22]

Die prinzipiellen Argumente für und gegen die Zulässigkeit von PAS sind weitgehend bekannt und sollen daher hier nur kurz rekapituliert werden.[23] Für die Zulässigkeit von PAS sprechen:

Das Recht des Patienten auf Selbstbestimmung, sofern diese nicht krankheitsbedingt eingeschränkt ist.[24] Zu diesem Argument konnte Wittwer in einer sorgfältigen Untersuchung zeigen, dass es aus philosophischer Sicht durchaus rational sein kann, sich das Leben nehmen zu wollen: „Under certain

---

21 Hick, Karenberg: Legitime Leidensminderung (Anm. 3).
22 Hick, Karenberg: Legitime Leidensminderung (Anm. 3).
23 Für eine ausführlichere Darstellung vgl. Hick, Karenberg: Legitime Leidensminderung (Anm. 3).
24 Ron Berghmans, Guy Widdershoven, Ineke Widdershoven-Heerding: Physician-assisted suicide in psychiatry and loss of hope. In: International Journal of Law and Psychiatry 36 (2013), S. 436–443.

circumstances killing oneself is rationally permitted."[25] Entsprechende Gegenargumente, z. B. weil der Verfechter einer solchen Position sich in einen Selbstwiderspruch verwickeln würde,[26] sind nach seinen Analysen normativ nicht überzeugend. Dies gilt jedoch natürlich nur dann, wenn die Entscheidung zum Suizid tatsächlich vernünftig und frei ist, und sie nicht von anderen Faktoren beeinflusst wird.

Die ärztliche Pflicht zur Leidenslinderung

Das Prinzip der Gerechtigkeit: Handlungsoptionen, die bei somatisch Kranken ethisch gerechtfertigt sind, dürfen psychisch Kranken nicht allein deswegen vorenthalten werden, weil sie an einer andersartigen Erkrankung leiden: Keine Diskriminierung von psychisch Kranken. Wenn PAS also beispielsweise bei terminalen Karzinompatienten moralisch zulässig ist, kann er bei psychiatrischen Patienten mit ähnlich unerträglichem Leiden und in einer ähnlichen existentiellen Situation nicht verboten sein.[27]

Gegen die Zulässigkeit von PAS bei psychisch Kranken werden die folgenden prinzipiellen Argumente angeführt:

Menschliches Leben ist unter allen Umständen zu schützen. Dieses nicht nur – aber vor allem – in einem religiösen Kontext vertretene Argument geht davon aus, dass das Leben jedes Menschen, als sein höchstes Gut, der eigenen Verfügbarkeit grundsätzlich entzogen ist. Die Validität dieses Argumentes wird in der Debatte um den PAS oft polemisch kritisiert.[28] Teilt man jedoch die metaphysischen Grundannahmen auf denen es fußt, muss tatsächlich jede Tötungshandlung – aus welchen Gründen auch immer – als ethisch zumindest problematisch angesehen werden.

Die Beihilfe zum Suizid ist speziell dem Arzt verboten. Dieses prinzipielle Argument gegen PAS verwendet beispielsweise die Bundesärztekammer (s.o.). Es lässt sich durch den Hinweis auf eine historisch gefestigte Arztrolle stützen,

---

25 Héctor Wittwer: The problem of the possible rationality of suicide and the ethics of physician-assisted suicide. In: International Journal of Law and Psychiatry 36 (2013), S. 419–426.
26 Hierauf beruhte z. B. Kants Zurückweisung des Suizids, dessen Maxime „sich aus Selbstliebe selbst töten zu wollen" einen Widerspruch innerhalb der Vernunft und damit eine moralisch zurückzuweisende Handlungsoption charakterisiert. Vgl. hierzu Christian Hick (Hg.): Klinische Ethik. Heidelberg 2007, S. 291ff.
27 Vgl. zu diesem Argument Michael J. Cholbi: The terminal, the futile, and the psychiatrically disordered. In: International Journal of Law and Psychiatry 36 (2013), S. 498–505.
28 Z.B. durch Parker im Blick auf eine untergründig wirksame "sanctity of life doctrine": Words and reasons (Anm. 18).

die eine Tötung von Patienten grundsätzlich ausschließt, weil sie den Arzt sonst in einen unauflösbaren Widerspruch zu seinem eigentlichen Hauptziel, der Behandlung (und wenn möglich der Heilung) von Krankheiten und dem Erhalt des Lebens, bringen würde. Die ebenfalls vom Arzt geforderte Leidenslinderung lässt sich in der Regel auf anderen Wegen erreichen. Bei einem (nur in äußerst seltenen Fällen auftretenden) Konflikt zwischen Leidenslinderung und Lebenserhalt, muss sich der Arzt für das Leben entscheiden.

Pragmatische Argumente im Kontext des PAS gehen zunächst davon aus, dass es in wertepluralen Gesellschaften keine geteilten Überzeugungen prinzipieller Art gibt, die einen PAS grundsätzlich und unabhängig vom jeweiligen Kontext als moralisch zulässig oder unzulässig charakterisieren können. Vielmehr kommt es beim pragmatischen Argumentieren darauf an, in einer argumentativen Auseinandersetzung die Vor- oder Nachteile, die sich aus einer möglichen ärztlichen Beihilfe zum Suizid bei psychisch Kranken ergeben oder ergeben können, darzustellen und zu prüfen, ob in der Summe die positiven oder die negativen Konsequenzen überwiegen.

Die pragmatischen Argumente gegen die Zulässigkeit von PAS lassen sich den folgenden drei Gruppen zuordnen:

1. Selbstbestimmte Entscheidung. Die erste Gruppe von pragmatischen Argumenten gegen die Zulässigkeit eines PAS betont, dass es die „ruhige Überlegung sterben zu wollen" bei psychiatrischen Patienten nicht geben kann. Ihre (scheinbar) selbstbestimmte Entscheidung muss deshalb im besonderen Kontext ihrer Erkrankung nicht unter allen Umständen respektiert werden. Diese Einschränkung der Entscheidungsfähigkeit kann auch dann bestehen, wenn die Patienten in anderen Bereichen, z. B. bei ihren täglichen Verrichtungen, noch entscheidungsfähig sind. Dies deshalb, weil bei psychiatrischen Erkrankungen in der Regel die Urteilsfähigkeit speziell im Hinblick auf die eigene Existenz krankheitsbedingt verzerrt ist. Die bloße (gut gemeinte) Behauptung, psychiatrische Patienten seien in „lichten Intervallen" zu einer rationalen Entscheidung über ihr eigenes Leben fähig, genüge nicht – zumal empirische Studien hierzu weitgehend fehlen.[29] Dass eine depressive Erkrankung bei älteren Patienten den Wunsch nach PAS massiv verstärkt, konnten Blank et al. zeigen: Im Vergleich zu

---

29 Robert A. Schoevers, Frank P. Asmus, Willem Van Tilburg: Physician-assisted suicide in psychiatry: developments in the Netherlands. In: Psychiatric services 49 (1998), S. 1475–1480.

nicht depressiven wurde der Wunsch nach PAS von depressiven Patienten 13 Mal häufiger geäußert.[30]

Zu bedenken ist zudem, dass die kognitive Entscheidungskomponente durchaus formal unbeeinträchtigt sein kann, während der Wunsch sterben zu wollen im affektiven Bereich seinen Ursprung nimmt – was bei der klinischen Beurteilung der Entscheidungsfähigkeit oft nicht ausreichend berücksichtigt wird.[31]

Zudem ist die psychiatrische Beurteilung noch stärker als jede andere medizinische Diagnostik potentiell fehleranfällig. Es kann nicht mit hinreichender Sicherheit ausgeschlossen werden, dass ein Suizidwunsch nicht doch auf eine potentiell therapierbare psychiatrische Erkrankung zurückgeht. Dies bestätigen empirische Untersuchungen aus Oregon, nach denen nur 6% der befragten Psychiater hinreichend sicher sind, in einer einmaligen Begutachtung die Frage klären zu können, ob die Entscheidung des Patienten für einen PAS von seiner psychischen Erkrankung beeinflusst ist oder nicht.[32]

Diese Unsicherheit beruht sicher auch darauf, dass die Grenze zwischen „entscheidungsfähig" und „nicht-entscheidungsfähig" nur schwer eindeutig bestimmbar ist.[33] Letztlich muss der untersuchende Psychiater über die Grenzziehung entscheiden, wobei zwangsläufig auch seine eigene Einstellung zur Rationalität des Suizids in der vorliegenden Situation die Beurteilung beeinflusst[34] – eine Beeinflussung, welche die Selbstbestimmung des Patienten relativieren kann.[35]

---

30 Karen Blank, Julie Robison, Erin Doherty, Holly Prigerson, James Duffy, Harold I. Schwartz: Life-sustaining treatment and assisted death choices in depressed older patients. In: Journal of the American Geriatric Society 49 (2001), S. 153–161.
31 Harold J. Bursztajn, Herndon P. Harding, Jr., Thomas G. Gutheil, Archie Brodsky: Beyond cognition: the role of disordered affective states in impairing competence to consent to treatment. In: The Bulletin of the American Academy of Psychiatry and the Law 19 (1991), S. 383–388.
32 Linda Ganzini, Darien S. Fenn, Melinda A. Lee, Ronald T. Heintz, Joseph D. Bloom: Attitudes of Oregon psychiatrists toward physician-assisted suicide. In: American Journal of Psychiatry 153 (1996), S. 1469–1475.
33 David W. Kissane, Brian J. Kelly: Demoralisation, depression and desire for death: problems with the Dutch guidelines for euthanasia of the mentally ill. In: Australian and New Zealand Journal of Psychiatry 34 (2000), S. 325–333.
34 Thomas S. Zaubler, Mark D. Sullivan: Psychiatry and physician-assisted suicide. In: The Psychiatric clinics of North America 19 (1996), S. 413–427. Matthew Hotopf, William Lee, Annabel Price: Assisted suicide: why psychiatrists should engage in the debate. In: The British Journal of Psychiatry 198 (2011), S. 83–84.
35 Schoevers et al.: Physician-assisted suicide (Anm. 29).

Zu rechnen ist auch mit einer Gefühlsansteckung durch den Patienten: In einem Editorial zum Thema weisen Ganzini und Lee schon 1997 darauf hin, dass von den Patienten ausgehende Emotionen und Einstellungen wie Pessimismus, Hilflosigkeit und Aussichtslosigkeit für die behandelnden Ärzte in hohem Masse ansteckend sind – und daher ihr medizinisches Urteil verfälschen können.[36]

In einer qualitativen Interviewstudie gelang es Bharucha et al. an 60 Patienten die Komplexität des Entscheidungsprozesses im Hinblick auf den Wunsch nach PAS herauszuarbeiten, bei dem subtile Wechselwirkungen zwischen Stimmungen, kognitiven Bewertungen, körperlichen und funktionalen Einschränkungen sowie existentiellen Sorgen beobachtet wurden.[37]

Eine trennscharfe Diagnostik zur Entscheidungsfähigkeit psychiatrischer Patienten im Hinblick auf einen PAS trotzdem zu versuchen, dürfte daher in vielen Fällen eine gefährliche Überforderung der Gutachter darstellen, der eine grundsätzliche Überschätzung der möglichen Exaktheit psychiatrischer Beurteilungen zugrunde liegt.

2. Schiefe Ebene. Pragmatische Argumente gegen die Zulässigkeit eines PAS bei psychisch Kranken weisen oft auf die in dieser Patientengruppe besonders große Gefahr des Abgleitens auf einer schiefen Ebene hin: Die Zulassung des PAS aus Respekt vor der Autonomie des Patienten würde im weiteren Verlauf dazu führen, dass Tötungshandlungen zunehmend Akzeptanz finden und dann auch aus anderen Gründen als denen der Leidensminderung, z. B. aus ökonomischen oder familiären Motiven, durchgeführt werden. In der Folge käme es zu einer generellen Infragestellung des Tötungsverbotes und zu einer Gesellschaft, die im Hinblick auf die Tötung bestimmter Gruppen keine Grenzen mehr respektieren würde. Wenn auch diese extreme Formulierung des Schiefe-Ebenen-Argumentes eher einem rhetorischen "armageddon approach"[38] als einer ethischen Argumentation ähnelt, bleibt doch als Kern des Arguments ein berechtigter Einwand: Die Sorge um die mögliche Zunahme von Tötungshandlungen speziell im medizinisch-institutionellen Kontext, z. B. in Pflegeheimen, auch ohne ausdrücklichen Wunsch des Patienten, wenn einmal die strukturellen Voraussetzungen für eine Assistenz beim Suizid geschaffen sind.

---

36 Linda Ganzini, Melinda A. Lee: Psychiatry and assisted suicide in the United States. In: New England Journal of Medicine 336 (1997), S. 1824–1826.
37 Ashok J. Bharucha, Robert A. Pearlman, Anthony L. Back, Judith R. Gordon, Helene Starks, Clarissa Hsu: The pursuit of physician-assisted suicide: role of psychiatric factors. In: Journal of Palliative Medicine 6 (2003), S. 873–883.
38 Ryan: Velcro on the slippery slope (Anm. 19).

Die argumentative Kraft dieses Dammbruch-Argumentes steht und fällt jedoch mit seiner empirischen Nachweisbarkeit. Die stets kontrovers diskutierten Daten aus den Niederlanden zeigen hierbei zweierlei: Ein völliges Abgleiten auf einer schiefe Ebene ist wohl bislang noch nicht eingetreten. Andererseits hat es Ausweitungen gegeben, sowohl quantitativ mit einer leichten Zunahme der end-of-life-decisions von Jahr zu Jahr als auch qualitativ, zum Beispiel durch die Einbeziehung von Alzheimer-Kranken.

Auffällig ist zudem die allerjüngste Entwicklung mit einer Verdopplung der Sterbehilfe-Fälle bei Demenzkranken und der Verfünffachung bei psychiatrischen Patienten binnen Jahresfrist (s.o., Tab. 3). Es ist die Frage, ob dieser überraschend rasche Anstieg ein einmaliger Ausreißer oder doch ein stabiler Trend ist. Würde sich diese Tendenz fortsetzen, wäre jedenfalls zu klären, ob diese Zunahme schon ein Abgleiten im Sinne des Schiefe-Ebenen-Argumentes darstellt, oder ob sie andere Ursachen hat.[39]

3. Psychiatrische Praxis. Eine dritte Gruppe von pragmatischen Argumenten betont die besonderen Schwierigkeiten, die sich aus Sicht der klinischen Psychiatrie für die Zulässigkeit von PAS bei psychisch kranken Patienten ergeben.

Zunächst muss das problematische Signal für Suizidprophylaxe und -therapie bedacht werden, das von einer Zulassung von PAS zwangsläufig ausgeht. Psychiatrische Patienten würden den Schluss ziehen, dass es Situationen gibt, in denen – sogar aus fachärztlicher Sicht – als einziger Ausweg aus einer existentiellen Krise der Suizid verbleibt.[40]

In diesem Zusammenhang wäre auch zu fragen, wie ein PAS, z. B. in psychiatrischen Kliniken, praktisch umgesetzt werden soll, ohne dass seine schädliche Signalwirkung die therapeutische Atmosphäre in der Klinik belastet. Letztlich bliebe wohl nur die Entlassung nach Hause zur Durchführung des PAS – eine Vorstellung, die auch für das klinische Behandlungsteam nur schwer vermittelbar sein dürfte.[41]

---

39 Grundsätzlich hierzu: Cees M. Hertogh, Marike. E. de Boer, Rose-Marie Droes, Jan A. Eefsting: Would we rather lose our life than lose our self? Lessons from the Dutch debate on euthanasia for patients with dementia. In: American Journal of Bioethics 7 (2007), S. 48–56; Stephen G. Post: Physician-assisted suicide in Alzheimer's disease. In: Journal of the American Geriatric Society 45 (1997), S. 647–651; Tony Sheldon: Dementia patient's euthanasia was lawful, say Dutch authorities. In: British Medical Journal 343 (21. November 2011), S. 1074.
40 Ganzini et al.: Psychiatry and assisted suicide (Anm. 36).
41 Schoevers et al.: Physician-assisted suicide (Anm. 29).

Letztlich würde jede Beteiligung eines Psychiaters an einem assistierten Suizid dessen therapeutische Rolle in Frage stellen und eine schwerwiegende Grenzverletzung im Arzt-Patientenverhältnis bedeuten. Aufgabe des Psychiaters ist es ja gerade, die angstvollen, verzweifelten oder hoffnungslosen Emotionen des Patienten „in Schach zu halten"[42] und ihm mit Hilfe seiner professionellen Möglichkeiten Erleichterung zu verschaffen. Die Praxis des PAS würde daher den Psychiater in unauflösbare Selbstwidersprüche verwickeln: "The concept of assisting – rather than preventing – suicide counters the core aims of psychiatric practice."[43]

Zu bedenken ist auch, dass psychisch kranke Patienten als Mitglieder einer vulnerablen und oft auch stigmatisierten Gruppe angesehen werden müssen. Zu besonderer Vorsicht vor PAS in solchen Patientengruppen hatte schon 1994 die New York State Task Force on Life and the Law gewarnt, vor allem, wenn neben der psychischen Erkrankung noch andere Beeinträchtigungen von Selbstbestimmung und Wohlbefinden wie Armut, fortgeschrittenes Alter oder fehlender Zugang zu einer adäquaten Gesundheitsversorgung bestehen.[44]

Muskin weist auf einen vor allem von Nicht-Psychiatern oft übersehenen Aspekt der suizidalen Intention hin: Hinter dem Wunsch zu sterben können sich aus psychodynamischer Sicht eine Vielzahl von unbewussten Bedeutungen verbergen. Dies macht es äußerst problematisch, einen solchen Wunsch ohne weitere Analyse als freie und selbstbestimmte Willensäußerung anzusehen.[45] Hinter einem Sterbewunsch können sich z. B. die folgenden Bedeutungen verbergen:[46] Die Suche nach einem Grund zum Weiterleben. Der Wunsch nach Kontrolle: Schon die Möglichkeit selbstbestimmt sterben zu können, kann ein großer, letzter Trost sein.[47] Ein gespaltenes Selbstbild: Das kranke Selbst soll sterben („das bin ich nicht"), damit ein imaginiertes gesundes Selbst leben kann. Hoffnungslose Wut: Der Suizid als letzte Möglichkeit, um sich an den Anderen, an Gott und an der Welt zu rächen. Hoffnungslosigkeit: Fehlende Hoffnung korreliert nach vielen Untersuchungen stärker mit einer Suizidtendenz als alle anderen psychiatrischen

---

42 Kissane et al.: Demoralisation, depression and desire (Anm. 33).
43 Brendan D. Kelly, Declan M. McLoughlin: Euthanasia, assisted suicide and psychiatry: a Pandora's box. In: British Journal of Psychiatry 181 (2002), S. 278–279.
44 New York State Taskforce on Life and the Law. When death is sought: assisted suicide and euthanasia in the medical context. New York 1994.
45 Philip R. Muskin: The request to die: role for a psychodynamic perspective on physician-assisted suicide. In: JAMA 279 (1998), S. 323–328.
46 Muskin: The request to die (Anm. 45).
47 Vgl. hierzu den Aphorismus von Nietzsche zu Beginn dieser Arbeit.

Symptome.[48] Unangemessen vermittelte Informationen von ärztlicher Seite können diese Hoffnungslosigkeit im Sinne eines truth dumping noch verstärken. Das Gefühl ein „lebender Toter" zu sein, das durch Schmerz, Agonie und soziale Verlassenheit ausgelöst wird. Schuldgefühle und Selbstbestrafung: Das eigene Leiden macht, dass andere leiden. Diese Schuld an fremdem Leiden kann durch den eigenen Tod gesühnt werden.

Entscheidend ist, dass diese und andere in der Biographie des Patienten wurzelnde unbewusste Bedeutungen des Todeswunsches psychotherapeutischen Interventionen in der Regel gut zugänglich sind. Das verfrühte „Ernstnehmen" eines Suizidwunsches ohne ausführliche biographische Anamnese wäre demnach ein ärztlicher Kunstfehler. Eine einmalige Konsultation wird diesen auf unzureichender Analyse beruhenden Fehler in der Regel nur schwer vermeiden können.

Muskin betont dabei, dass es ihm nicht darum geht, das Recht des Patienten auf Selbstbestimmung auch im Hinblick auf seinen Suizidwunsch durch psychologische Aufdeckungen prinzipiell einzuschränken. Vielmehr will er sicherstellen, dass der Todeswunsch des Patienten keine Bedeutungen verbirgt, die auf therapierbare Erkrankungen verweisen.

Zudem sind selbst im echten Sinn autonome Todeswünsche, die keine verborgenen lebensgeschichtlichen Bedeutungskomponenten aufweisen, nie ohne Kontext. Entscheidungen werden nicht von isolierten Individuen getroffen. Sie entstehen vielmehr in einer Gesellschaft, in deren möglicherweise als kalt empfundenen Realität sich der Patient in vielen Fällen leider immer noch als arm und verlassen erleben muss.[49] Auch hier ist das Gebot der Stunde nicht die Hilfe zur Selbsttötung, sondern Diagnostik und Therapie – in diesen Fällen eine Verbesserung der sozialen Zwangslage des Patienten.

Ein spezifisches Problem im Hinblick auf die PAS bei psychisch kranken Patienten ist die Schwierigkeit, die Prognose der Erkrankung zuverlässig vorauszusagen.[50] Speziell bei den nicht-dementiellen psychiatrischen Erkrankungen (s.o., Gruppe 2 in Tab. 4) ist es zudem in vielen Fällen wissenschaftlich fragwürdig, sie als unheilbar zu charakterisieren.[51] Das Kriterium der Unheilbarkeit, das z. B. in den Niederlanden für die Zulässigkeit von PAS gefordert wird, ist aus der somatischen

---

48 Literatur hierzu u. a. bei Kissane et al.: Demoralisation, depression and desire (Anm. 33).
49 Hans J. Achterhuis, Johan Goud, Frank Koerselman, et al: Scared to Death by Life: Professional Assistance with Suicide [in Dutch]. Amsterdam, Van Oorschot 1995, zitiert nach Schoevers et al.: Physician-assisted suicide (Anm. 29).
50 Schoevers et al.: Physician-assisted suicide (Anm. 29).
51 Kelly et al.: Euthanasia, assisted suicide and psychiatry (Anm. 43).

Medizin übernommen, wo es vor allem die Endstadien maligner Erkrankungen charakterisiert und sich die Unheilbarkeit pathologisch-anatomisch und pathophysiologisch sichern lässt. Woher aber können wir bei psychiatrischen Erkrankungen die Sicherheit nehmen, dass keine Therapie und kein Therapeut jemals helfen werden und weder positive Lebensereignisse noch Spontanremissionen zu erwarten sind?[52]

Schon der Begriff der Therapieresistenz ist in der psychiatrischen Praxis, z.B. bei depressiven Störungen, angesichts der Komplexität der Erkrankung und der Vielzahl von Behandlungsoptionen nicht seriös definierbar: "For instance, should the ECT be unilateral or bilateral? Should pharmaceutical strategies include a certain specified number of medications from a certain range of classes, or a certain number of augmentation strategies? What would be an acceptable dose of medication, and an acceptable length of time on each medication? Should a trial of a monoamine oxidase inhibitor or lithium, both of which carry heavy side-effect burdens, be required? If ECT fails, should there be a mandated trial of deep brain stimulation, a psychosurgical technique? How many years of psychotherapy would suffice, and which varieties of psychotherapy? If a patient fails cognitive- behavioral or interpersonal therapy, should the patient then be required to undergo 10 years of psychoanalysis before being deemed truly treatment-refractory? Should the patient be hospitalized a certain number of times?"[53]

Aus diesen Gründen kann kein Arzt hinreichend sicher sein, dass bei einem Patienten, der am Leben leidet, alle Behandlungsmöglichkeiten ausgeschöpft sind und aus medizinischer Sicht nichts mehr getan werden kann: "I have accepted that in the case of serious somatic illness without prospect in improvement, the physician and his team can be confident enough. But in the case of severe grief or 'suffering from life,' I do not think such confidence is possible. This is not a testable empirical hypothesis; it is an argument based on the meanings of the very concepts at stake here and of our ordinary lives."[54]

Schließlich ist auch die für eine Zulässigkeit von PAS in der Regel geforderte Dauerhaftigkeit von unerträglichem Leiden in vielen Fällen zu allererst der Hinweis auf eine behandelbare Erkrankung. In einer qualitativen Studie mit Tiefeninterviews von 31 Patienten, die um aktive Sterbehilfe oder PAS gebeten hatten, konnten Dees und Mitarbeiter zeigen, dass Patienten, die den Wunsch nach

---

52 Schoevers et al.: Physician-assisted suicide (Anm. 29).
53 Justine S. Dembo: Are decisions made 'in the throes' of treatment-refractory mental illness truly invalid? In: American Journal of Bioethics 13 (2013), S. 16–18.
54 Christopher Cowley: Euthanasia in psychiatry can never be justified. A reply to Wijsbek. In: Theoretical Medicine and Bioethics 34 (2013), S. 227–238.

einer Beendigung des Lebens aufgrund eines dauerhaft unerträglichen Leidens äußerten, an einer klinischen Depression litten.[55] Auch im Hinblick auf frühere Untersuchungen, die eine vierfach erhöhte Nachfrage nach PAS unter depressiven Patienten fanden,[56] unterstreichen die Autoren die dringende Notwendigkeit eine Depression auszuschließen, bevor eine PAS erwogen werden kann.[57]

Pragmatische Argumente für die Zulässigkeit von PAS bei psychisch Kranken stützen sich vor allem auf die folgenden zwei Überlegungen:

1. Prozedurale Sicherungen. Verfechter einer Zulässigkeit von PAS bei psychiatrischen Erkrankungen versuchen durch eine Reihe von prozeduralen Anforderungen, die von den Gegnern aufgezeigten pragmatischen Schwierigkeiten möglichst einzugrenzen bzw. in ihrer Bedeutung zu relativieren.

Ausgangspunkt der Argumentation ist hierbei das Dilemma des Arztes, der auf der einen Seite für das Leben und die Unversehrtheit seiner Patienten stehen muss, sich aber auf der anderen Seite in gleicher Weise der Leidenslinderung verpflichtet weiß. Der Konflikt zwischen diesen in bestimmten Situationen unvereinbaren Prinzipien stellt eine force majeure dar, die nach Ansicht der Befürworter von PAS unter bestimmten Umständen auch eine Tötung von Patienten zulässt. Zunächst bleibt also festzuhalten, dass es sich beim PAS auch in den Augen ihrer Fürsprecher nicht um eine medizinische Praxis wie jede andere handelt. Es geht vielmehr um eine außergewöhnliche Maßnahme in einem (seltenen) Gewissenskonflikt zwischen Leidenslinderung und Lebenserhalt. Die Forderung nach der Zulässigkeit von PAS (und von aktiver Sterbehilfe) darf also nicht, wie es in polemischer Form gerne geschieht, als Tribut an eine vorgeblich immer weiter um sich greifende Kultur des Todes karikiert werden. Sie ist vielmehr ein außerordentlicher, stets problematisch bleibender Lösungsversuch eines außergewöhnlichen Gewissenskonfliktes.

Schon aus diesem Grund sind strenge rechtliche und institutionelle Grenzen für eine solche Praxis erforderlich, die sicherstellen, dass eine missbräuchliche oder kunstfehlerhafte Assistenz beim Suizid psychisch Kranker verhindert wird. Beispielhaft hierfür sind z. B. die von den niederländischen Standesvertretern

---

55 Marianne K. Dees, Myrra J. Vernooij-Dassen, Wim J. Dekkers, Kris C. Vissers, Chris van Weel: 'Unbearable suffering': a qualitative study on the perspectives of patients who request assistance in dying. In: Journal of medical ethics 37 (2011), S. 727–734.

56 Marije L. van der Lee, Johanna G. van der Bom, Nikkie B. Swarte, et al.: Euthanasia and depression: a prospective cohort study among terminally ill cancer patients. In: Journal of Clinical Oncology 20 (2005), S. 6607–6612.

57 Dees et al.: 'Unbearable suffering' (Anm. 55).

definierten Richtlinien zum Umgang mit Hilfe suchenden psychiatrischen Patienten im Hinblick auf eine Selbsttötung.[58]

Gefordert werden u. a.:

Ein andauernder, freiwilliger und wohlüberlegter Wunsch des Patienten. Hierbei ist zunächst festzuhalten, dass es durchaus möglich ist, die Entscheidungsfähigkeit psychiatrischer Patienten auch im Hinblick auf ihren eigenen Tod mit hinreichender Sicherheit festzustellen. Ansonsten dürfte ihren Entscheidungen schon beim Wunsch nach einer Therapiebegrenzung nicht gefolgt werden.[59] Das Freiheitsrecht auf PAS darf außerdem nicht allein deshalb eingeschränkt werden, weil die Entscheidung zum PAS für Dritte nicht nachvollziehbar erscheint. Dies würde dazu führen, dass Freiheitsrechte schließlich generell so weit reduziert werden, bis nur noch freie Handlungen vollkommen rationaler Individuen als erlaubt gelten – was die Idee eines Freiheitsrechts ad absurdum führen würde.[60] Durch eine hinreichend sorgfältige Untersuchung kann zudem die Kausalität der psychischen Erkrankung für den Suizidwunsch in aller Regel ausgeschlossen werden.

Keine Aussicht auf Heilung in einer überschaubaren Zeit. Ein PAS kann nur erwogen werden, wenn keine realistische Therapieoption mehr besteht. Lehnt der Patient eine mögliche Therapie ab, darf kein assistierter Suizid vorgenommen werden, eine Voraussetzung, die z. B. das oberste Gericht der Niederlande in seinem Urteil zum Fall Chabot besonders betont hat.[61]

Unerträgliches Leiden. In der Beurteilung der Unerträglichkeit ist der subjektiven Patientenperspektive ein Vorrang einzuräumen, da Unerträglichkeit und Hoffnungslosigkeit in ihrer existentiellen Dimension nur schwer von außen beurteilt werden können.

Eine zweite unabhängige psychiatrische Meinung.

2. Existentielle Demoralisierung. Das aus unserer Sicht stärkste pragmatische Argument für die Zulässigkeit von PAS bei psychiatrischen Patienten betont, dass

---

58 NVvP-commissie Hulp bij zelfdoding (Hg.): Richtlijn omgaan met het verzoek om hulp bij zelfdoding door patiënten met een psychiatrische stoornis. Utrecht 2009, http://www.nvvp.net/publicaties/richtlijnen/ (Stand 15.4.2014); Weniger präzise, dafür aber schon im Sterbehilfegesetz verankerte Sicherungselemente finden sich in Belgien: Kris Naudts, Caroline Ducatelle, Jozsef Kovacs, Kristin Laurens, Frederique van den Eynde, Cornelis van Heeringen: Euthanasia: the role of the psychiatrist. In: British Journal of Psychiatry 188 (2006), S. 405–409.
59 Berghmans et al.: Physician-assisted suicide (Anm. 24).
60 Cholbi: The terminal (Anm. 27).
61 Sjef Gevers: Physician assisted suicide: new developments in the Netherlands. In: Bioethics 9 (1995), S. 309–312.

ihr Wunsch zu sterben nicht notwendigerweise Ausdruck einer psychischen Erkrankung sein müsse. Vielmehr gebe es bei jedem Menschen – und deshalb auch bei psychiatrischen oder nicht-psychiatrischen Patienten – Situationen, die sich als existentielle Demoralisierung beschreiben lassen, und die das Leben subjektiv – wie auch für Dritte objektiv nachvollziehbar – unerträglich machen. Entscheidend hieran ist, dass solche Situationen auch bei Gesunden auftreten können, d. h. dass sie keinen Krankheitswert haben – und daher auch nicht therapierbar sind.

Die bereits zitierte qualitative Interview-Studie von Dees et al.[62] ermöglicht einen Einblick in diese existentielle Ebene, die sich hinter dem Wunsch nach PAS verbergen kann. Unerträgliches Leiden nimmt seinen Ursprung zunächst in den Symptomen von Krankheit und Alter, geht aber weit über diese Symptome hinaus. Der körperliche Aspekt des Leidens ist dabei für die Charakterisierung als unerträglich weniger entscheidend[63]: "Medical, psycho-emotional, socio-environmental and existential themes contributed to suffering. Especially fatigue, pain, decline, negative feelings, loss of self, fear of future suffering, dependency, loss of autonomy, being worn out, being a burden, loneliness, loss of all that makes life worth living, hopelessness, pointlessness and being tired of living were constituent elements of unbearable suffering."[64]

Als Kernelement in diesem Netz aus Müdigkeit, Negativität, Selbstverlust und Zukunftsangst kristallisierte sich in den Gesprächen die Hoffnungslosigkeit heraus: "Without hopelessness, there is no perception of unbearable suffering."[65] Persönlichkeitsmerkmale und biographische Aspekte waren von großem Einfluss auf die Unerträglichkeit von Leiden,[66] so dass die Unerträglichkeit nur aus der Persönlichkeit des Patienten und seiner Lebensgeschichte, nicht jedoch aus der Schwere seiner Erkrankung verstanden werden kann.

In den Gesprächen wurde deutlich, dass zwar die Dauerhaftigkeit des Leidens mit einer depressiven Erkrankung korreliert (s.o.), dass es jedoch unabhängig von jeder psychiatrischen Erkrankung ein existentielles Gefühl der Hoffnungslosigkeit geben kann, das dem Wunsch nach PAS und aktiver Sterbehilfe zugrunde liegt.

Diese existentielle Hoffnungslosigkeit findet Wijsbek auch in seiner retrospektiven Analyse von Chabots Patientin Frau Boomsma.[67] Sie hatte sich nach dem

---

62 Dees et al.: 'Unbearable suffering' (Anm. 55).
63 Dees et al.: 'Unbearable suffering' (Anm. 55).
64 Dees et al.: 'Unbearable suffering' (Anm. 55).
65 Dees et al.: 'Unbearable suffering' (Anm. 55).
66 Dees et al.: 'Unbearable suffering' (Anm. 55).
67 Henri Wijsbek: 'To thine own self be true': on the loss of integrity as a kind of suffering. In: Bioethics 26 (2012), S. 1–7.

tragischen Tod ihrer beiden Söhne an Chabot gewandt und um Hilfe beim Suizid gebeten. Ihre Begründung für diesen Wunsch ist bemerkenswert und verweist auf eine existentielle Ebene, auf ihre Angst vor einem Identitätsverlust: "I don't want to become another person than the one I was when I was a mother and happy."[68] Dieses Beharren auf dem eigenen Lebensentwurf ist hierbei für Wijsbeck freier Ausdruck ihrer Persönlichkeit – und nicht etwas, das sich als eine Überwältigung durch Krankheitssymptome verstehen ließe: "Her wish to not go on living, far from being a wish by which she is overcome, is rather the expression of her deep-seated self-conception."[69] Für Wijsbek ist es dieser Integritätsverlust, der die Tiefe des Leidens von Frau Boomsma ausmacht – und der einer psychiatrischen Therapie nicht zugänglich ist.

Existentielle Hoffnungslosigkeit oder Integritätsverlust lassen sich nach Kissane und Mitarbeitern auch als Demoralisierungssyndrom beschreiben: "Demoralisation may be a comorbid, clinical syndrome in which the cognitions of hopelessness, existential despair and pessimism exist without a formal diagnosis of depression being present."[70] Diese Demoralisierung ist eine existentielle Haltung, die z. B. bei terminal somatisch Erkrankten nachweisbar ist und die unabhängig von einer psychiatrischen Erkrankung zu einem Suizidwunsch führen kann.[71]

Zum Argument für die Zulässigkeit von PAS wird ein bestehendes Demoralisierungssyndrom mit Todeswunsch dann, wenn diese hoffnungslose, desintegrierte Perspektive auf die Wirklichkeit auch für Dritte, zumindest dem Grundsatz nach, nachvollziehbar erscheint. Mit anderen Worten: Es gibt auch tatsächlich hoffnungslose Situationen.[72] Hoffnungslosigkeit kann die realistische Einschätzung einer Lebenssituation sein – und nicht bloß das Zeichen einer psychiatrischen Erkrankung. In diesen Fällen wird das von Dritten geforderte Beharren auf

---

68 Zitiert nach Wijsbek: 'To thine own self be true' (Anm. 67). Zu den weiteren Details der Krankengeschichte vgl. Boudewijn E. Chabot: Zelf beschikt. Amsterdam 1993.
69 Wijsbek: 'To thine own self be true' (Anm. 67).
70 Kissane et al.: Demoralisation, depression and desire (Anm. 33). Dort mit Verweis auf die zugrundeliegende Arbeit von Heather Uncapher, Dolores Gallagher-Thompson, Nancy J. Osgood, Bruce Bongar: Hopelessness and suicidal ideation in older adults. Gerontologist 38 (1998), S. 62–70.
71 Kissane et al.: Demoralisation, depression and desire (Anm. 33).
72 Berghmans et al.: Physician-assisted suicide (Anm. 24). Die Autoren versuchen dies anhand des Fallbeispiels einer Patientin mit schwerer, chronischer therapieresistenter Depression zu zeigen. Die kasuistische Weise, in der sie für die Zulässigkeit von PAS bei bestimmten psychiatrischen Erkrankungen anhand einer einzigen Fallgeschichte argumentieren zeigt, wie einzelfallbezogen jedes Argumentieren und damit auch jede Entscheidung in diesem Kontext sein sollte.

einer Hoffnung, die es immer gäbe – gegen alle realistische Hoffnung – zu einer moralisch fragwürdigen Haltung.[73] "Confronting the inevitable in a hopeless situation may be less harmful for and more respectful towards the patient than denying reality."[74] Die Zulässigkeit von PAS bei Patienten, die in einer solchen existentiellen Hoffnungslosigkeit gefangen sind, beruht dann darauf, dass hier weder soziale noch medizinische Therapieversuche Aussicht auf Linderung bieten können.

PAS als Ausnahme in Grenzsituationen. Gegner der Zulassung von PAS bei psychisch Kranken verweisen gerne auf die Gefahr, dass eine solche Tötungspraxis – einmal etabliert – immer weiter um sich greifen würde und schließlich eine Kultur von Patiententötungen entstehen würde, die niemand wollen kann (s.o.).

Die empirischen Daten scheinen diese Angst nicht zu stützen. Zum einen bleibt der PAS bei psychiatrischen Patienten, auch dort wo er zulässig ist, offenbar eine äußerst seltene Ausnahme: Die Fragebogenstudie von Groenewoud aus dem Jahr 1997 an 673 Psychiatern in den Niederlanden (~50% aller niederländischen Psychiater) konnte insgesamt 205 Bitten um PAS in den Jahren 1995–1996 identifizieren – bei einer Population von 15 Millionen.[75] Bei lediglich 8 Patienten mit psychiatrischer Begleiterkrankung (Depression, Psychose, Persönlichkeitsstörung) wurde diesem Wunsch entsprochen. Die Autoren schätzen aufgrund dieser Daten die Häufigkeit von PAS bei psychiatrischen Erkrankungen auf 2–4 Patienten / Jahr und stellen fest, dass trotz der grundsätzlich liberalen Gesetzeslage die Praxis der PAS bei psychisch Kranken von großer Zurückhaltung gekennzeichnet ist.[76]

Auch andere empirische Daten deuten darauf hin, dass es sich beim PAS von psychiatrischen Patienten um seltene Ausnahmefälle handelt und ein Abgleiten auf einer schiefen Ebene nicht festzustellen ist. So blieb die Todesrate aufgrund von PAS in Oregon seit 1997 konstant bei unter 0,2% aller Todesfälle.[77] Auch in den Niederlanden konnte in vulnerablen Gruppen keine Zunahme von assistierten Suiziden beobachtet werden.[78]

---

73 Berghmans et al.: Physician-assisted suicide (Anm. 24).
74 Berghmans et al.: Physician-assisted suicide (Anm. 24).
75 Johanna H. Groenewoud, Paul J. van der Maas, Gerrit van der Wal, Michiel W. Hengeveld, Alfons J. Tholen, Willem J. Schudel, Agnes van der Heide: Physician-assisted death in psychiatric practice in the Netherlands. In: New England Journal of Medicine 336 (1997), S. 1795–1801.
76 Groenewoud et al.: Physician-assisted death (Anm. 75).
77 Oregon Public Health Division: Oregon's Death with Dignity Act: Annual Report 2010.
78 Margaret P. Battin, Agnes van der Heide, Linda Ganzini, Gerrit van der Wal, Bregje D. Onwuteaka-Philipsen: Legal physician-assisted dying in Oregon and the Netherlands: evidence concerning the impact on patients in "vulnerable" groups. In: Journal

Fazit: PAS bei psychiatrischen Patienten und die Grenzen der Medizin

Vor dem Hintergrund dieser Pro-/Kontra-Argumente können wir jetzt auf die in Tabelle 4 getroffene Unterscheidung in drei psychiatrische Patientengruppen im Hinblick auf die PAS zurückkommen. Bei Patienten mit terminalen somatischen Erkrankungen und psychiatrischer Komorbidität entscheidet sich die Frage der moralischen Zulässigkeit von PAS weniger im Hinblick auf die gleichzeitig bestehende psychiatrische Erkrankung, sondern vielmehr anhand der Beurteilung der somatischen Grunderkrankung, da die psychiatrische Beeinträchtigung in dieser Gruppe definitionsgemäß sekundär ist: "The presence of psychiatric illness in addition to physical illness should not necessarily represent grounds for denying PAS."[79] Für die weitere ethische Bewertung des PAS gelten hier dann allerdings die Kriterien, die in der Literatur für nicht-psychisch erkrankte Patienten angeführt werden.[80] Von einer unproblematischen Zulässigkeit von PAS kann dabei nicht ausgegangen werden, da neben modifizierten pragmatischen Überlegungen im Hinblick auf einen potentiellen Missbrauch oder eine schiefe Ebene auch die oben kurz skizzierten prinzipiellen Argumente gegen eine ärztliche Tötungshandlung ins Feld geführt werden können. Weiterhin darf selbstverständlich die Entscheidungsfähigkeit der Patienten durch die psychiatrische Begleiterkrankung nicht beeinträchtigt sein.

Auch die zweite Gruppe von Patienten, bei denen eine progrediente Demenz im Vordergrund steht, kann im Hinblick auf einen PAS unter bestimmten Voraussetzungen aus ethischer Sicht ähnlich beurteilt werden wie rein organisch erkrankte Patienten. In diesem Sinne argumentieren Gather und Vollmann, nach denen ein PAS bei dementen Patienten erlaubt sein kann, wenn der Patient zum Zeitpunkt der Entscheidung und zum Zeitpunkt der Durchführung des Suizids im Hinblick auf diesen Suizid entscheidungsfähig ist. Durch diese Bedingung soll sichergestellt werden, dass die Autonomie des Patienten auch zum Zeitpunkt seines Todes erhalten ist und der PAS demnach als Respektierung dieser Autonomie verstanden

---

of Medical Ethics 33 (2007), S. 591–597. Auch in der Schweiz scheint die Rate begleiteter Suizide in städtischen Heimen konstant zu sein: Albert Wettstein: Suizidbeihilfe bei chronischer, therapierefraktärer Depression im Pflegeheim? In: Praxis 99 (2010), S. 613–617. Wettstein spricht von „0–6 Fällen pro Jahr", jedoch leider ohne genaue Angaben zum Beobachtungszeitraum.
79 Kelly et al.: Euthanasia, assisted suicide and psychiatry (Anm. 43).
80 Zu diesen Argumenten im Überblick vgl. Hick (Hg.): Klinische Ethik (Anm. 26), S. 107ff.

werden kann. "The decision of a dementia patient for or against PAS deserves in principle the same respect as the decision of a cancer patient or a patient with a severe neurological disorder."[81] Der geforderte Respekt vor der autonomen Patientenentscheidung ist deshalb derselbe wie z. B. bei einem Karzinompatienten, weil durch die auch zum Todeszeitpunkt geforderte Entscheidungsfähigkeit des dementen Patienten erreicht wird, dass seine Demenz als psychiatrische Erkrankung den Suizidwunsch nicht beeinflusst. Wenn die Erfüllung dieser Bedingung in der Praxis sichergestellt werden kann, woran durchaus Zweifel erlaubt sind, wäre bei diesen dementen Patienten demnach ihre Entscheidung zum Suizid autonom und frei von krankheitsbedingten Einflüssen.

Ein vorausverfügter PAS für einen Zeitpunkt fortgeschrittener Demenz mit verlorener Entscheidungsfähigkeit, z. B. in Form eines Ulysses-contract, wäre aus dieser Sicht jedoch ethisch nach wie vor problematisch. Kritisch bleibt einzuwenden, dass gerade die Frage, ob und in wie weit psychisch Kranke und auch Demente entscheidungsfähig im Hinblick auf ihre Selbsttötung sein können, den Kern der pragmatischen Argumente gegen die Zulässigkeit einer PAS bei psychisch Kranken ausmacht. Die Unsicherheit in der Diagnostik der Entscheidungsfähigkeit und die Tatsache, dass Entscheidungen nicht auf ihre kognitive Dimension reduziert werden können, lassen einen PAS daher auch bei dementen Patienten in einem früheren Stadium ethisch problematisch erscheinen. Zudem ist ein PAS in einem frühen Stadium der Demenz bei noch entscheidungsfähigen Patienten außerordentlich selten. Bis zum Jahr 2007 konnten Hertogh und Mitarbeiter in den Niederlanden lediglich fünf Patienten mit früher Demenz identifizieren, die in der Beurteilung ihrer behandelnden Ärzte voll entscheidungsfähig waren, als sie die Bitte um PAS äußerten.[82] Möglicherweise ist diese Konstellation daher für die Praxis weniger relevant.

Für die dritte Gruppe von Patienten, die an einer psychiatrischen Krankheit im engeren Sinne leiden, wird die Entscheidung für oder gegen die Zulässigkeit eines PAS von der Gewichtung der oben angeführten pragmatischen Argumente abhängen. Unserer Einschätzung nach spricht viel dafür, dass die Argumente gegen eine Zulassung von PAS bei psychisch Kranken überzeugender sind:

Die praktischen Schwierigkeiten, die Entscheidungsfähigkeit des Patienten mit hinreichender Sicherheit festzustellen,

---

81 Jakov Gather, Jochen Vollmann: Physician-assisted suicide of patients with dementia. A medical ethical analysis with a special focus on patient autonomy. In: International Journal of Law and Psychiatry 36 (2013), S. 444–453.
82 Hertogh et al.: Would we rather lose our life than lose our self? (Anm. 39).

der Rollenwiderspruch für einen Psychiater, der – auch im Hinblick auf andere Patienten – suizidale Tendenzen als Symptom einer behandelbaren Grunderkrankung sehen muss,

die große Missbrauchsgefahr von PAS in vulnerablen Patientengruppen,

die hinter dem Wunsch zu sterben möglicherweise verborgenen Hinweise auf biographische oder existentielle Verletzungen,

die bei psychischen Erkrankungen besonders problematische Einschätzung einer Krankheit als unheilbar oder therapieresistent.

Allerdings kann sich das Hauptargument der Befürworter von PAS bei psychisch Kranken gegen all diese Einwände zunächst behaupten: Der Suizidwunsch eines psychisch kranken Patienten ist nicht notwendigerweise Ausdruck seiner psychischen Erkrankung. Er kann vielmehr auch die Konsequenz aus einer existentiell erlebten Desintegration oder Demoralisation sein, die außerhalb des Bereichs von Psychiatrie und Medizin in der (nachvollziehbar) aussichtslosen Lebenswirklichkeit des Betroffenen ihre Wurzeln hat.

Eine solche Lebenssituation kann, wenn sie denn wirklich nicht in psychiatrischen Erkrankungen eine Mitursache hat, den Betroffenen einen Suizid als einzige, naheliegende und rational vertretbare Lösung erscheinen lassen. Es bleibt jedoch die Frage, ob ihm ein Arzt dabei helfen darf?

Selbst wenn der freiwillig gesuchte Tod im „besten Interesse des Patienten" zu sein scheint[83] und nicht aus einer psychischen Erkrankung resultiert, folgt daraus u. E. noch nicht, dass es eine ärztliche Aufgabe wäre, in solchen Situationen beim Sterben zu helfen. Unser Einwand greift das von den ärztlichen Standesvertretungen in Deutschland gebrauchte Argument auf, die Beihilfe zum Suizid sei „keine ärztliche Aufgabe" – und versucht dieses Argument plausibel zu machen. Wollen wir die Zulässigkeit von PAS bei existentieller Ausweglosigkeit prüfen, müssen wir uns die Frage stellen, wo die Grenzen medizinischen Handelns liegen oder liegen sollen. Ist es wirklich Aufgabe des Arztes, die „Interessen des Patienten" in einem weiten Verständnis zu unterstützen und zu fördern – und daher auch beim Suizid in existentiell hoffnungslosen Situationen zu assistieren? Oder soll sich der Arzt weiterhin auf die Behandlung von Erkrankungen beschränken?

Wir plädieren in diesem Kontext nachdrücklich dafür, die Aufgaben von Ärzten nicht über Gebühr auszuweiten: Die Beihilfe zur Selbsttötung aus „existentiellen Gründen" würde die Rolle des Arztes über ein vertretbares Maß hinaus erweitern und ihm zudem eine in der Praxis kaum kontrollierbare Macht über den Tod geben, die weder von ihm selbst noch von der Gesellschaft gewollt sein kann.

---

83 Cholbi: The terminal (Anm. 27).

Schon 1995 hatte Gevers in seiner Analyse des Gerichtsurteils zum „Fall Chabot" die Frage gestellt, ob jetzt auch Nicht-Kranke auf Hilfe beim Suizid hoffen können: "What if a person's suffering is not caused by a disease, not even by a mental illness?"[84] Nicht jedes Leiden kann vom Arzt gelindert werden. Liegt dem Leiden eine Erkrankung zugrunde, sind Therapie oder Palliation die geeignete Antwort. Hat das Leiden einen existentiellen Charakter, und ist es nicht durch eine Krankheit verursacht, überschreitet die Beihilfe zur Tötung, selbst wenn eine Leidenslinderung das Ziel ist, die Grenzen ethisch verantwortbarer ärztlicher Tätigkeit. Wo es keine Krankheit gibt, ist ärztliches Handeln nicht indiziert.

An dieser Stelle ist es vielleicht hilfreich, auf einen Aspekt der Selbsttötung zu verweisen, den Nietzsche in seinem als Motto unserer Arbeit zitierten Aphorismus hervorhebt. Was zunächst ein Plädoyer für die befreiende Kraft des „Selbstmordes" in existentiellen Krisen zu sein scheint, wird, richtig verstanden, zu einer kognitiven Übung, die dabei helfen kann, zu überleben: „Der Gedanke an den Selbstmord ist ein starkes Trostmittel: mit ihm kommt man gut über manche böse Nacht hinweg."[85] Es ist der Gedanke an die Möglichkeit eines Suizids, der in ausweglosen Situationen befreiend und tröstend wirken kann – nicht seine Realisierung.

---

84 Gevers: Physician assisted suicide (Anm. 61).
85 Nietzsche: Jenseits von Gut und Böse (Anm. 1).

Ethische Probleme in der Gerontopsychiatrie

Thomas Reuster

Zusammenfassung

Im gerontopsychiatrischen Fachgebiet werden überwiegend Patienten mit Alterationen der kognitiven Fähigkeiten behandelt. Zunehmende krankhafte Veränderungen am biologischen Substrat, dem Gehirn, vermindern auch die Fähigkeit zur personalen Selbstbestimmung bis zum Ausfall derselben. Gegenüber dem medizinethisch prioritären Prinzip des Respekts vor der Selbstbestimmung des Patienten gewinnt das Prinzip Fürsorge an Bedeutung; es kann sich, ungehemmt, freilich paternalistisch akzentuieren. In ärztlicher Perspektive ist Fürsorge verknüpft mit dem medizinischen Auftrag, Krankheiten zu behandeln. Dieser Auftrag soll nicht unterlaufen, er soll aber auch nicht überschritten werden. Respekt vor der Würde des Patienten gewinnt dabei eine besondere Bedeutung, die auszuloten ist. Die Beachtung von Würde ist im einschlägigen medizinethischen Vier-Prinzipien-Ansatz nicht eigens vorgezeichnet. Deshalb sollte dieser Ansatz durch Inklusion des Würde-Prinzips erweitert werden.

Abstract

Patients with alterations in cognitive ability dominate the field of geriatric psychiatry. Advancing pathological changes in brain can also reduce the patient's capacity for self-determination to the extent that it can be completely compromised. The ethical priority of respecting a patient's self-determination can be compromised more and more by the principle and need to provide welfare which by any chance assumes a more patronising character. From the doctor's perspective the provision of welfare is tied up with the doctor's primary mission of treating disease; it should be neither inadequate nor excessive. In such a situation one can easily lose sight of the respect for a patient's dignity. Consideration of human dignity is not emphatically included within the usual four-principles approach, which raises the question whether this approach needs to be extended by explicitly including such a dignity principle.

1. Einleitung

Die Psychiatrie des alten Menschen – Gerontopsychiatrie – birgt vielfältige und spezielle medizinethische Herausforderungen. Mit dem ersten Teil des

Kompositums Gerontopsychiatrie verbinden sich Fragen im Zusammenhang mit körperlicher und psychischer Hinfälligkeit im Alter und bei statistisch größerer Todesnähe, und mit dem zweiten solche, die sich aus pathologisch veränderten Bewusstseinszuständen überhaupt für die Behandlung ergeben.

Dabei handelt es sich nicht um eine spezielle Klasse ethischer Fragen. Einige aus der allgemeinen klinischen Medizin bekannte Schlüsselfragen sind in der Gerontopsychiatrie lediglich besonders häufig entsprechend der Zunahme bestimmter klinischer Störungsbilder, die positiv mit höherem Alter korrelieren bzw. im Alter prävalieren. Sie führen aber dadurch, dass sie Patienten in ihrer personalen Selbstbestimmung alterieren, zu speziellen medizinethischen Herausforderungen.

Die charakteristischen Störungsbilder in der Gerontopsychiatrie sind die ätiologisch unterschiedlichen, phänomenologisch jedoch ähnlichen Erscheinungsformen der sogenannten organischen Psychosyndrome, zu denen vorübergehende, meist aber chronische Bewusstseinsstörungen gehören, die sich vor allem durch Defizite in der zeitlichen, räumlichen, situativen und personbezogenen Orientierung auszeichnen (Tab. 1). Zu quantitativen Defiziten bei der Verarbeitung von Sinnesinformationen kommen qualitative Verzerrungen sowohl der Wahrnehmung (Halluzinationen) als auch des Denkens (wahnhafte Überzeugungen oder Deutungen) sowie Verhaltens- und Interaktionsstörungen hinzu. Vor allem durch die kognitiven Defizite ist die individuelle psychiatrische Behandlung besonders oft und besonders intensiv mit Problemen konfrontiert, die sich aus der Differenz einer Hochbewertung des Prinzips der Selbstbestimmung und ihrer faktischen Einschränkung durch Insuffizienz der neurobiologischen Voraussetzungen ergeben.

Affektive Erkrankungen, v.a. Depressionen	10 % (17,8%)
Angsterkrankungen	2 % (2,5%)
Demenzen	14 %
Psychotrope Substanzen	2 %
Psychotische Störungen	0,7 %

Tab.1: Psychische Störungen im Alter, Allgemeinbevölkerung >70 J. (Berlin)[1]

---

1 Karl Ulrich Mayer, Paul B. Baltes (Hg.): Die Berliner Altersstudie. Berlin 1996.

2. Medizinethische Grundprinzipien

Als weltweit am stärksten konsentierte Zusammenstellung medizinethischer Prinzipien gilt derzeit der Vier-Prinzipien-Ansatz von Beauchamp und Childress.[2] Er enthält neben den klassischen hippokratischen Elementen des nil nocere und bonum facere sowie dem Gerechtigkeitsprinzip erstmals die verbindliche Einführung bzw. Kanonisierung des Autonomie-Prinzips, welches schlechterdings besagt, dass die Selbstbestimmung des Patienten unbedingt zu respektieren ist. Im klinischen Kontext bedeutet dies vor allem, dass jede indizierte medizinische Maßnahme an einem Patienten nur mit dessen Zustimmung – rechtlich ausgedrückt: seiner informierten Einwilligung in diese Maßnahme – vorgenommen werden darf. Wirksam einwilligen kann aber nur, wer eine ausreichend klare Vorstellung der Maßnahme hat, in die er nach dem Willen der Ärzte einwilligen soll, d.h. wer auf dem Wege von Information und Aufklärung sich von ihr und ihren Konsequenzen eine im Wesentlichen zutreffende Vorstellung bilden kann. Nichts weniger verbirgt sich hinter dem einschlägigen Begriff des „informed consent", der nur allzu leicht vergessen lässt, dass Informiert-worden-Sein und Verstanden-Haben zwei unterschiedliche Sachverhalte sind. Eine Information kann zwar durch sprachliche Zeichen, die Signifikanten, transportiert werden, das Bezeichnete (Signifikat) muss aber in einer kognitiven Operation den Zeichen auch entnommen bzw. durch sie hindurch erkannt werden. Erst so kann (oder kann nicht) die Information im Sinne eines bezeichneten Sachverhaltes verstanden werden. Fritz Hartmann bevorzugte deshalb gegenüber dem Gebrauch des Terms „informierte Zustimmung" den Ausdruck „einsichtige Zustimmung".[3] Er verwies im Übrigen darauf, dass im ärztlichen Gespräch nicht primär Information transportiert werden soll, sondern es dabei um Verständigung gehe, den sprachlichen Vollzug von Gegenseitigkeit.[4] Verständigung und Einsicht sind vor allem kognitive Leistungen, die in medizinischen und medizinethischen Kontexten meist vorausgesetzt werden und auch vorausgesetzt werden können. Doch finden sie an neuropsychologischen Funktionsstörungen ihre Grenze. Es entsteht an diesen Grenzen die Frage, welche mentalen (neuropsychologischen) Leistungen erforderlich sind, um zum Beispiel Einsicht in eine Pharmakabehandlung mit potenziell riskanten und komplexen Nebenwirkungen zu erzielen. Was heißt es tatsächlich,

---

2 Tom L. Beauchamp, James F. Childress: Principles of biomedical ethics. 6. Aufl. New York 2008.
3 Fritz Hartmann: Patient, Arzt und Medizin. Beiträge zur ärztlichen Anthropologie. Göttingen 1984.
4 Hartmann: Patient (Anm. 3), S. 73.

wenn von „capacities needed for competence" die Rede ist?[5] Es müssen nicht nur kognitiv Wahrscheinlichkeiten kalkuliert, sondern auch emotionale Prozesse wahrgenommen und bewertet werden: Wie wird sich das gewünschte, wie ein unerwünschtes Ergebnis anfühlen, und zwar ganz speziell für den singulären Betroffenen? Im Schatten eines depressiven Erlebens sind solche Bewertungsprozesse sozusagen schon per Diagnose mehr oder weniger verzerrt, und sie sind unrealistisch, eingeschränkt oder unmöglich bei organischen Psychosyndromen, namentlich Demenzen. Solche Beeinträchtigungen alterieren auch die weiteren formalen Kriterien Freiwilligkeit und Einwilligungsfähigkeit, welche notwendige Voraussetzungen für eine sinnvolle Beschreibung von Selbstbestimmung im klinischen Kontext sind. Es lassen sich fünf formale, für den ärztlichen Umgang mit Selbstbestimmung relevante Voraussetzungen zusammenfassen: Indikation, Information, Verständnis, Freiwilligkeit und Einwilligungsfähigkeit

Über solche Differenzierungen und Probleme hinweg bezeichnet Selbstbestimmung im medizinethischen und im juristischen Verständnis das Recht, selbst über sich zu bestimmen und somit nicht der Fremdbestimmung durch andere Menschen ausgesetzt zu sein. Zumindest rechtlich dominiert dabei die Abwehr von Fremdmacht, nicht der Aspekt der Selbstführung und dessen substanzielle Voraussetzungen, wie dies zum Beispiel das Autonomiekonzept Harry Frankfurts fordert.[6]

Von Beauchamps und Childress' vier Prinzipien (die freilich nur einen globalen Minimalkonsens darstellen und grundsätzlich erweiterbar sind, etwa durch das Prinzip der Verschwiegenheit oder das der Würde, s. u.) sind die überkommenen drei nicht anders als in der Allgemeinen Medizin auch in der Gerontopsychiatrie vergleichsweise unproblematisch, allerdings nur im Verhältnis zu dem in diesem Gebiet besonders herausfordernden Prinzip der Selbstbestimmung. Doch treffen alle Prinzipien auf eine klinische Realität, die ihre Gültigkeit einem ernsten Belastungstest unterzieht.

3. Die gerontopsychiatrische Situation – klinisch und medizinethisch

Da das Lebensalter einen erheblichen Risikofaktor darstellt nicht nur für bestimmte psychische, sondern auch und primär für organische Erkrankungen, sind psychische Störungen im Alter selten das einzige Gesundheitsproblem der

---

5 Allan E. Buchanan, Dan W. Brock: Deciding for others. The ethics of surrogate decisionmaking. Cambridge 1990.
6 Harry Frankfurt: Freiheit und Selbstbestimmung. Berlin 2001.

Betroffenen. Sie treten von vornherein überwiegend in Kombination mit anderen Leiden auf. Kardiovaskuläre, metabolische und muskuloskeletale Beeinträchtigungen liegen komorbid in den meisten Fällen vor. Sie werden durch ernste psychische Störungen, vor allem Depressionen, Schlafstörungen, Demenz und Wahnbildungen meist akzentuiert und kompliziert. Umgekehrt ist das Leiden an der psychischen Störung durch die körperlichen Beschwerden nicht nur verstärkt, sondern häufig auch phänomenologisch modifiziert. Die medikamentöse und nichtmedikamentöse Therapie der psychischen Störung wird aber durch die Kombination mit somatischen Erkrankungen oft limitiert. So ist die Psychopharmakotherapie des älteren, zumal des alten psychisch kranken Menschen besonders vorsichtig und zurückhaltend zu gestalten, dadurch jedoch ggf. nicht optimal effektiv. Die Orientierung allein an der Effektivität ist hier regelhaft ein riskanter Irrtum, der vor allem wenig erfahrenen Psychiatern unterläuft und der schnell dazu führt, dass die Absicht, Gutes zu tun, umschlägt in ein apparentes oder inapparentes Schaden, etwa durch unerwünschte Wirkungen auf die Reizleitung des Herzen, eine cerebral relevante Blutdrucksenkung, die Dekompensation gerade kompensierter Blutdruckwerte und anderes mehr.

Nicht nur die medizinische Gesamtsituation und die Therapie sind komplizierter. Auch das Diagnostizieren ist es. Der Arzt ist mit dem alleinigen Stellen einer Diagnose nicht ohne Weiteres auch auf der moralisch sicheren Seite. Patienten, die vom Pflegeheim oder von einer somatischen Klinik wegen „Aggressivität" oder anderen unerwünschten Verhaltensweisen auf eine gerontopsychiatrische Station eingewiesen werden (eine klinische Standardsituation), benötigen in vielen Fällen vordringlich weniger eine Diagnose, sondern zunächst die Unterstützung und den Schutz der Psychiater, indem diese von Anfang an eine beruhigende, den kognitiven Defiziten angemessene Kommunikationsstrategie praktizieren und diese auch Pflegepersonen oder der betreffenden Heimleitung beispielgebend empfehlen. Schließlich sei auf die Unterschiede der Diagnostik gegenüber jüngeren psychiatrischen Patienten hier nur hingewiesen: sie fordert grundsätzlich einen höheren zeitlichen Aufwand für Kommunikation, Exploration und Informationsgewinnung. Mehr zu den Besonderheiten der Diagnostik ist der Fachliteratur zu entnehmen.[7]

Gerontopsychiatrische Patienten leiden vorzugsweise an den psychischen und Verhaltensfolgen bestimmter geschädigter Areale des Großhirns, mithilfe

---

7   Z. B. Hanfried Helmchen, Siegfried Kanowski, Hans Lauter: Ethik in der Altersmedizin. Stuttgart 2006; Hans Georg Zapotoczky, Kurt Peter Fischhof (Hg.): Handbuch der Gerontopsychiatrie. Wien, New York 1996.

dessen reduzierter Funktion gerade gegenläufig besondere altersassoziierte Herausforderungen wie der Verlust naher Bezugspersonen, Ortswechsel, Schwinden eigener Kompetenzen und Kräfte sowie die Anpassung des Selbstbildes an diese vielschichtig veränderte Situation zu bewältigen sind. Psychophysisch ist dies eine ungünstige Situation.

Die häufigsten stationär behandelten Störungen sind organische Psychosyndrome, insbesondere Demenzen und Depressionen mit und ohne psychotische Symptome. Schnittmenge dieser cerebralen Störungen sind kognitive und mnestische Defizite von teils erheblichem Ausmaß. Vollständige Verwirrtheit ist nicht selten. Aber auch bereits vor diesem Stadium einer schweren Demenz befinden sich die Patienten regelhaft auf einem gegenüber früher niedrigeren Funktionsniveau in Bezug auf die verstandesmäßige Erfassung und Beurteilung subjektiv und objektiv relevanter Sachverhalte und/oder das zumindest kurz- oder mittelfristige Behalten dieser. Soweit die Defizite bemerkt und im Selbsterleben unter der Rubrik „Versagen" gebucht werden, fördert das Defizit-Bewusstsein eine resignative und depressive Einstellung und in der Folge die Verschärfung der störungsspezifischen Defizite. Daraus ergeben sich spiralartig fortgesetzt Trauer, Resignation und Depression sowie sozialer Rückzug.

1	Mangelndes Sinn- und logisches Verständnis
	Mangelndes Erinnerungsvermögen
	Mangelnde Entscheidungsfähigkeit
	Vollständige Verwirrtheit im Stadium der schweren Demenz
2	Soziale und Verhaltensdefizite
	Soziale Unsicherheit, betreffend Rollen-Stabilität, Kritikfähigkeit, Rücksichtnahme
3	Moralische Defizite: Taktgefühl, Schamgefühl, Würde-Bewusstsein betreffend fremde und eigene Würde.
4	Kommunikationsprobleme, z.T. mit paradoxen Effekten
5	Verlust praktischer Fähigkeiten: Apraktische Störungen (z.B. Einschränkungen der Haushaltsführung, der Selbstversorgung oder der Körperhygiene)

Tab. 2: Psychische Defizite

3.1 Selbstbestimmung als dynamisches Vermögen und Funktion von Kommunikation

Aus der Liste von Einschränkungen bzw. Defiziten (Tab. 2) erhellt schon unmittelbar, dass Betroffene bereits im Alltag Unterstützung benötigen, weil sie Kompetenzen in Bezug auf ihre Lebensführung in signifikantem Ausmaß eingebüßt haben. In rechtlicher Hinsicht ergibt sich eine (kompensatorische oder vollständige)

Vertretungsnotwendigkeit, die mit den einschlägigen Mitteln der privaten Vorsorgevollmacht oder der rechtlichen Betreuung nach dem BGB realisiert wird.[8] Sie dienen auch in der klinischen Praxis dazu, indizierte therapeutische Maßnahmen, ggf. sogar zwangsweise (mit zusätzlicher betreuungsrichterlicher Genehmigung) zu legitimieren.

Legales Handeln von Ärzten und Pflegenden ist selbstverständlich basal. Es erscheint oft auch ausreichend. Doch liegt die ethische Messlatte für einen guten Umgang mit und eine gute Behandlung von gerontopsychiatrischen Patienten erheblich höher. Es reicht nicht, sie zwar gesetzeskonform, aber tendenziell dennoch wie „menschliche Objekte" zu behandeln. Damit kongruent schlägt auch in der Psychiatrie eine Tendenz zur Überbetonung des (in seinen Grenzen äußerst wertvollen) medizinischen Paradigmas durch. Es fordert, am biologischen Objekt Krankheitsprozesse zu detektieren und diese in therapeutischer Absicht zu manipulieren. Hinzu kommt neuerdings ein ökonomisches Leistungsparadigma, das objektives technisches Handeln unterstützt. Die genannten psychischen Leistungsdefizite entziehen sich aber tendenziell einer objektivierenden klinischen Feststellung (und überdies zum Teil auch einer effektiven Therapie). Sie werden erst in der empathisch motivierten und strukturierten Kommunikation apparent und sind oft erstaunlich modulierbar.[9] Eine solche anspruchsvolle Kommunikation ist aber weder im medizinischen noch im ökonomistischen Paradigma vorgesehen und findet gewissermaßen außerplanmäßig und privatim statt. Dann aber ist, was ein demenzerkrankter oder depressiver alter Mensch wirklich noch vermag und was nicht, für den Arzt im lebendigen zwischenmenschlichen Umgang besser zu erkennen als in physiologischen und vor allem psychologischen Tests, die ohne explizite Motivation leicht zu falsch negativen Resultaten führen und ein unteroptimales Funktionsniveau abbilden. Abbildung täuscht überhaupt eine Statik vor, die im Gegensatz zur Dynamik von Leistungsvermögen steht.[10]

Das Potential des Umgangs und seine Wirkung auf kognitive und emotionale Prozesse kann hier nicht weiter untersucht werden, es ist aber deshalb relevant, weil es auf das Problem der Selbstbestimmung in der Gerontopsychiatrie eine Perspektive eröffnet, worin die Verantwortung für die autonomen Potenzen eines von den genannten Defiziten betroffenen Patienten nicht nur dessen eigene Sache ist,

---

8 Vgl. hierzu ausführlich und praxisrelevant: Walter Zimmermann: Vorsorgevollmacht, Betreuungsverfügung, Patientenverfügung für die Beratungspraxis. Berlin 2007.
9 Vjera Holthoff, Thomas Reuster, Matthias Schützwohl (Hrsg): Ergodem. Häusliche Ergotherapie bei Demenz. Stuttgart, New York 2013.
10 Winfried Hacker: Allgemeine Arbeitspsychologie: Psychische Regulation von Wissens-, Denk- und körperlicher Arbeit. 2. Aufl. Bern 2005.

sondern auch die seiner Ärzte und Pflegenden. Denn die Fähigkeit der Selbstbestimmung ist auch Funktion einer zugewandten, unterstützenden, geduldigen und professionell-therapeutischen Kommunikation.[11] Das Funktionieren kognitiver Prozesse ist dynamisch und hängt nicht nur von physiologischen Gegebenheiten ab, sondern auch vom subjektiven Wohlbefinden und dem sozialen Begegnungserleben. Diese Faktoren können bewusst gestaltet werden und Voraussetzungen für einen Kontakt und für Entscheidungen auf einem vergleichsweise hohen kognitiven Funktionsniveau schaffen. Die Selbstverantwortung dieser Patienten benötigt die Verantwortung der signifikanten Anderen.

Den faktischen mentalen Defiziten gerontopsychiatrischer Patienten (siehe Tab. 2), die eine personale Aktualisierungsminderung bedingen, steht – davon formal unberührt – das überhaupt hohe Gut der Selbstbestimmung gegenüber. Es ist ein allgemeines Gut und ein medizinethisches Leitprinzip und deshalb nicht vor der Tür einer gerontopsychiatrischen Station zu suspendieren. Das ist unstrittig. Das Problem liegt darin, auf dem Boden der Anerkennung dieses Gutes jedem Patienten abstrakt Selbstbestimmung zuzuschreiben, sie ihm aber nur nach Maßgabe seiner Möglichkeiten auch real zuzumuten. Wie mit einer therapeutischen Aufgabe darf er damit ebenso wenig überfordert (und alleingelassen) wie unterfordert (und herabgewürdigt) werden. Obwohl die Balance von Autonomie und Fürsorge ein einschlägiger Topos der Medizinethik ist[12], sind die diesbezüglichen Entscheidungen der gerontopsychiatrischen Kliniker nach Erfahrung des Autors individuell ziemlich verschieden. Auch lässt sich der Eindruck nicht abweisen, dass das Anliegen der modernen Medizinethik, Selbstbestimmung gegen alle Anfechtungen stark zu machen, in vergleichbarer Weise nicht auch das der Patienten ist. Empirische Daten für die in Rede stehende Patientengruppe fehlen. Nach der Erfahrung im klinischen Kontext wollen gerontopsychiatrische Patienten uns (die Ärzte) dazu bringen, ihnen einen Teil ihrer konkreten, praktischen Selbstbestimmung abzunehmen, aber offenbar doch so, dass wir das, was sie dann (noch) sind, gleichwohl für achtenswert – und sie derart für hilfsbedürftig halten. Sie wollen nicht beliebig dirigiert werden. Sie wollen aber auch nicht mit einer Pflicht zur Selbstbestimmung belastet (und schon gar nicht terrorisiert) werden, von der sie meist schon seit einiger Zeit sukzessive haben Abschied nehmen müssen. Die Achtung ihrer Würde – nicht im Sinne einer Verantwortungs- oder Leistungswürde,

---

11 Vgl. für den psychotherapeutischen Bereich Wolfgang Tress, Nicola Erny: Patientenautonomie – ein dynamisches Konzept. In: Psychotherapie im Dialog 10/4 (2009), S. 291–301.
12 Z.B. Helmchen, Kanowski, Lauter: Ethik in der Altersmedizin (Anm. 7).

sondern einer jedem Menschen zukommenden universalen „Mitgift-Würde"[13] – muss aus gerontopsychiatrischer Sicht der Diskussion um die Bedeutung, Beanspruchung und Supposition von Selbstbestimmung vorausgehen.[14] Dies gilt für Patienten mit eingeschränkter, aber nicht aufgehobener Fähigkeit, selbstbestimmte Entscheidungen zu treffen und zunächst auch unabhängig davon, ob sie selber einen Bevollmächtigten eingesetzt haben oder ob von gerichtlicher Seite ein Betreuer bestimmt worden ist.

Ganz offensichtlich stehen für diese Patienten Unterstützung und Hilfe im Vordergrund. Das scheint einfach, doch müssen Fragen der Würde, der Achtung, der Anerkennung, aber auch die Gefährdung derselben durch Ignoranz oder durch narzisstischen und institutionellen Missbrauch von Macht stets im Blick der therapeutischen Akteure bleiben. Was aber die Selbstbestimmung betrifft: sie muss, wie andere verminderte Fähigkeiten auch, nicht nur als vorhanden oder nicht vorhanden bestimmt werden, sondern permanent und flexibel vor allem unter dem Aspekt der Subsidiarität. Dies wird zu selten bedacht. Dabei ist Subsidiarität nicht nur ein Kernbegriff theologischer Moraltheorie[15], sondern liegt auch den modernen Rehabilitations-Konzepten des Kompetenzmodells[16] oder des Empowerments[17] zugrunde. Subsidiarität steckt auch im Leit-Paradigma der Befähigung, das in der ICF – International Classification of Functioning, Disability and Health der WHO[18] und im deutschen Sozialrecht explizit bedeutsam ist. Immer geht es dabei um den Primat der Selbständigkeit und wird angemessene Hilfe vor allem als Hilfe zu dieser Selbstständigkeit verstanden.

Die zu bemerkende Spannung zwischen pragmatischer Fürsorge in der Klinik und einer Höchstbewertung des Selbstbestimmungsrechts in medizinethischen

---

13 Otfried Höffe: Medizin ohne Ethik? Frankfurt a.M. 2002.
14 Eva-Maria Neumann: Pflegeethik. In: Hanfried Helmchen, Siegfried Kanowski, Hans Lauter (Hg.): Ethik in der Altersmedizin. Stuttgart 2006, S. 310–359.
15 Oswald von Nell-Breuning: Das Subsidiaritätsprinzip. In: Johannes Münder, Dieter Kreft (Hg.): Subsidiarität heute. Münster 1998, S. 173–184; Michael Schramm: Subsidiäre Befähigungsgerechtigkeit durch das Solidarische Bürgergeld. In: Thomas Straubhaar (Hg.): Bedingungsloses Grundeinkommen und solidarisches Bürgergeld – mehr als soziologische Konzepte. Hamburg 2008, S. 177–218.
16 Erhard Olbrich: Kompetenz im Alter. In: Zeitschrift der Gerontologie 20 (1987), S. 319–330.
17 Georg Theunissen, Wolfgang Plaute: Handbuch Empowerment und Heilpädagogik. Freiburg i.Br. 2003.
18 WHO: International Classification of Functioning, Disability and Health. http://www.dimdi.de/static/de/klassi/icd-10-who/kodesuche/onlinefassungen/htmlamtl2013/index.htm (Stand: 25.1.2014).

Debatten kann m. E. für die Praxis insofern fruchtbar werden, als die Fürsorge zwingend, aber dynamisch mit Subsidiarität zu verknüpfen ist, und zwar gerade im Hinblick auf die nicht immer prima vista einschätzbare und fragile Befähigung zur Selbstbestimmung. Soweit die je vorhandene Selbstbestimmung reicht, muss sie gelten, wo sie aber versagt, muss sie assistiert, supplementiert und substituiert werden. Oppenheimer spricht von „mutual agreement".[19] Die Entscheidungsfindung vollzieht sich in einem bipolaren Wertefeld mit gleichen Stärken. Deshalb ist sie schwierig.

Das Leit-Paradigma der Befähigung ist naturgemäß an den einsichtigen und einsichtsfähigen Mitgliedern einer Gesellschaft orientiert; es macht Sinn, dass es bei dieser Gruppe einen unbedingten Akzent auf die Förderung von Eigenkompetenz setzt. Demgegenüber geht es bei den gerontopsychiatrisch schwerer betroffenen Personen um eine spezielle Gruppe, die in der Theoriebildung und -verbreitung ausgeblendet erscheint. Das ist wenig überraschend, denn hier sind der Verbesserung von Befähigungen und Kompetenzen enge Grenzen gesetzt. Für diese wachsende Anzahl von Patienten, die jahrzehntelang über alle Fähigkeiten zur Selbstbestimmung verfügt haben und jetzt in einem kritischen „Zustand danach" sind, müssen nicht nur klinische, sondern auch gute moralische Behandlungsstrategien etabliert sein. Davon sind wir aus klinischer Sicht noch entfernt.

3.2 Selbstbestimmung, Person und Würde

Wenn personale Selbstbestimmung der Grund- und Hauptwert zeitgemäßer Lebensführung ist[20], dann ist Demenz die biografische Katastrophe, weil genau jene spezifischen geistigen Vermögen/Funktionen suspendiert sind, die ermöglichen, was Personsein ausmacht; dazu gehört wesentlich ein Bewusstsein der eigenen Geschichte.[21]

Einschränkungen (bis zum scheinbaren Verlust) des Personseins haben objektive (man wird anders behandelt) und subjektive Folgen (man verliert sich als selbstgewisse Identität und als Urheber bewusster und vernünftiger Akte). Für eine ethische „Lebens-Wert-Diskussion", die von einer engen, nämlich an mentale Leistungen gebundenen Konzeption von Personsein ausgeht, entsteht hier eine

---

19 Catherine Oppenheimer: Ethics in old age psychiatry. In: Sidney Bloch, Stephen Green (Hg.): Psychiatric Ethics. New York 2009, S. 317–343.
20 Peter Bieri: Wie wollen wir leben? St. Pölten 2011.
21 Michael Quante: Person. 2. Aufl. Berlin, Boston 2012; Günther Bittner: Bin „ich" mein Erinnern? In: Günther Bittner (Hg.): Ich bin mein Erinnern. Über autobiographisches und kollektives Gedächtnis. Würzburg 2006, S. 57–70.

Versuchung, Fürsorge zu relativieren und konsequenterweise auch eine soziale Exklusion der Betroffenen in Kauf nehmen – letztlich sogar in einem weiteren Schritt auch den (wenigstens) freiwilligen Lebensverzicht.[22] Auch die Tötung solcher Nicht-mehr-Personen ist dann ethisch nicht mehr unstrittig verboten.[23]

Aus ärztlicher Sicht, d.h. unter Beachtung der Verpflichtung auf die ebenso tradierte wie in der Berufsordnung aktualisierte (undifferenzierte) Erhalt-des-Lebens-Formel, sollte im gerontopsychiatrischen Kontext daher weniger mit der Selbstbestimmungs- und Personen-Argumentation operiert werden, sondern stärker mit jener (universellen, unbedingten „Mitgift"-) Würde, die alles, was ein menschliches Antlitz hat[24], auszeichnet und unverfügbar macht. Aus solcher Würde ergibt sich die Verpflichtung, den Anderen auch bei schwindender Selbstverfügung wertschätzend und achtsam zu behandeln – immer und bis zuletzt als Subjekt menschlicher Würde, akzidentell freilich als entscheidungsunfähig oder – eingeschränkt.

Ist es aber so einfach? Ergibt sich diese Verpflichtung gewissermaßen automatisch? Und: was genau soll eine Mitgift-Ethik denn schützen? Wie soll ihretwegen mit einem demenziell-verwirrten Menschen konkret umgegangen werden? Was sollte in dieser Situation unbedingt getan werden? Und: Inwiefern ist ein der Selbstbestimmung nicht mehr mächtiger Mensch überhaupt Subjekt menschlicher Würde? Solange solche Fragen nicht klar beantwortet sind, zieht die medizinethische Diskussion der Würde allzu leicht den Vorwurf auf sich, sie sei „hopelessly blurred".[25] Tatsächlich liegt bis heute, wie Schaber zutreffend beklagt, eine ausgearbeitete und vor allem breit konsentierte Würde-Konzeption nicht vor.[26] Deshalb stehen auch diese heuristischen Überlegungen unter dem Vorbehalt des Vorläufigen.

Nimmt man zunächst die universelle und juristische Würde-Konzeption als Basis, dann lässt sich eine Ethik der gegenseitigen Beziehungen („Beziehungsethik"),

---

22 Peter Bieri: Eine Art zu leben. Über die Vielfalt menschlicher Würde. München 2013; Volker Gerhardt: Sondervotum. In: Deutscher Ethikrat: Demenz und Selbstbestimmung. Stellungnahme. 2012, http://www.ethikrat.org/themen/medizin-und-pflege/demenz (Stand: 16.1.2012).
23 Peter Singer: Praktische Ethik. 3. Aufl. Stuttgart 2013.
24 Johann Gottlieb Fichte: Grundlage des Naturrechts nach Prinzipien der Wissenschaftslehre. In: Reinhard Lauth, Hans Jacob (Hg.): Johann Gottlieb Fichte: Gesamtausgabe. Reihe I: Werke. Bd. 3: Werke 1794–1796. Stuttgart 1966, S. 291–460.
25 Ruth Macklin: Dignity is a useless concept. In: British Medical Journal 327 (2003): 1419–1420.
26 Peter Schaber: Menschenwürde. Stuttgart 2012.

wie sie ursprünglich von Gilligan[27] als Care-Ethik konzeptualisiert wurde, gerade für den therapeutischen Umgang mit an Demenz und ähnlichen Zuständen Erkrankten sinnvoll darauf aufsetzen. Das In-Beziehung-Sein (Relatedness) der Patienten als ein aus der Care-Ethik stammender Kernbegriff beschreibt eine reale Erfahrung aller mit gerontopsychiatrischen Menschen engagiert Arbeitenden, auf der auch medizinische und pflegerische Entscheidungen beruhen. Doch müssen Relatedness und Würde der Patienten aufeinander bezogen werden, um jene nicht nur als pur soziale, relationale und fürsorgliche Erfahrung zum subjektiven Hauptkriterium ethischer Urteile werden zu lassen; Ethik kann auf allgemeine Geltungsansprüche schließlich nicht verzichten. Erst nach dem Durchgang durch eine objektive Wertediskussion kann die sozialpsychologisch und klinisch so fundamentale Existenzform, aufeinander bezogen zu leben, mit guten Gründen auch ethisch als entscheidungrelevant anerkannt werden. Vor allem wehrte diese Diskussion der Gefahr einer ethisch zu Recht diskriminierten Bevormundung im Rahmen willkürlich interpretierter Fürsorge auch und gerade dann, wenn Beziehungen extrem asymmetrisch (geworden) sind und mit einseitiger Abhängigkeit einhergehen. Ein durch das Würde-Prinzip gezähmter Paternalismus erscheint mir in diesen Situationen aber hilfreicher als ein legalistischer Autonomie-Enthusiasmus.

Freilich ist der Begriff der Würde für das spezielle klinische Handeln nicht unmittelbar fruchtbar; er verbietet prima facie nur Ignorieren und ignorantes Nicht-Handeln. Der Würde-Begriff muss weiter ausdifferenziert und im Einzelfall interpretiert werden. Würde ist der Anspruch darauf, z.B. auch im Falle fortgeschrittener Demenz mit voller Wahrnehmungsintensität und Präsenz der „helfenden Anderen" beachtet und als Mensch individuell „beantwortet", vor allem aber weder ignoriert noch exkludiert zu werden.

Dieser Gedanke wird tragfähiger, wenn man ihn auf den moralischen Status bezieht, der z.B. in der Konzeption Forsts[28] den Anspruch auf Würde begründet: dass eine Person an andere Forderungen stellen darf. Spricht man einer Person diesen Anspruch ab, verletzt man ihre Würde. Auch wenn sie wie bei fortgeschrittener Demenz ihre Geltungsansprüche nicht mehr ausflaggen kann, darf nicht zugelassen werden, dass sie nichts mehr gilt; dies wäre sonst die Negation eines zentralen Elementes von Würde. Nun kann ein an fortgeschrittener Demenz Erkrankter tatsächlich keine Ansprüche mehr stellen; er kann sie nicht denken, nicht

---

27 Carol Gilligan: In a different voice. Cambrigde 1982; Vgl. auch Carola M. Brucker: Moralstrukturen. Grundlagen der Care-Ethik. Weinheim 1990.
28 Rainer Forst: Die Würde des Menschen und das Recht auf Rechtfertigung. In: Deutsche Zeitschrift für Philosophie 53 (2005), S. 589–596.

formulieren und nicht vertreten. Nachdem er es ein Leben lang konnte, kann er es jetzt nicht mehr. Er ist jemand, der diese (und andere) Fähigkeiten verloren hat. Die Möglichkeit, eine naturbestimmte, aber spezifisch menschliche Fähigkeit zu verlieren, ist Teil der conditio humana; sie kann aber auch als eine mögliche Eigenschaft gelesen werden, die nur ein Mensch besitzen kann und die ihn (neben anderen Eigenschaften) spezifisch ausweist. Für Martha Nussbaum kommt Würde jedem menschlichen Wesen zu, das irgendeine der typisch menschlichen Fähigkeiten besitzt, dabei keineswegs nur rationale.[29] Es bietet sich meines Erachtens nun mit Blick auf die Gerontopsychiatrie an, auch das Verlieren einer naturbedingten, aber spezifisch menschlichen Fähigkeit zunächst einmal anthropologisch auszuzeichnen; schließlich kann es sachlich und logisch nur unter Voraussetzung und Anerkennung eines vorgängigen Besitzes gedacht werden. Aus einer solchen grundsätzlichen Auszeichnung resultiert für jemanden, der die Fähigkeit zur Selbstbestimmung verloren hat, ein vergleichbarer Status, wie man ihn von emeritierten Würdenträgern kennt, die ihr bedeutendes Amt nicht mehr ausüben; auch sie sind durch das „Gehabthaben" ihrer speziellen Würde in einem gewissen Sinn stigmatisiert (im spirituellen Extremfall: heilig). (Vorsorglich sei angemerkt, dass natürlich in Fällen früh erworbener schwerer Intelligenzmängel, welche die Selbstbestimmung ebenfalls signifikant einschränken, auf andere Weise für Würde zu argumentieren ist). Für die Würdezuschreibung sollte diese Situation: spezifisch menschliche Fähigkeiten gehabt zu haben und sie als kompetenter Mensch verloren zu haben, eine Festigung der Schwelle bedeuten, einem Betroffenen Menschenwürde abzusprechen. „Festigung" besagt, dass zur basalen, allgemeinen Mitgift-Ethik eine weitere „Absicherung" hinzukommt, indem einerseits Aspekte des moralischen Status, andererseits aber auch solche einer anthropologischen Würdekonzeption, wie sie Nussbaum vertritt, im Sinne der gezeigten „Perfekt-Perspektive" berücksichtigt werden, die zu verstehen helfen, was es heißt, mit einem desorientierten, der Welt und sich selbst gegenüber hilflos gewordenen Menschen fürsorglich umzugehen und dabei seine Würde zu achten. Die klinische Realität zeigt, dass die Gefahr einer bloßen Verwaltung, die auch die Reste des emotionalen und kognitiven Potentials eines solchen Patienten ausblendet, sehr konkret ist, weil Bequemlichkeit und Zeitersparnis beim helfenden Personal infolge der fehlenden Kraft des Gegenübers leicht die Überhand gewinnen. Ein klares ethisches Konzept, das dem Imperativ der Mitgift-Würde die Möglichkeit feinerer Orientierung an die Seite stellt, ist als moralischer Wegweiser nötig.

---

29 Martha C. Nussbaum: Frontiers of Justice: Disability, Nationality, Species Membership. Cambridge 2006.

Dass „die Helfer" im konkreten Fall mittels realer Formen der Beziehung (z. B. am Leitfaden eines Relatedness-Verständnisses) ihr würdeverpflichtetes Helfen angemessen umsetzen müssen, ist klar. Schulung, kollegiale Intervision und Supervision sind dabei hilfreich und ggf. auch notwendig. Das wert-schätzende Handeln der Helfer ist im Übrigen eine Funktion und Implikation ihrer eigenen Würde, was darauf beruht, dass Würde ein grundsätzlich gegenseitiges Konstrukt ist[30]: Respektiere ich die Würde des selbstführungslos gewordenen Menschen nicht, so verspiele ich auch meine eigene Würde. Genauer: Ich verspiele nicht nur meinen Würdeanspruch als potentiell Gleichbetroffener zu einem anderen Zeitpunkt, sondern hic et nunc auch meine eigene Würde sowohl vor mir selbst als auch in den Augen anderer. Würde ist formal nicht ohne Gegenseitigkeit denkbar und im realen Zusammenleben bzw. im Umgang miteinander nicht ohne Solidarität anzuerkennen.

3.3 Der Vier-Prinzipien-Ansatz und seine Grenzen

An dieser Stelle der Überlegungen wird deutlich, dass der Vier-Prinzipien-Ansatz in der Gerontopsychiatrie nicht weit genug reicht. So sehr diese vier Prinzipien unter dem Primat des Prinzips der Achtung der Selbstbestimmung im ärztlichen Umgang mit an Demenz Erkrankten auch gestresst werden, sie reichen nicht aus, um die Erfordernisse/den Spielraum einer zeitgemäßen, moralisch guten klinischen Praxis zwischen Autonomie und Abhängigkeit auszuleuchten. Man kann und darf die Augen nicht verschließen vor der tatsächlichen Katastrophe des Verlustes der Fähigkeit, sich und sein Handeln (weiterhin) vernünftig zu bestimmen. Es hilft auch nichts – diese Tendenz eignet der Stellungnahme des deutschen Ethikrates[31] – die Defizite schönzureden, auch wenn wissenschaftliche Literatur dazu aufgeboten wird, die m. E. erstaunlich unbekümmert auch auf schwere Stadien der Demenz extrapoliert wird. Immerhin ist bereits unmittelbar nach Diagnosestellung einer demenziellen Erkrankung die Geschäftsfähigkeit bezweifelbar, weil diese Diagnose eo ipso kognitive Leistungsdefizite impliziert.[32]

Wenn aber die reale Selbstbestimmung erheblich vermindert ist oder fehlt (nicht nur juristisch, sondern naturalistisch-klinisch), dann fehlt dem Inhalt und dem Motiv des Prinzips „Achtung der Selbstbestimmung" der Boden, denn es ist ja der selbstbestimmten Kranken wegen eingeführt worden, um ihrer Selbstbestimmung die entsprechende Achtung durch ihre behandelnden Ärzte zu sichern.

---

30 Vgl. Bieri: Eine Art zu leben (Anm. 22).
31 Deutscher Ethikrat: Demenz und Selbstbestimmung (Anm. 22).
32 Zimmermann: Vorsorgevollmacht (Anm. 8).

Fehlt aber der Achtung ihr achtungswürdiger Gegenstand, weil die Selbstbestimmung nicht (mehr) geleistet werden kann, fällt nach dem 4-Prinzipien-Ansatz der ethische Schwerpunkt auf Fürsorge und Nichtschaden, aber auch auf das Prinzip der gerechten Verteilung medizinischer Güter, die jeweils nach der aktuellen Situation von Bedarf und Verfügbarkeit bestimmt werden muss. Es ist zu vermuten, dass neben dem objektiven klinischen Bedarf auch die Vorhandenheit oder vielmehr Nichtvorhandenheit von Selbstbestimmung in die Allokationsentscheidung einfließt. Das dürfte nicht im Sinne von Childress und Beauchamp sein.[33] Auch nicht die reale Gefahr, dass Fürsorge im Sinne von „Objekt-Verwaltung" geschieht. Doch haben diese Autoren paradigmatisch die Gruppe nicht-dementer Kranker im Auge. Dementsprechend findet ihr Ansatz im Bereich schwerer psychischer, vor allem kognitiver Defizite seine Grenze. Diese Grenze scheint mir im Allgemeinen nicht genügend bedacht. Vielmehr wird der Ansatz für die gesamte Medizin (außer für Notfallpatienten) universalisiert. So wird dann in der Diskussion gerontopsychiatrischer Probleme die Argumentation unerschütterlich auf den Erhalt der Selbstbestimmung solange wie möglich[34] oder ein optimistisches Deuten auch reduzierter Selbstbestimmung (auch eine andere Selbstbestimmung ist Selbstbestimmung)[35] gelenkt. Damit werden aber klinische Realitäten schwerwiegender Hilflosigkeiten, vor allem massiver Verwirrung und Verwirrtheit, die mit Selbstbestimmung allenfalls im Sinne eines buchstäblich natürlichen (also unfreien) Willens kompatibel sind, ignoriert bzw. faktisch abgeblendet. Dies kann man ironisch so zuspitzen: Wohin unsere Prinzipien nicht reichen, dort sollen wir ethisch schweigen oder die reale Situation umdeuten. Deutlich wird jedenfalls: der Vier-Prinzipien-Ansatz lässt uns im Bereich der Gerontopsychiatrie spürbar im Stich.

Vor dem Hintergrund dieses Befundes scheint es mir naheliegend, die explizite Erweiterung der Vier Prinzipien um das Prinzip „Würde" (zumindest im allgemeinen Kant'schen und Verfassungssinn), zu diskutieren. Damit ist zwar zum inhaltlichen Umgang des Arztes mit dem Patienten noch wenig gesagt (wie im Falle der anderen Prinzipien auch), aber es ist von vornherein Vernachlässigung, Erniedrigung und Fremdwillkür ethisch der Boden entzogen. Würde ist auf ihre gegenseitige Anerkennung angewiesen; sie ist universalisierbar im Kantschen Sinn wie die vier anderen Prinzipien auch. Die Forderung sei gewagt: Fünf Prinzipien für die Gerontopsychiatrie!

---

33 Beauchamp, Childress: Principles (Anm. 2).
34 Helmchen, Kanowski, Lauter: Ethik in der Altersmedizin (Anm. 7).
35 Deutscher Ethikrat: Demenz und Selbstbestimmung (Anm. 22).

4. Zusammenfassung

Vorstehende Überlegungen sind aus der Begegnung medizinethischer Reflexion und gerontopsychiatrischer Praxis entstanden. Sie basieren auf der Anerkennung der krankheitsbedingten graduellen Verluste von kognitiven, emotionalen und sozialen Kompetenzen und ihrer Korrelate im Erleben betroffener Patienten. Selbstbestimmung setzt solche Kompetenzen unausgesprochen voraus. Durch den Primat von Autonomie und Selbstbestimmung kommt es zur medizinethischen Unterbelichtung der besten hilfreichen Praxis im gerontopsychiatrischen Feld. Daher müssen subsidiär Reste der Selbstbestimmung in geduldiger unterstützender Kommunikation einerseits gefordert und gefördert und assistiert werden. Andererseits ist sie, wo tatsächlich nötig, auch rechtzeitig zu substituieren. Der als klinisch-ethischer Standard etablierte Vier-Prinzipien-Ansatz ist im Bereich der Gerontopsychiatrie nicht weitreichend genug, weil das Fürsorgeprinzip zwar bei Ausfall der Selbstbestimmung in Anspruch genommen werden soll, es aber (zu) beliebig bleibt, in welcher Art (z. B. naiv paternalistisch-verfügend oder respektvoll-wertschätzend) das geschieht. Die Ergänzung dieses etablierten Firstline-Wertekanons durch das Prinzip „universelle Würde" als Schutz vor Entwürdigung durch willkürliche Fürsorge sollte diskutiert werden. Fürsorge soll sich im Übrigen immer an das reale Mehr oder Weniger von Entscheidungskompetenz flexibel anpassen und soll im Felde von Bezogensein geschehen.

Restriktion oder Harm Reduction? Ethische Aspekte der aktuellen Rechtsprechung in der Substitutionsbehandlung[1]

Annemarie Heberlein

Zusammenfassung

Obwohl die Substitutionsbehandlung nachweislich den Gesundheitszustand opiatabhängiger Patienten verbessern und die Beschaffungskriminalität reduzieren kann, bestehen enge gesetzliche Regelungen, die die Therapiefreiheit der behandelnden Ärzte stark begrenzen: So werden durch das Betäubungsmittelgesetz und die zugehörigen Verordnungen nicht nur das Behandlungsziel (Abstinenz) sondern auch notwendige Therapiebausteine definiert, die darauf ausgerichtet sind, die Therapietreue des Patienten zu kontrollieren. Deutsche Ärzte, welche die strengen Auflagen nicht strikt befolgten, wurden in der Vergangenheit wiederholt zu Gefängnisstrafen verurteilt. Der Artikel illustriert die unterschiedlichen Argumentationsebenen der Ärzteschaft und des Gesetzgebers und diskutiert hiervon ausgehend, inwiefern die bestehende Gesetzeslage und ihre praktische Auslegung in der Rechtsprechung intendierte Schutzverpflichtungen gegenüber betroffenen Patienten und der Allgemeinheit erreicht.

Abstract

Although maintenance therapy is known to increase the health status and to simultaneously decrease criminal behaviour of opiate dependent patients, the German legal practice interferes with this therapy by ordaining not only the therapeutic goal (abstinence) but also therapeutic procedures that aim to control patients' therapeutic compliance. German doctors who did not strictly adhere to these regulations were frequently jailed. As the article shows, the actual regulations mislead in reaching goals like the protection of the community regarding the illegal "marketing" of opioids and simultaneously impact the doctor-patient-relationship of maintained patients by facilitating control instead of motivation and confidence. Reaching the goal of protecting the public from illegal and potential

---

1 Dieser Artikel wurde erstmalig in der Zeitschrift Ethik in der Medizin veröffentlicht: Annemarie Heberlein: Ethische Aspekte der aktuellen Rechtsprechung in der Substitutionsbehandlung. In: Ethik in der Medizin 4 (2013), S. 287–299.

dangerous opiates cannot be achieved by restrictive regulatory frameworks. Necessary control mechanisms regarding maintenance therapy should focus on patients' health instead of the adherence to abstract legal norms.

Die Opiatabhängigkeit und ihre Behandlungsmöglichkeiten

Als „Opioide" bezeichnet man eine Gruppe von Stoffen, die schmerzstillend, sedativ, anxiolytisch und auch stimmungsaufhellend wirken. Die stimmungsaufhellende, euphorisierende Wirkung gilt als einer der Hauptgründe für die schnelle Entwicklung einer psychischen Abhängigkeit von Opioiden.

Die Opiatabhängigkeit ist eine psychiatrische Erkrankung, die in der aktuellen Version der International Classification of Diseases (ICD) unter der Rubrik F 11.2 verschlüsselt wird. Sie ist charakterisiert durch Substanzverlangen, Kontrollverlust über den Substanzkonsum, Toleranzentwicklung, ein typisches Opiatentzugssyndrom sowie die Vernachlässigung wichtiger sozialer Aktivitäten zugunsten des Substanzkonsums.[2] Obwohl eine Vielzahl der betroffenen Patienten die Entzugsbehandlung wünscht, demonstrieren klinische Studien, dass die erreichte Abstinenz von den betroffenen Personen meist nur kurzzeitig aufrecht erhalten werden kann: Es kommt typischerweise zu raschen – oft unmittelbar im Anschluss an die Entzugsbehandlung stattfindenden – Rückfällen (circa 60–80 % der Patienten).[3]

Die Verordnung von Opioiden wird wegen ihrer potentiell lebensbedrohlichen Nebenwirkungen und aufgrund des Risikos einer möglichen Abhängigkeitsentwicklung vom Gesetzgeber im Rahmen des Betäubungsmittelgesetzes und der zugehörigen Verordnungen kontrolliert.

Die Substitutionsbehandlung, die ärztlich kontrollierte Verordnung von Opioiden, dient der Vermeidung von Opiatentzugssyndromen und der sozialen Stabilisierung von opiatabhängigen Personen, die ohne ärztliche Behandlung auf illegale Beschaffung der Opioide zurückgreifen würden. Zudem sollen in einer modellhaften Vorstellung durch die psychosoziale und gesundheitliche Stabilisierung im Rahmen einer ärztlichen Substitutionsbehandlung die notwendigen Rahmenbedingungen für einen erfolgreichen Opiatentzug und eine spätere dauerhafte Abstinenz geschaffen werden.

2　Horst Dilling, Harald Freyberger: Taschenführer zur ICD-10 Klassifikation psychischer Störungen. 4. Aufl. Bern 2008.
3　Michelle Tuten, Anthony DeFulio, Hendrée E. Jones, Maxine Stitzer: Abstinence-contingent recovery housing and reinforcement-based treatment following opioid detoxification. In: Addiction 107 (2012), S. 973–982.

Der Artikel zeigt die unterschiedlichen Argumentations- und Betrachtungsperspektiven auf die Substitutionsbehandlung aus gesetzlicher und ärztlicher Perspektive auf und diskutiert, inwiefern die gegenwärtige Gesetzeslage den intendierten Zielen gerecht wird.

Staatlicher Schutz versus ärztliche Hilfe

Historischer Hintergrund

Die Geschichte der praktischen Substitutionsbehandlung[4] beginnt mit der Synthese des vollsynthetischen Opioids Methadon: dies wurde erstmalig 1941 durch die IG-Farbenindustrie synthetisiert. Klinisch eingesetzt wurde es zunächst zur unterstützenden Behandlung des Opiatentzugs (wohl ab 1949). Substitutionsbehandlungen mit Methadon sind in den USA erst ab 1967[5] dokumentiert. In Deutschland wurde Methadon zur Substitutionsbehandlung erstmalig Ende der 80er Jahre eingesetzt. Noch 1990 wurde eine solche Behandlung von der Bundesärztekammer als Einzelfall- bzw. Ausnahmebehandlung eingestuft.

Im Vergleich zu der relativ jungen Geschichte der praktischen Substitutionsbehandlung gehen die Wurzeln der aktuellen deutschen BTM-Gesetzgebung bis zum Beginn des 20. Jahrhunderts zurück: So wurden staatliche Verordnungen, die zu einer Regulierung des freien Verkaufs von Opiaten führten, in Deutschland bereits 1912 erlassen.[6] Diacetylmorphin (Heroin®) wurde in Deutschland unter Apothekenpflicht gestellt, nachdem bekannt geworden war, dass insbesondere bei intravenösem und inhalativem Konsum ein erhöhtes Risiko der Abhängigkeitsentwicklung besteht. Nach dem ersten Weltkrieg wurde[7] im so genannten „Haager Abkommen" das Ziel einer weltweiten Prohibition von Opiaten festgelegt, dessen Inhalte nach der Ratifizierung des „Gesetz(es) zur Ausführung des Internationalen Opiumabkommens" vom 23. Januar 1912 ab 1920 in Deutschland geltendes Recht wurden. Die Vereinbarungen hatten nicht zuletzt auch politische Hintergründe[8] und betrafen deswegen zunächst insbesondere die Möglichkeiten

---

4   Die geschichtlichen Hintergründe der gesetzlichen Regulation des Opiatverkehrs sind detailliert dargestellt bei Detlef Briesen: Drogenkonsum und Drogenpolitik in Deutschland und den USA – ein historischer Vergleich. Frankfurt a. M. 2005.
5   Harald Hans Körner, Jörn Patzak, Mathias Volkmer: Betäubungsmittelgesetz, Arzneimittelgesetz, Grundstoffüberwachungsgesetz. 7. Aufl. Müchen 2012.
6   Briesen: Drogenkonsum und Drogenpolitik (Anm. 4).
7   Briesen: Drogenkonsum und Drogenpolitik (Anm. 4).
8   Briesen: Drogenkonsum und Drogenpolitik (Anm. 4). Man kann insbesondere in Hinblick auf die weit weniger strenge gesetzliche Regulierung anderer gefährlicher

des Handelns, später auch die Möglichkeiten des medizinischen Einsatzes, z.B. durch Begrenzung der Diacetylmorphinmenge in Medikamenten. Die in den Folgejahren immer wieder präzisierten Betäubungsmittel (BtM)-Verordnungen verfolgten das bereits 1912 im Haager Abkommen formulierte und 1972 durch Auslobung des „war on drugs" erneuerte Ziel der weltweiten Durchsetzung der Prohibition von Opiaten durch die Regulierung des Anbaus, Handels und der medizinischen Verordnung.[9]

Aktuelle Rechtslage

Auch in den aktuellen Rechtsnormen des Betäubungsmittelgesetzes spiegeln sich die ursprünglich der Prohibition von Opioiden dienenden Ziele der historischen Gesetzgebung wider: Auch nach der aktuell gültigen Fassung des Betäubungsmittelgesetzes ist die Substitution eine „ultimo ratio" Behandlung[10], deren Ziel die „schrittweise Wiederherstellung der Betäubungsmittelabstinenz" ist: Eine „Methadon-Substitution" kommt deswegen aus gesetzlicher Perspektive nur „in Betracht", wenn „bei einer längeren Opiatabhängigkeit (...) Abstinenzbehandlungen versagt haben"[11]. Der verschreibende Arzt hat darauf zu achten, dass der Patient keine „Stoffe gebraucht, deren Konsum nach Art und Menge den Zweck der Substitution gefährden"[12]. Obwohl in juristischer Fachliteratur zwischen „beherrschbarem" und „nicht-beherrschbarem" Beikonsum differenziert wird,[13] werden die vorhandenen Richtlinien in der Rechtsprechung oft restriktiv ausgelegt: So wurde beispielsweise gegen eine Ärztin durch das Amtsgericht Viechtach erst kürzlich im Strafbefehlsverfahren eine Geldstrafe von 15000 Euro verhängt, weil sie trotz Beikonsum von Benzodiazepinen und Cannabis die Substitutionsbehandlung fortsetzte.[14]

---

psychotroper Substanzen wie z.B. Alkohol, der durch seine direkten toxischen Wirkungen zumindest vergleichbare wenn nicht höhere Risiken direkter und indirekter Schädigung für den Konsumenten und sein Umfeld birgt, mutmaßen, dass die restriktive Regulation des Opiatverkehrs primär der Verfolgung von politischen Zielen jenseits von staatlichen Schutzverpflichtungen dient(e).
9 Briesen: Drogenkonsum und Drogenpolitik (Anm. 4).
10 Körner, Patzak, Volkmer: Betäubungsmittelgesetz (Anm. 5), S. 173.
11 Körner, Patzak, Volkmer: Betäubungsmittelgesetz (Anm. 5), S. 173.
12 Gesetz über den Verkehr mit Betäubungsmitteln (Betäubungsmittelgesetz – BtMG) vom 28.07.1981, § 5, 4c.
13 Körner, Patzak, Volkmer: Betäubungsmittelgesetz (Anm. 5).
14 Petra Bühring: Substitutionsbehandlung von Opiatabhängigen. Ohne Angst vor Strafe. In: Deutsches Ärzteblatt 109 (2012), S. 2398.

Dieses und ähnliche Urteile der Rechtsprechung illustrieren den Konflikt, der sich ergibt, wenn Opiatkonsum aus einer rein gesetzlichen Perspektive bzw. aus einer rein ärztlichen Perspektive betrachtet wird: Während aus gesetzlicher Perspektive das Ziel der getroffenen Regelungen die Umsetzung eines (politisch gewünschten) Verbots des unerlaubten Inverkehrbringens von Opiaten ist, sehen behandelnde Ärzte die Notwendigkeit der medizinischen Hilfeleistung für eine Person, die an einer Opiatabhängigkeit leidet. Um diese Hilfe optimal zu gewährleisten, sind unterschiedliche Faktoren zu beachten: zum einen die hohe Rückfallgefahr bei opiatabhängigen Patienten, die selbst bei intensiver therapeutischer Betreuung besteht.[15] Des Weiteren ist eine hohe psychiatrische Komorbidität unter opiatabhängigen Patienten zu beobachten. Diese Faktoren bedingen die Notwendigkeit einer möglichst weitreichenden psychosozialen Stabilisierung durch die Substitutionstherapie. Obwohl insgesamt durch illegalen Substanzkonsum eine hohe vitale Gefährdung besteht, die dem Ziel ärztlichen Handelns entgegensteht, ist bei einem Konsum von psychotropen Substanzen wie Cannabis und gleichzeitiger ärztlicher Substitutionsbehandlung eine vergleichsweise geringe vitale Gefährdung festzustellen. Ein solcher Beikonsum kann aus ärztlicher Perspektive also durchaus gerechtfertigt und geraten sein. Die gesetzliche Perspektive zielt dagegen, wie oben gezeigt, auf die Verhinderung des Inverkehrbringens von unerlaubten und potentiell gefährlichen Stoffen. Eine Substitutionsbehandlung ist für den Gesetzgeber als ‚Ultima Ratio Behandlung' anzusehen, deren Ziel die Betäubungsmittelabstinenz ist. Hier zeigt sich deutlich der Konflikt zwischen ärztlicher und gesetzlicher Perspektive. Der Beurteilungsmaßstab der Behandlung ist aus gesetzlicher Perspektive das Behandlungsziel: der Patient darf keine „Stoffe gebrauchen, deren Konsum nach Art und Menge den Zweck der Substitution gefährden".[16] Unbeachtet bleibt dabei unter Umständen das Ziel der ärztlichen Perspektive, dem Patienten effektiv und langfristig zu helfen.

Restriktion oder Harm Reduction?

Im Gegensatz zu den bestehenden auf Opiatabstinenz ausgerichteten Regeln zielen so genannte „Harm Reduction"-Ansätze auf eine Reduktion möglicher gesundheitlicher und sozialer Gefahren durch aktiven Drogenkonsum, ohne das Ziel einer drogenfreien Welt zu verfolgen.

---

15 Vgl. u. a. Tuten, DeFulio, Jones, Stitzer: Abstinence-contingent recovery (Anm. 3).
16 Betäubungsmittelgesetz in der Fassung der Bekanntmachung vom 1. März 1994 (BGBl. I S. 358), das durch Artikel 4 Absatz 7 des Gesetzes vom 7. August 2013 (BGBl. I S. 3154) geändert worden ist. §5, 4c.

Somit stellt sich die Frage, inwiefern die (gesetzlich fundierte) konsequente Verhinderung einer Verbreitung von Opiaten sinnvoll oder sogar notwendig ist: Hier ist zunächst der Aspekt des notwendigen Schutzes der Bevölkerung und insbesondere vulnerabler Mitglieder der Gesellschaft zu bedenken. Das Verbot des freien Verkehrs mit Opiaten und die Verhinderung eines Inverkehrbringens durch Ärzte, die die gefährlichen Stoffe an Personen aushändigen, denen ein verantwortungsvoller Umgang mit den gefährlichen Substanzen entweder nicht möglich ist oder die sich selbst aktiv (zum Beispiel aus finanziellen Gründen) an der (unerlaubten) Weitergabe der gefährlichen Substanzen beteiligen, ist eine Maßnahme, die geeignet zu sein scheint, den notwendigen Schutz der Bevölkerung vor den Gefahren der Verbreitung gefährlicher Substanzen zu gewährleisten. Ähnliche Regelungen wurden auch für den Umgang mit anderen gefährlichen Substanzen, wie zum Beispiel Sprengstoffen getroffen.[17] Sie dienen dem Schutz der Allgemeinbevölkerung und dem Schutz der Personen, die unmittelbaren Umgang mit den gefährlichen Substanzen haben. Somit erfolgt die Regulation des freien Verkehrs von Opiaten nicht nur zum Schutz der Öffentlichkeit, sondern auch zum Schutz der möglichen Konsumenten: Tatsächlich sind letale Opiat-(Misch-)Intoxikationen vielfach dokumentiert. Es ist auch unter substituierenden Ärzten eine akzeptierte Tatsache, dass die freie Verfügbarkeit von Opiaten für opiatabhängige Patienten das Risiko von (letalen) Intoxikationen erhöhen würde.[18] Zudem besteht das Risiko, dass opiatabhängige Patienten selbst als Multiplikatoren der Opiatabhängigkeit fungieren, da das Risiko der Weitergabe bzw. des Verkaufs selbst nicht benötigter Opiate zur Finanzierung des eigenen Lebensunterhalts besteht. Insofern scheint der Gesetzgeber mit den getroffenen Regelungen die Patienten vor möglichen Komplikationen ihrer Behandlung und die Öffentlichkeit vor der Verbreitung gefährlicher Stoffe sinnvoll zu schützen.

Andererseits ist der Schutz des individuellen Patientenwohls seit jeher im ärztlichen Ethos und damit auch im ärztlichen Berufsrecht verankert. Angesichts einer solchen ohnehin (berufs-)rechtlich fundierten[19] ärztlichen Verpflichtung zum Schutz des Patientenwohls ergibt sich schlüssig, dass die zusätzliche Regelung eines Ausschlusses eines möglichen komorbiden Konsums von „Stoffen, die den Zweck der Substitution gefährden" und die Abstinenzorientierung als

---

17 Sprengstoffgesetz in der Fassung der Bekanntmachung vom 10. September 2002 (BGBl. I S. 3518), das zuletzt durch Artikel 4 Absatz 67 des Gesetzes vom 7. August 2013 (BGBl. I S. 3154) geändert worden ist, § 7.
18 Heino Stöver: Weiterentwicklung der Substitutionsbehandlung Opiatabhängiger. Die IMPROVE-Studie. In: Suchttherapie 2 (2010), S. 1–4.
19 § 1 der ärztlichen Berufsordnung.

Voraussetzung der Substitutionstherapie[20] im BtMG andere Zwecke als den des unmittelbaren Patientenwohls verfolgen. Entsprechend ist bei Körner zu lesen: „Der Umstand, dass der Substitutionspatient Arzneimittel wie zum Beispiel Rohypnol, Valium, Alkohol oder andere BtM wie Kokain, Haschisch neben dem Substitutionsmittel Polamidon gebraucht (…), macht die Behandlung noch nicht unbegründet, wenn nach Auffassung des behandelnden Arztes berechtigte Aussichten bestehen, den Beikonsum zu beherrschen, zunächst einzuschränken und dann auszuschließen. Erweist sich der Beikonsum aber als nicht beherrschbar (…) so ist die Substitutionsbehandlung sofort abzubrechen."[21] In diesem Sinne scheint Beikonsum anderer psychotroper Substanzen das Ziel der Substitutionsbehandlung dann nicht zu gefährden, wenn das Ziel der Abstinenz, zunächst in Form von Abstinenz von Beikonsum, später in Form von Abstinenz im Sinne von Drogenfreiheit, das erklärte Ziel der Substitution bleibt. Vice versa beinhaltet dieser Zusammenhang jedoch auch, dass das Patientenwohl im Substitutionsrecht dem (staatlich gesetzten) Behandlungsziel der Abstinenz unterzuordnen ist: Körners Ausführung impliziert, dass die Substitution mit Opiaten immer dann nicht gerechtfertigt ist, wenn Arzt und Patient nicht das Ziel der Abstinenz, sondern z. B. das Ziel einer dauerhaften Substitutionsbehandlung verfolgen, auch wenn nach ärztlicher Auffassung die Gefahren eines Abbruchs der Substitutionsbehandlung die potenziellen Gefahren des Beikonsums überwiegen.

Zur Beurteilung der Zweckmäßigkeit der bestehenden Gesetze müssen somit zwei unterschiedliche Beurteilungsebenen betrachtet werden.

Zunächst geht es um den Schutz der nicht betroffenen Allgemeinheit: Hier stellt sich insbesondere die Frage, ob die getroffenen Regelungen insofern zum Erfolg führen, dass sie die Verbreitung illegaler Opiate und anderer psychotroper Substanzen wirksam eindämmen und somit die Bevölkerung vor der möglichen Gefährdung durch die potenziell gefährlichen Stoffe schützen? Lassen sich die

---

20 Das Erreichen der Opiatabstinenz kann natürlich als auf das Patientenwohl ausgerichtetes Therapieziel verstanden werden: In Hinblick auf die hohen Rückfallquoten von opiatabhängigen Patienten nach zunächst erfolgreicher Opiatzugsbehandlung ist die rechtliche Definition des therapeutischen Fernziels als Aufnahmebedingung in eine substitutionsgestützte Behandlung nicht durch das Patientenwohl zu begründen: Eine an dem Wohl des Patienten orientierte Behandlung müsste dementsprechend auch den phasenhaften Behandlungsverlauf der Substitutionsbehandlung berücksichtigen, der unter anderem in einer (individuell langen) Phase der Stabilisierung bestehen muss und erst im Anschluss das Ziel der Abstinenz verfolgen kann.
21 Körner, Patzak, Volkmer: Betäubungsmittelgesetz (Anm. 5), S. 211.

getroffenen Regelungen also unter dem Aspekt der Notwendigkeit eines Schutzes der Allgemeinheit vor der Verbreitung gefährlicher Stoffe rechtfertigen?

Zudem geht es um die fachgerechte und medizinischen Standards entsprechende Behandlung opiatabhängiger Patienten: Hier ist die Frage zu beantworten, ob die getroffenen gesetzlichen Ausnahmeregelungen zur medizinischen Behandlung opiatabhängiger Patienten eine dem aktuellen Kenntnisstand entsprechende Behandlung, so wie es das V. Sozialgesetzbuch (SGB V) und das ärztliche Ethos vorsehen, erlaubt oder ob der Eingriff des Gesetzgebers in die ärztliche Therapiefreiheit stark negative Auswirkungen auf die Behandlung der opiatabhängigen Patienten hat?

Zur Beantwortung der ersten Frage kann man auf die Daten des so genannten Reitox-Berichts zurückgreifen, der in jährlichen Abständen über die „Drogensituation in Deutschland" berichtet.[22] Hier ist zu lesen, dass insbesondere in der Gruppe der jungen Erwachsenen (18–25 Jahre) zwei Drittel aller Befragten angeben, dass ihnen bereits einmalig oder mehrmalig illegale Drogen angeboten wurden. Die Lebenszeitprävalenz für den Konsum illegaler Drogen wird in dieser Gruppe mit 39,8 % angegeben, was bedeutet, dass beinahe die Hälfte der befragten Personen angab, zumindest einmalig illegale Drogen konsumiert zu haben.[23] Die hohen Prävalenzen erklären sich mit hoher Wahrscheinlichkeit hauptsächlich durch die weite Verbreitung des (ebenfalls illegalen) Cannabis. Die konkrete Anzahl der Opiat-Konsumenten lässt sich aufgrund der hohen Dunkelziffern nicht klar erfassen, jedoch ergeben sich Hinweise darauf, dass auch Opiate insbesondere für gefährdete Personengruppen wie Kinder und Jugendliche zugänglich sind: So zeigte eine Untersuchung der Deutschen Hauptstelle für Suchtfragen, dass 6,5 % aller infolge einer Drogenintoxikation verstorbenen Personen unter 25 Jahre alt waren.[24] Angesichts dieser Daten scheint die Aussage gerechtfertigt, dass die getroffenen gesetzlichen Maßnahmen zumindest nicht in dem Sinne erfolgreich sind, dass der Zugang zu den verbotenen, potenziell gefährlichen Substanzen für die vulnerable Gruppe der Jugendlichen und jungen Erwachsenen unmöglich wäre. Inwieweit es durch die getroffenen Maßnahmen zu einer Reduktion der Gefährdung vulnerabler Personengruppen gekommen ist, kann nur gemutmaßt werden, da die geltenden Regelungen seit 1920 bestehen. Die Veränderung akzeptierter Wertvorstellungen und Lebensziele sowie eine relativ höhere allgemeine Informiertheit über mögliche Gefahren des Opiatkonsums bei gleichzeitig höherer

---

22 Tim Pfeiffer-Gerschel, Ingo Kipke, Stephanie Flöter, Lisa Jakob: Bericht 2012 des nationalen REITOX-Knotenpunkts an die EBDD. 2012.
23 Pfeiffer-Gerschel, Kipke, Flöter, Jakob: Bericht 2012 (Anm. 22), S. 22.
24 Pfeiffer-Gerschel, Kipke, Flöter, Jakob: Bericht 2012 (Anm. 22), S. 153.

Lebensqualität verhindert eine unmittelbare Ableitung der möglichen Verbreitung von Opiaten heute unter ähnlich liberalen Bedingungen wie vor Einführung des Betäubungsmittelgesetzes.

Somit stellt sich anschließend die zweite Frage, ob die in Hinblick auf das Ziel der Verhinderung einer Verbreitung von potenziell gefährlichen Substanzen nur begrenzt wirksamen gesetzlichen Regelungen die therapeutische Behandlung opiatabhängiger Patienten behindern. Zur Beantwortung dieser wichtigen Frage kann auf aktuelle Ergebnisse prospektiver Studien zurückgegriffen werden: Die so genannte PREMOS-Studie (Predictors, Moderators and Outcomes of Substitution Treatment) verfolgte das Ziel, die Ergebnisse von Substitutionsbehandlungen von 2003–2010 im Langzeitverlauf zu untersuchen und mögliche Einflussfaktoren auf den Behandlungserfolg zu identifizieren.[25] Insgesamt wurden zu Beginn 2.694 Patienten in die Studie eingeschlossen. Die Auswertung der Daten zeigte, dass nur circa 30 % der untersuchten Patienten das Kriterium einer „stabilen Substitution", d. h. einen Substitutionsverlauf ohne Behandlungsabbruch und ohne Dosisveränderung, erfüllte. Ebenso zeigt der Datensatz, dass unter den untersuchten Probanden zwar erfolgreich Abstinenzzeiten realisiert wurden, dass es sich jedoch bei der überwiegenden Anzahl der untersuchten Patienten (85 %) um eine temporäre Abstinenz handelte: Bei der 12 Monats-Follow-up-Untersuchung hatten diese Patienten den Opiatkonsum bereits wieder aufgenommen. Obwohl sich in der Langzeitperspektive Faktoren wie subjektive Lebensqualität, soziale Einbettung und Komorbidität verbesserten, bestand auch zu Ende des Beobachtungszeitraumes bei 40,7 % der Patienten weiterhin Beikonsum psychotroper Substanzen (58,9 % zu Beginn des Beobachtungszeitraums). Eine hohe Abstinenzorientierung der behandelnden Ärzte war in der Stichprobe zwar mit einer höheren Abstinenzquote der opiatabhängigen Patienten, aber auch mit einer erhöhten Abbruchquote und einer erhöhten Mortalitätsquote assoziiert. In Verbindung mit den Daten zur temporären Abstinenz der meisten opiatabhängigen Patienten lässt sich vermuten, dass ein Großteil der „abstinenten" Patienten im weiteren Verlauf möglicherweise rückfällig wird und dann entweder erneut illegal Drogen konsumiert oder im günstigeren Fall den substituierenden Arzt wechselt. Aus den vorliegenden Studiendaten ergibt sich, dass auch langfristige Substitutionsbehandlung nicht

---

25 Hans-Ulrich Wittchen, Sabine M. Apelt, Michael Soyka, Markus Gastpar, Markus Backmund, Jörg Golz, Michael R. Kraus, Felix Tretter, Martin Schäfer, Jens Siegert, Norbert Scherbaum, Jürgen Rehm, Gerhard Bühringer: Feasibility and outcome of substitution treatment of heroin-dependent patients in specialized substitution centers and primary care facilities in Germany: a naturalistic study in 2694 patients. In: Drug and Alcohol Depend 95 (2008), S. 245–257.

zwangsläufig zur Freiheit von Beikonsum oder gar zum Erreichen der Abstinenz führt, auch wenn eine abstinenzorientierte Haltung der Einrichtung mit größeren Abstinenzquoten assoziiert ist als eine weniger abstinenzorientierte therapeutische Grundhaltung. Wenn also die Ergebnisse dieser Studien auf die teilweise restriktive Haltung der Rechtsprechung übertragen werden, so bedeutet das, dass ein Teil der Patienten, die zwar nachweislich in der Langzeitbetrachtung von der Substitutionsbehandlung in Hinblick auf ihre psycho-soziale Stabilität und körperliche Gesundheit profitieren[26], die gesetzlich festgesetzten Vorrausetzungen der Behandlung nicht erfüllen: Die PREMOS-Studie berichtet von einem Anteil von circa 40 % der Patienten, der auch zum Ende der Untersuchung Beikonsum von weiteren psychotropen Substanzen aufwies. Würden alle Ärzte ihr Handeln also konsequent nach der Rechtsprechung ausrichten, so hätte ein Großteil der untersuchten Patienten gar nicht behandelt werden dürfen. Ihre Ärzte gingen durch ihre Behandlung ein strafrechtliches Risiko ein.

Somit weisen die Ergebnisse der PREMOS-Studie[27] daraufhin, dass es tatsächlich negative Auswirkungen der Rechtsprechung auf die Behandlung opiatabhängiger Patienten geben könnte: Der Verdacht ergibt sich zum einen aus der Verknüpfung zwischen Abstinenzorientierung, Haltequote und Mortalität, die in der Studie gefunden wurde, zum anderen aber auch aus der Tatsache, dass ein großer Anteil der Patienten möglicherweise das Ausschlusskriterium des „nicht beherrschbaren Beikonsums"[28] erfüllt, also de facto aus gesetzlicher Perspektive nicht behandelt werden darf bzw. im Behandlungsverlauf ausgeschlossen werden müsste.

Statistische Zahlen, die zeigen, dass die Anzahl an aktiv substituierenden Ärzten bereits gegenwärtig abnimmt und zukünftig weiter sinken wird, verdeutlichen die Konsequenzen der Verrechtlichung einer angesichts fehlender therapeutischer Alternativen wichtigen Therapieform auf der Seite der Behandler. Schätzungen zufolge stehen bereits heute nur für die Hälfte der Patienten Substitutionsplätze zur Verfügung.[29]

Die restriktiven Regelungen scheinen somit eine medizinisch indizierte Behandlung sowohl in ihrer Bereithaltung als auch in ihrer Durchführung zu beeinträchtigen, ohne gleichzeitig das Ziel, die Verbreitung der als gefährlich eingestuften Stoffe vollständig zu unterbinden, erreichen zu können.

---

26 Wittchen et al.: Feasibility and outcome (Anm. 25).
27 Wittchen et al.: Feasibility and outcome (Anm. 25).
28 Körner, Patzak, Volkmer: Betäubungsmittelgesetz (Anm. 5), S. 211.
29 Wittchen et al.: Feasibility and outcome (Anm. 25).

Die Anwendung von ethischen Standards auf die Substitutionstherapie

In der medizinischen Ethik gilt die fallbezogene Anwendung der vier Kriterien „Benefizienz", „Nicht-Schaden", Respekt vor der Autonomie des Patienten und Gerechtigkeit als Leitlinie einer moralisch richtigen Behandlungsentscheidung.[30] Der Patientenautonomie wird in der modernen Medizinethik ein hoher Stellenwert beigemessen, was sich auch in aktuellen Gerichtsurteilen abbildet: So setzte das Bundesverfassungsgericht in einer aktuellen Entscheidung gesetzliche Richtlinien, die die Zwangsbehandlung von Patienten im forensischen Maßregelvollzug auch ohne deren Zustimmung mit dem Ziel des Schutzes der Allgemeinheit beinhalteten, mit der Begründung außer Kraft, dass Fremdbestimmung nur in engen Grenzen und nur zur Wiederherstellung der Patientenautonomie angewendet werden darf.[31] Angesichts der hier illustrierten allgemein akzeptierten hohen normativen Stellung der Patientenautonomie auch im Kontext psychischer Erkrankungen stellt sich die Frage, ob die getroffenen gesetzlichen Regelungen zur Praxis der Substitutionsbehandlung einer Wahrung des Respekts vor der Autonomie des Patienten entsprechen. Ein denkbarer Rechtfertigungsgrund wäre der Schutz der Betroffenen vor krankheitsbedingten Einschränkungen der Entscheidungskompetenz, im Zuge derer sie sich durch unkontrollierten Drogenkonsum letztlich selbst gefährden und ihre Entscheidungsmöglichkeiten weiter schmälern. Die gesetzlich definierten Kontrollmaßnahmen müssten somit eine notwendige Rahmenbedingung einer „sicheren" ärztlichen Substitutionsbehandlung im Sinne der Patienten darstellen und gleichzeitig dazu beitragen, die Gesundheit der betroffenen Personen und damit ihre Möglichkeiten zur autonomen Lebensgestaltung zu fördern.

Tatsächlich zeigen Studienergebnisse wie die der IMPROVE-Studie, dass selbst substituierende Ärzte die Zuverlässigkeit opiatabhängiger Patienten in Hinblick auf einen verantwortungsbewussten Umgang mit Opiaten gering einschätzen.[32] Dies ist insofern nicht verwunderlich, als der Kontrollverlust über den Konsum psychotroper Substanzen Diagnosekriterium von Suchterkrankungen ist.[33] Jedoch fehlen belastbare Daten, die zeigen, dass opiatabhängige Patienten auch im therapeutischen Kontext in hohem Maße „unzuverlässig" und kontrollbedürftig

---

30 Tom L. Beauchamp, James F. Childres: Principles of biomedical ethics. 5. Aufl. Oxford 2001.
31 BVerfG, 2 BvR 882/09 vom 23.3.2011, Absatz-Nr. 1–83.
32 Stöver: Weiterentwicklung der Substitutionsbehandlung (Anm. 18).
33 Dilling, Freyberger: Taschenführer zur ICD-10 Klassifikation (Anm. 2).

sind (wie es das BtMG voraussetzt) bzw. Daten dazu, in welchem Ausmaß kontrollierende versus motivierende Therapiegestaltung geeignet sein kann, diese Selbstkontrollfähigkeit im Sinne des normativen Ideals der Patientenautonomie zu erhöhen. Die klinische Erfahrung zeigt, dass Kontextfaktoren in erheblichem Ausmaß dazu beitragen können, die Selbstkontrollfähigkeiten (und damit die Autonomie) von Patienten mit Abhängigkeitserkrankungen zu stärken: Hierzu zählt insbesondere eine tragfähige Arzt-Patienten-Beziehung.[34]

Die aktuellen gesetzlichen Regelungen greifen in hohem Maß in diese prognostisch wichtige Beziehung zwischen Arzt und Patient ein, indem sie als Maßstab einer gelungenen Therapiebeziehung Kontrolluntersuchungen und möglichen Therapieausschluss definieren. Eine respektvolle, auf gegenseitiges Vertrauen gestützte Arzt-Patienten-Beziehung als Teil einer als Salutogenese verstandenen Behandlung wird so, basierend auf einer gesetzlich verankerten negativen Grundannahme bezüglich typischer Charakteristika opiatabhängiger Patienten, erschwert. Der restriktive Eingriff in die Therapiehoheit des Arztes kann somit nicht durch eine angenommene Schutzverpflichtung gegenüber nicht autonom handlungsfähigen Betroffenen gerechtfertigt werden, da gerade die getroffenen restriktiven Maßnahmen dazu geeignet sind, den Aufbau einer stabilen Arzt-Patienten-Beziehung und einer stabilen Therapiebeziehung als Voraussetzung der Rekonstitution der Patientenautonomie zu behindern.

Die Substitutionsbehandlung an sich dient durch ihre positiven Auswirkungen auf die körperliche und psychische Gesundheit dem Wohl der Patienten („Benefizienz"). In Hinblick auf eine mögliche Rechtfertigung der gesetzlichen Regelungen über das Kriterium der Benefizienz muss jedoch die Frage beantwortet werden, ob eine stark abstinenzorientierte und kontrollierende Behandlung in der Langzeitbetrachtung zu einem besseren Behandlungserfolg führt als andere, weniger kontrollierende Behandlungsformen und sie damit dem individuellen Patientenwohl stärker nutzt. Die Ergebnisse der vorliegenden Studien deuten allerdings in die gegenteilige Richtung: Die PREMOS-Studie zeigt einen Zusammenhang zwischen Abbruchrate, Mortalität und Abstinenzorientierung des Behandlers in Deutschland,[35] eine Studie aus dem Jahr 1998 belegt denselben Zusammenhang in Australien.[36] Insofern kann man davon ausgehen, dass eine kontrollierende und stark abstinenzorientierende Haltung der substituierenden

---

34 Tuten, DeFulio, Jones, Stitzer: Abstinence-contingent recovery (Anm. 3).
35 Wittchen et al.: Feasibility and outcome (Anm. 25).
36 John R. M. Caplehorn, Thomas S. Lumley, and Les Irwig: Staff attitudes and retention of patients in methadone maintenance programs. In: Drug Alcohol Depend 52 (1998), S. 57–61.

Ärzte in der Form, wie sie in gegenwärtigen gesetzlichen Regularien verankert ist, nicht durch das Kriterium der Benefizienz begründet werden kann, da sie den Aufbau einer stabilen Substitutionsbehandlung tendenziell stört und damit die Stabilisierung des psychischen Gesundheitszustandes der Betroffenen behindert.

In Hinblick auf möglichen potentiellen Schaden (Nicht-Schaden) durch die Substitutionsbehandlung wird insbesondere auch die Gefahr der möglichen iatrogenen „Verfestigung der Sucht"[37] als Begründung für eine restriktive, kontrollierende Substitutionsbehandlung angeführt. Eine solche Gefahr ist natürlich gegeben, wenn der therapeutische Aspekt der Substitutionsbehandlung verloren geht und die Substitutionsbehandlung zur ärztlich assistierten „Drogenausgabe" degeneriert. Dass entsprechendes ärztliches (Fehl-)Verhalten möglich ist, wird durch Zeitungsartikel oder Urteilsbegründungen[38] der Rechtsprechung illustriert.[39] Insofern stellt sich die Frage, ob denn die getroffen restriktiven Regelungen das bestmögliche Mittel darstellen, um solche Fehlentwicklungen zu verhindern.

In der Behandlung der Abhängigkeitserkrankungen von nicht illegalen Substanzen gilt eine Behandlung, die die Eigenmotivation des Patienten aufbaut, fördert und erhält, als Goldstandard. Studienergebnisse zeigen jedoch, dass neben der Förderung der Eigenmotivation auch die Androhung von negativen Konsequenzen mit einigem Erfolg zu Verhaltensänderungen führen kann.[40] Voraussetzungen solcher Verhaltensveränderungen scheinen jedoch geschlossene Systeme zu sein, also die Unmöglichkeit der Betroffenen, sich der möglichen Strafe bei Zuwiderhandlung zu entziehen. Um ein solches geschlossenes System in Hinblick auf opiatabhängige Patienten zu etablieren, müssten also Alternativen zu streng abstinenzorientierten Therapieeinrichtungen zunächst eliminiert werden. Während eine inhaltliche Normierung aller substituierenden Ärzte (und damit eine

---

37 Körner, Patzak, Volkmer: Betäubungsmittelgesetz (Anm. 5), S. 173.
38 BGH Urteil vom 4. Juni 2008, 2 StR 577/07 (PM 106/08).
39 Die Angabe der Urteilsbegründung dient allein der Illustration einer mitunter eintretenden Reduktion der Wahrnehmung der Gefahren einer Opiatintoxikation durch substituierende Ärzte. Das hier durch den BGH bestätigte Urteil, das die Fehleinschätzung des Arztes mit einer Gefängnisstrafe von 4 Jahren belegte, scheint nichtsdestotrotz aus der Sicht der Autorin unverhältnismäßig.
40 Amnon Rapoport, Wing Tung Au: Bonus and Penalty in Common Pool Resource Dilemmas under Uncertainty. In: Organizational Behavior and Human Decision Processes 85 (2001), S. 135–165; Reinhard Hössinger, Wolfgang Josef Berger: Stated response to increased enforcement density and penalty size for speeding and driving unbelted. In: Accident Analysis and Prevention 49 (2012), S. 501–511.

Elimination des Angebots nicht abstinenzorientierter Substitution) zumindest bei entsprechender Intensivierung der strafrechtlichen Verfolgung denkbar erscheint, scheint die freie Verfügbarkeit von illegalen Drogen auf dem Schwarzmarkt weniger gut kontrollierbar zu sein. Diese unterläuft jedoch die gesetzlich festgelegten hohen Anforderungen der substitutionsgestützten Therapie, weil Patienten auf den nicht regulierten Erwerb der gewünschten Substanzen auf dem Schwarzmarkt ausweichen können. Insofern ist es wahrscheinlich, dass gerade unter den gegebenen Bedingungen die Förderung der Eigenmotivation der Betroffenen restriktiven Maßnahmen überlegen ist.[41] Das Kriterium der Abstinenzorientierung, das seinen praktischen Ausdruck in der Auswertung von Drogen-Urinkontrollen findet, ist somit mit hoher Wahrscheinlichkeit kein geeigneter Indikator für die Unterscheidung zwischen einer „Sucht fördernden" und einer sinnvollen, auf das individuelle Patientenwohl ausgerichteten Behandlung. Angesichts der dokumentierten Fehleinschätzungen substituierender Ärzte scheint jedoch die Definition medizinisch sinnvoller Beurteilungskriterien sowie ihre sukzessive Überprüfung (und ggf. Adaptation) durch entsprechende Begleitforschung genau wie die Kontrolle der Umsetzung der neu definierten Standards – nicht unter dem Aspekt der Gesetzestreue, sondern unter dem Aspekt der Therapiequalität im Sinne der Betroffenen – unerlässlich zu sein.

Auf Ebene der Behandlung von kranken Menschen lassen sich die gegenwärtig geltenden gesetzlichen Regelungen also weder in Hinblick auf den Respekt vor der Autonomie des Patienten noch in Hinblick auf die Nutzen-Risiko-Analyse der Behandlung rechtfertigen. Das Kriterium Gerechtigkeit verlangt die Übernahme der Perspektive aller möglichen beteiligten Personen, schließt also die Perspektive der Gesellschaft mit ein.

Unter diesem Aspekt ist es Aufgabe des Gesetzgebers, sowohl Betroffene als auch Unbeteiligte vor den Gefahren des illegalen Drogenhandels, also insbesondere vor den Gefahren der Beschaffungskriminalität (Diebstähle, Wohnungseinbrüche) zu schützen. Es kann mit einiger Sicherheit angenommen werden, dass der illegale Handel von Opiaten durch Reduktion der Nachfrage wirksam unterbunden werden kann. Die Reduktion der Nachfrage und damit verbunden die Reduktion der Beschaffungskriminalität ist in der Tat einer der größten belegten

---

41 Entsprechende Forschungsergebnisse, die die hier vorgenommene Argumentation untermauern könnten, liegen nicht vor. Insofern illustriert die hier vorgenommene Argumentation hauptsächlich die fehlende wissenschaftliche Fundierung der aktuellen Rechtsnormen sowie die Notwendigkeit weiterführender Forschung zu den Möglichkeiten einer Substitutionsbehandlung, die nicht nur den betroffenen Patienten gerecht wird, sondern auch verhindert, dass nicht betroffene Personen gefährdet werden.

Erfolge der Substitutionstherapie.[42] Demzufolge werden die Schutzverpflichtungen, die der Gesetzgeber in Hinblick auf die Reduktion des illegalen Handels intendiert, immer dann am besten erfüllt, wenn sich (möglichst alle) Patienten in einer stabilen Behandlungssituation befinden. Die restriktiven Regelungen führen allerdings neben einer Behinderung einer Behandlungsaufnahme[43] dazu, die Behandlungsplätze für opiatabhängige Patienten zu verknappen und die Behandlungsmotivation der Patienten zu schwächen. Dies führt zu wiederholten Behandlungsabbrüchen und konsekutiv zum Fortbestehen der Nachfrage nach illegalem Bezug von Opiaten und anderen psychotropen Stoffen, die typischerweise durch Beschaffungskriminalität finanziert werden.

Neben Schutzverpflichtungen gegenüber Betroffenen und Nicht-Betroffenen hinsichtlich der Gefahren des illegalen Drogenhandels bestehen allerdings auch Schutzverpflichtungen des Gesetzgebers hinsichtlich einer Reduktion der Neuerkrankungsrate der Opiatabhängigkeit. Dieses Ziel kann unter anderem dann erreicht werden, wenn gefährdete Personengruppen keinen Zugang zu den Substanzen mit Abhängigkeitspotenzial haben. Insofern gilt es zu überlegen, ob denn die bestehenden Regelungen die „Opiat-Exposition" vulnerabler Personengruppen verhindern können. Der Reitox-Bericht deutet trotz der gegenwärtig geltenden restriktiven Regelungen auf eine weite Verbreitung verschiedener illegaler Substanzen hin: Beinahe die Hälfte aller Befragten in der Altersgruppe zwischen 18 und 25 Jahren gab an, bereits einmalig illegale Drogen konsumiert zu haben. Auch wenn es sich bei den hier erfassten Substanzen meist nicht um Opiate sondern um Cannabis oder Amphetamine handelt,[44] lässt sich die Todesstatistik zu Drogentoten der DHS[45] doch so interpretieren, dass auch Opiate auf dem Schwarzmarkt käuflich zu erwerben sind. Die restriktive Regulation der ärztlichen Verschreibungspraxis führt also nicht unmittelbar zu einer Nichtverfügbarkeit der Substanzen auf dem Schwarzmarkt. Die Substanzvielfalt der illegal vertriebenen psychotropen Substanzen weist zudem daraufhin, dass die illegale Vertriebskette

---

42 Michael Soyka, Anna Trader, Jens Klotsche, Anina Haberthür, Gerhard Bühringer, Jürgen Rehm and Hans-Ulrich Wittchen: Criminal behavior in opioid-dependent patients before and during maintenance therapy: 6-year follow-up of a nationally representative cohort sample. In: Journal of Forensic Sciences 57 (2012), S. 1524–1530.
43 So sind beispielsweise bestimmte Mindestzeiten definiert, über die die Opiatabhängigkeit bereits bestehen muss, bevor eine Substitutionsbehandlung gesetzlich erlaubt ist: In der Regel sind dies 1-2 Jahre im Falle einer oralen Substitution, 5 Jahre im Falle einer Behandlung mit dem intravenös applizierten Diamorphin.
44 Pfeiffer-Gerschel, Kipke, Flöter, Jakob: Bericht 2012 (Anm. 22).
45 Pfeiffer-Gerschel, Kipke, Flöter, Jakob: Bericht 2012 (Anm. 22).

von psychotropen Substanzen auch aus nicht ärztlich verordneten Quellen unterhalten werden muss.[46]

Ganzheitliche Überlegungen zur Umgestaltung der Substitutionsbehandlung müssten gleichwohl die mögliche unbeabsichtigte iatrogene Verbreitung potenziell gefährlicher Opiate auf dem Schwarzmarkt und das hiermit verbundene Risiko der Exposition von Kindern und Jugendlichen, die neben der Gefahr der Erkrankung an einer Abhängigkeitserkrankung insbesondere die Gefahr der letalen Opiatintoxikation in sich birgt, berücksichtigen. Angesichts der hohen Verbreitungsrate von illegalen Substanzen und der hohen Konsumbereitschaft der Gruppe der jungen Erwachsenen, die der Reitox-Bericht widerspiegelt, scheinen jedoch Maßnahmen zur Prävention von Abhängigkeitserkrankungen unabdingbar zu sein, die über den Versuch der Regulation einer Verbreitung der potenziell gefährlichen Substanzen auf dem Schwarzmarkt hinausgehen.

Zusammenfassung und Ausblick

Restriktive Regelungen in Hinblick auf die medizinische Behandlung opiatabhängiger Patienten scheinen nicht zu den gewünschten Erfolgen in Hinblick auf die Verbreitung der potenziell gefährlichen psychoaktiven Substanzen zu führen. Das lässt sich aus aktuellen Datenerhebungen zur Verfügbarkeit und zum Konsum von psychoaktiven Substanzen ableiten.[47] Selbstberichte von Betroffenen zeigen, dass selbst psychisch schwer kranke Menschen keine größeren Schwierigkeiten haben, Opiate illegal zu erwerben. Im Gegensatz zu einem intendierten Schutz der Bevölkerung vor den Risiken der Verbreitung gefährlicher Opiate scheinen sich die getroffenen Regelungen geradezu förderlich auf den bestehenden illegalen Handel mit Opiaten auszuwirken: Diese Annahme begründet sich aus dem wissenschaftlich belegten Zusammenhang zwischen der Abbruchquote substituierter Patienten und der therapeutischen Abstinenzorientierung[48]. Gleichzeitig führt der Eingriff des Gesetzgebers in die ärztliche Therapiefreiheit und die konsekutive Kriminalisierung von Ärzten zu einer ständigen Verknappung des Behandlungsangebots für opiatabhängige Patienten. Die Verknappung der Behandlungsplätze führt wiederum zu einem Ausbau des Schwarzmarkts, zumindest auf der Seite der potenziellen Käufer, die diesen Erwerb typischerweise durch Einbruch, Diebstahl und Prostitution finanzieren.

---

46 Reinhard Dettmeyer: Medizin & Recht für Ärzte. Grundlagen, Fallbeispiele, Medizinrechtliche Fragen. Heidelberg 2006.
47 Pfeiffer-Gerschel, Kipke, Flöter, Jakob: Bericht 2012 (Anm. 22).
48 Wittchen et al.: Feasibility and outcome (Anm. 25).

Somit überwiegen mit hoher Wahrscheinlichkeit die negativen Effekte der gegenwärtigen Rechtsprechung ihre positiven Schutz-Effekte. Die Festlegung von Kriterien, die eine gute von einer schlechten Substitutionsbehandlung unterscheiden, und ihre kontinuierliche Überprüfung durch geeignete Instanzen ist zwar nichtsdestotrotz sinnvoll und notwendig, jedoch sollten diese Rahmenbedingungen durch die Behandler unter weitest möglicher Berücksichtigung der Betroffenen und nicht durch Personen, die ausschließlich (politische) Ziele außerhalb der Patientenbehandlung verfolgen, festgelegt werden.

Ethik in der Psychotherapie – einige Anmerkungen unter Berücksichtigung der Kunsttherapie

Florian Steger

Zusammenfassung

Bei einer Vielzahl von ethischen Prinzipien besteht im Rahmen der Psychotherapie die permanente Gefahr ihrer Verletzung. Anhand verschiedener möglicher Konfliktfelder werden diese Prinzipien und ein ethisch reflektierter Umgang mit ihnen diskutiert. Dazu zählen neben dem Gebot der Schweigepflicht und der möglichen Einflussnahme Dritter Fragestellungen aus dem Bereich der Kunsttherapie. Diese eröffnet keine grundständig neuen ethischen Fragestellungen, stellt aber hinsichtlich des Umganges mit Patientenarbeiten einen von der Psychotherapie getrennt zu betrachtenden Bereich dar. Auch die möglichen Konfliktfelder im Zusammenhang mit Grenzen und Transparenz im Patient-Therapeut-Verhältnis und der Vergabe von Therapieplätzen sind Gegenstand des Beitrages. Abschließend wird der Bereich der sexuellen Identität in den Blick genommen und ein professioneller, offener und vor allem nicht pathologisierender Umgang mit sexueller Diversität eingefordert. Im Rahmen des Beitrages wird gezeigt, dass Ethik in Bezug auf die umrissenen Konfliktfelder nicht nur eine konfliktlösende Funktion besitzt, sondern vielmehr präventiv Konflikte und Prinzipienverletzungen zu vermeiden hilft. Zu einer professionellen Haltung des Therapeuten gehört dessen ethische Reflexionsfähigkeit. Insbesondere in der Aus-, Fort- und Weiterbildung sollten die umrissenen Fragen Gegenstand einer vertieften Auseinandersetzung sein, um diese Reflexionsfähigkeit auszubilden.

Abstract

Within the scope of psychotherapy a plethora of ethical principles is in permanent jeopardy. These principles and an accordingly ethical reflected commerce are being discussed by means of various possible areas of conflict. These include issues within art therapy besides the commandment of medical confidentiality and the possible third party influence. This won't initiate basically new ethical issues but it will represent a realm concerning the handling of patients' work that has to be considered separately from psychotherapy. The possible areas of conflict related to the limits and transparency within the patient-therapist-relationship as well as the allocation of therapy placements are also part of this contribution. The realm of sexual identity is conclusively taken into account. In terms of sexual diversity a professional, open and especially non-pathologising handling is being claimed. As part of the contribution it will be shown that ethics not only have a conflict-resolving function regarding the outlined areas of conflict but it is rather helping in avoiding conflicts and principle violations preemptively. Ethical reflective faculty belongs to a professional attitude of the therapist. The outlined questions should be part of an intensified debate in order to train the reflective faculty especially within (advanced) training and development.

Normative Fragen

Normative Fragen sind in aller Munde.[1] Es vergeht kein Tag, ohne dass normativ begründete Antworten auf ethische Fragestellungen gesucht werden, die sich aus ethischen Dilemmata in der Medizin, den Biowissenschaften und weit darüber hinaus ergeben.[2] Man denke an Fragen vorgeburtlicher Medizin, sei es im Rahmen der Diskussionen um die Präimplantationsdiagnostik sei es bei ethischen Fragen, welche die nichtinvasive Pränataldiagnostik aufwirft,[3] oder an Fragestellungen, die das weite Feld der Transplantationsmedizin betreffen. Zu nennen sind auch medizinethische Diskussionen, welche im Grunde religiöse Fragen wie die Beschneidung zum Gegenstand haben.[4]

---

1 Meine Ausführungen in diesem Beitrag basieren auf Textfassungen, welche ich bereits an folgenden Stellen publiziert habe: Florian Steger: Violations of Ethical Principles in Psychotherapy. In: Hans-Peter Zenner (Hg.): Human Rights and Science (Nova Acta Leopoldina, NF 119, Nr. 403). Stuttgart 2014, S. 93–102; Florian Steger: Ethik in der Kunsttherapie. Anmerkungen zur therapeutischen Arbeit mit Bildern. In: Peter Sinapius, Marion Wendlandt-Baumeister, Annika Niemann, Ralf Bolle. (Hg.): Bildtheorie und Bildpraxis in der Kunsttherapie (= Wissenschaftliche Grundlagen der Kunsttherapie, Bd. 3). Frankfurt a.M., u.a. 2010, S. 293–303. Ich lege hier ein Manuskript vor, in welchem ich aus diesen Textteilen vieles geschöpft habe.
2 Bettina Schöne-Seifert: Grundlagen der Medizinethik. Stuttgart 2007. Florian Steger, Rafaela Hillerbrand (Hg.): Praxisfelder angewandter Ethik. Ethische Orientierung in Medizin, Politik, Technik und Wirtschaft (Ethik und Praxis). Münster 2013; Florian Steger, Jan C. Joerden, Maximilian Schochow (Hg.): 1926 – Die Geburt der Bioethik in Halle (Saale) durch den protestantischen Theologen Fritz Jahr (1895–1953) (Studien zur Ethik in Ostmitteleuropa, Bd. 15). Frankfurt a.M., u.a. 2014.
3 Florian Steger, Simone Ehm, Michael Tchirikov (Hg.): Pränatale Diagnostik und Therapie in Ethik, Medizin und Recht. Berlin, Heidelberg 2014.
4 Florian Steger: Kann man die religiös begründete Beschneidung an minderjährigen Jungen medizinethisch rechtfertigen? In: Ders. (Hg.): Bedroht Entscheidungsfreiheit

Es verwundert auch nicht, dass in Anbetracht des technischen Fortschritts auf der einen Seite und der Begrenztheit öffentlicher Ressourcen auf der anderen Seite gerade in der Medizin, einer praktischen Handlungswissenschaft, ethische Fragen Tag für Tag gestellt werden und nach Antworten gesucht wird.[5] Entsprechend ist auch anthropologisch mit einem Bedürfnis nach Erklärung, Vergewisserung und letztlich Sicherung gut zu erklären, dass ein Zuwachs an Formen institutionalisierter Ethik in Form von Arbeitsgruppen, Komitees, Räten oder anderen Foren zu verzeichnen ist.[6] Die Gründung einer Institution kann allerdings noch nicht sicherstellen, dass Normen eingehalten werden. Eine solche Institutionalisierung sollte aber wesentlich dazu beitragen können, dass sich eine erhöhte Sensibilität einstellt und dass für eine ethische Beurteilung notwendige wesentliche Informationen qualitativ gesichert der Öffentlichkeit zukommen.[7]

Im Folgenden stelle ich Überlegungen für den Bereich der ärztlichen und psychologischen Psychotherapie an und konzentriere mich dabei auf Erwachsene als Patienten. Die Psychotherapie von Kindern und Jugendlichen ist also nicht Gegenstand meiner Überlegungen. Es geht mir in meinen Ausführungen um ethische Prinzipien, welche gefährdet sind, in der Psychotherapie verletzt zu werden. Dabei gehe ich vom Gebot der Schweigepflicht aus (1), leite zur Frage nach der Einflussnahme von Dritten über (2) und erläutere dann am Beispiel der Kunsttherapie (3), wie ein Therapeut[8] ethisch reflektiert handeln soll. Hieran schließen sich Überlegungen zu Grenzen und Transparenz an (4), bevor ich an einem konkreten Beispiel bei der Vergabe von Therapieplätzen die Frage nach der sozialen Gerechtigkeit stelle (5). Dabei berücksichtige ich auch die Frage nach der Verpflichtung von ärztlichen Psychotherapeuten am allgemeinen ärztlichen Bereitschaftsdienst. Schließlich komme ich abschließend, etwas ausführlicher, mit der Frage nach der sexuellen Identität (6) auf einen zentralen Bereich unseres Menschseins zu sprechen, der für die psychotherapeutische Arbeit bedeutend ist und wichtige ethische Fragen birgt.

Gesundheit und Nachhaltigkeit? Zwischen notwendigen Grenzen und Bevormundung (Ethik und Praxis). Münster 2014, S. 57–73.

5 Florian Steger (Hg.): Medizin und Technik. Risiken und Folgen technologischen Fortschritts (Ethik und Praxis). Münster 2013.

6 Florian Steger (Hg.): Klinische Ethikberatung: Grundlagen, Herausforderungen und Erfahrungen (Ethik und Praxis). Münster 2013.

7 Norbert Steinkamp, Bert Gordijn: Ethik in Klinik und Pflegeeinrichtung. Ein Arbeitsbuch. 3. Aufl. Köln 2009.

8 Wo im Folgenden zur besseren Übersichtlichkeit die maskuline Form Verwendung findet, sind selbstverständlich Frauen wie Männer gleichermaßen gemeint.

Schweigepflicht

Zuerst ist das Gebot der Wahrung der Schweigepflicht zu nennen. Diese Pflicht zu schweigen ist bei jeder Behandlung zu beachten. In einem psychotherapeutischen Setting ist die Schweigepflicht aber durch die starke Bindung und das dadurch begründete Vertrauensverhältnis zwischen Patient und Therapeut in besonderer Weise schützenswert. Erst auf Basis des zugesicherten Versprechens vonseiten des Therapeuten, die Schweigepflicht in der therapeutischen Beziehung zu wahren, kann es zu einer stimmigen Patient-Therapeut-Beziehung kommen. Der Patient kann sich fallen lassen, öffnen und zum Teil intime Details seines Lebens – ganz im Sinn der Therapie – preisgeben. Aber wie soll sich der Therapeut verhalten, wenn diese intimen Details Situationen offenbaren, die er als Therapeut nicht mehr für sich behalten möchte? Es sind dann Grenzen des Schweigens zu bestimmen. Man denke nur an Fragen der Gefährdung eines Dritten, also beispielsweise bei der Gefahr der Ansteckung eines Dritten durch eine Infektionskrankheit. Oder gehen wir einen Schritt weiter: Wie soll sich der Therapeut bei offenbartem Missbrauch verhalten? Stellen wir uns vor, ein Patient berichtet, wie er ein Kind missbraucht hat. Wo und wie soll der Therapeut Grenzen ziehen? Und wie soll der Therapeut dann das Brechen seines Schweigens begründen – und zwar gerade in normativer Hinsicht? In einer solchen Situation handelt der Therapeut gegen den Willen des Patienten. Aus Sicht des Patienten handelt er ihm gegenüber auch nicht wohltuend, vielmehr schadet er ihm. Nimmt man allerdings die Außenperspektive ein, so handelt der Therapeut insofern doch wohltuend für den Patienten, indem er ihn vor Schlimmerem künftig bewahrt. Dies geschieht allerdings auf Kosten des verbürgten Patientenwillens.

In diesem Zusammenhang möchte ich an den in der klinischen Praxis überwiegend eingesetzten methodischen Zugang der ethischen Reflexion erinnern. Es ist dies der viel diskutierte kohärentistische Prinzipien-Ansatz oder eben die Prinzipienethik nach Beauchamp und Childress.[9] Anstelle eines theoretischen ethischen Prinzips, wie etwa der Vernunft, geht dieser Ansatz von allgemein gültigen ethischen Grundeinsichten aus, welche die Wahrung der Menschenwürde als oberstes Ziel haben. Dabei handelt es sich um vier sogenannte Prinzipien mittlerer Reichweite: autonomy (Selbstbestimmung des Patienten), beneficence (Wohltun), non maleficence (Nichtschaden) und justice (soziale Gerechtigkeit).

---

9   Tom L. Beauchamp, James F. Childress (Hg.): Principles of biomedical ethics. 6. Aufl. Oxford 2008.

Bei der Prinzipienethik handelt es sich nicht um eine fertige Theorie.[10] Vielmehr liegt hier eine Näherung, ein Ordnungsversuch für ethisches Abwägen vor. Es sind vage, auslegungsbedürftige Prinzipien mittlerer Reichweite, die im Kontext des Alltags und der konkreten Situation präzisiert und interpretiert werden sollten.

Einflussnahme von Dritten

Wie soll ein Therapeut mit Einflüssen von Dritten umgehen, wenn dies die Beziehung betrifft, die mit dem Patienten eingegangen ist? Was soll der Therapeut also beispielsweise mit einer Anfrage des Medizinischen Dienstes der Krankenversicherung machen, die eine laufende Therapie betrifft? Im Sinn der Transparenz bespricht der Therapeut diese Anfrage offen mit seinem Patienten. Handelt er hier dann aber gegenüber seinem Patienten wirklich wohltuend, wenn er aus der intimen Detailkenntnis seiner therapeutischen Arbeit mit dem Patienten Fakten offenlegt? Oder schadet er damit seinem Patienten nicht mehr, als dass er ihm wirklich wohltuend gegenüber handelt? Sollte man aber nicht aus dem Gebot der sozialen Gerechtigkeit heraus in einem solidargemeinschaftlich finanzierten Gesundheitssystem Anfragen dieser Art transparent beantworten? Und will der Patient eigentlich, dass der Therapeut so handelt? Ist der Patient hierüber umfassend aufgeklärt worden und hat er eingewilligt? Anders gefragt, was soll der Therapeut machen, wenn sein Patient nicht möchte, dass er eine solche Anfrage eines Dritten beantwortet? Schickt der Therapeut diese Anfrage unbeantwortet zurück, kann es gut sein, dass er seinem Patienten damit noch viel mehr schadet. Und wo bleibt bei dieser Abwägung eigentlich die Selbstbestimmung des Therapeuten in Bezug auf das Handeln seinem Patienten gegenüber? Es sind dies viele offene Fragen, die in einer guten und transparenten Patient-Therapeut-Beziehung gemeinsam auf der Basis umfassender und empirisch gesicherter Informationen zu klären sind. Dabei könnten allgemeine Handlungsleitlinien im Umgang mit solchen in therapeutischen Beziehungen wiederkehrenden Fragen einem Therapeuten dienlich sein, eine individuelle und transparente Lösung mit dem Patienten zu suchen.

Handlungsfeld Kunsttherapie

Wie kann ein Therapeut sicherstellen, dass er in seinem konkreten therapeutischen Handeln ethisch reflektiert handelt? Es dürfte hilfreich sein, für die

---

10 Oliver Rauprich, Florian Steger (Hg.): Prinzipienethik in der Biomedizin. Moralphilosophie und medizinische Praxis (= Kultur der Medizin, Bd. 14). Frankfurt a.M., New York 2005.

psychotherapeutische Arbeit Rahmenbedingungen wohlüberlegten Handelns unter ethischen Gesichtspunkten zu formulieren. Dabei sollte der beruflichen Belastung von Psychotherapeuten und der Prävention dieser Belastungen ebenso gedacht werden wie der ethischen Anforderungen des Umgangs mit schwierig erscheinenden Patientenkonstellationen.

Ich möchte ein Beispiel herausgreifen: In der Kunsttherapie werden künstlerische Ausdrucksformen in ihrer Bedeutung für einen therapeutischen Prozess betrachtet.[11] Man könnte sagen: Patientenarbeiten werden für die Therapie fruchtbar gemacht und als solche analysiert bzw. bewertet. Ich verwende den Begriff „Patientenarbeit" und unterstreiche damit, dass nicht primär ästhetische Fragen im Vordergrund stehen, sondern Fragen, die im Zusammenhang einer therapeutischer Arbeit mit künstlerischen Ausdrucksformen von Patienten, also Patientenarbeiten, stehen. In der Psychotherapie ist die Selbstbestimmung des Patienten zu respektieren, es ist für wohltuendes und nicht schadendes Handeln einzutreten. Zudem ist in einer solidargemeinschaftlich verbürgten Gemeinschaft auf sozial gerechtes Handeln zu achten. In der Psychotherapie ist darüber hinaus Offenheit wichtig, die ein Therapeut dem Patienten gegenüber aufbringen sollte. In der Kunsttherapie heißt dies, dass es auch um eine wertschätzende und annahmefreie Offenheit gegenüber der Patientenarbeit geht. Dies sollte auch dann gelten, wenn diese Arbeit weit entfernt von den ästhetischen Vorstellungen des Therapeuten ist. Es geht also um ein würdevolles und wertschätzendes Miteinander, das dem Patienten und seiner Arbeit vonseiten des Therapeuten aufzubringen ist. In der Medizin und damit auch in der Psychotherapie sollten Informationen vertraulich behandelt werden. Das betrifft sowohl verbale als auch nonverbale Informationen. Im Rahmen der Kunsttherapie ist damit neben dem gesprochenen Wort auch die Patientenarbeit als nonverbale Information zu nennen, die gleichfalls der Vertraulichkeit unterliegt. Keinesfalls sollte also eine Patientenarbeit ohne Einwilligung des Patienten zur Schau gestellt, gar veröffentlicht werden. Es ist ethisch geboten, für den Patienten, aber auch für die Patientenarbeit Respekt und Sorge aufzubringen. Der kreative Akt, den der Patient aus den Materialien erschaffen hat, ist sicherlich sein Eigentum. Daran mag auch keine spitzfindige Überlegung etwas ändern, dass der Patient das Material des Therapeuten verwendet haben könnte. Es mag aber therapeutische Situationen geben, in denen es sinnvoll ist, diese Arbeit weder dem Patienten mit-, noch nach außen oder an einen Dritten weiterzugeben. So könnte beispielsweise noch vieles in der Therapie

---

11 Karin Dannecker: Die Wirksamkeit der Werte – Ethik in der Kunsttherapie. In: Dies. (Hg.): Internationale Perspektiven der Kunsttherapie. Graz 2003, S. 27–53.

unausgesprochen geblieben sein, und man könnte in Sorge sein, dass außerhalb des geschützten kunsttherapeutischen Rahmens dem Patienten durch ein öffentliches Zuschaustellen Schaden zugefügt würde. Man denke beispielsweise an traumatisierte Patienten, die in der Kunsttherapie zwar einen nonverbalen Ausdruck, aber noch nicht die Worte für ihre selbst geschaffene Patientenarbeit finden konnten. Hier hat der Therapeut im Sinn des Patienten wohltuend zu handeln und große Sensibilität gegenüber der Veröffentlichung und Verwahrung dieser in der Therapie entstandenen Patientenarbeit zu zeigen. Damit ist zugleich die Frage angesprochen, wo die Patientenarbeit aufbewahrt werden soll. Sollte die Arbeit des Patienten also im Therapieraum beziehungsweise Atelier aufgehängt werden, gehört die Patientenarbeit in eine verschlossen zu haltende Mappe beim Kunsttherapeuten oder in die Patientenakte des Patienten, die bei einem stationären Aufenthalt von vielen eingesehen werden kann? Weitere ethische Fragen stellen sich bei der Dokumentation: Im medizinischen Kontext sollte die Dokumentation so genau als möglich gestaltet werden. Gleichermaßen ist zu beachten, dass der Patient diese jederzeit einsehen kann, ohne also in bestimmter Form Schaden zu nehmen. Es geht bei der Dokumentation des therapeutischen Verlaufs einerseits um Rechtsfragen. Stellen wir uns vor, ein Patient hat sich suizidiert. So sollte bei einer Rechtfertigungsnotwendigkeit vor Gericht die Dokumentation wasserdichte Argumente bereithalten können. Insofern sollte hier dokumentiert sein die sorgfältige Anamnese, der klinische Verlauf und insbesondere sollte eine Dokumentation von Aufklärung und Einwilligung sichergestellt sein. Anzustrebendes Ziel sollte hier eine evidenzbasierte informierte partizipative Entscheidungsfindung sein, verstanden als ein prozesshaftes Geschehen. Andererseits geht es bei der Dokumentation um eine sinnvolle Begleitung der Therapie, indem der klinische Verlauf, die Indikationen sowie das konkrete Prozedere festgehalten werden.

Mit dem bereits angesprochenen Aufbewahrungsort der Patientenarbeit ist auch zu fragen, ob man eine Patientenarbeit ausstellen darf. Oder (noch) weiter gefragt: Darf man eine Patientenarbeit veröffentlichen? Unter welchen Bedingungen darf man eine Patientenarbeit wo veröffentlichen? Welche Bedingungen sind generell an gute Forschung im Rahmen der Kunsttherapie zu stellen? Dabei spielt das Informierte Einverständnis des Patienten (Informed Consent) eine zentrale Rolle. Schon bei der Frage, ob die im Rahmen eines kunsttherapeutischen Prozesses entstandene Patientenarbeit bei einem Fachvortrag vom Therapeuten gezeigt werden darf, bedarf es der Zustimmung des Patienten. Der Therapeut sollte im gewählten Beispiel also erklären, warum die Patientenarbeit öffentlich gezeigt werden soll. In welchem Kontext steht diese Präsentation? Wer nimmt an der Präsentation alles teil? Wo findet die Präsentation statt? Welche Inhalte kommen bei der Präsentation zur Sprache? Wie wird dafür Sorge getragen, dass die Persönlichkeitsrechte des Patienten gewahrt bleiben? Der Patient muss Wesen, Tragweite und Bedeutung der Entscheidung verstanden haben beziehungsweise richtig einschätzen können. Stimmt der Patient also der öffentlichen Präsentation seiner Arbeit zu? Der Therapeut sollte sich vergewissern, dass die Patienteneinwilligung auch wirklich tragfähig ist. Weiß der Patient also wirklich, worauf er sich einlässt? Ist dem Patienten klar geworden, wer seine Patientenarbeit alles sehen wird? Hat er verstanden, welche Inhalte mit der Präsentation seiner Patientenarbeit formuliert werden? Sind dem Patienten der Kontext und damit die Tragweite der Präsentation klar geworden? Schließlich ist auf die Freiwilligkeit der Entscheidung zu achten. Es darf also weder Zwang noch Einfluss von Dritten ausgeübt werden. Der Therapeut sollte im gewählten Beispiel darauf achten, dass der Patient keine sozial erwünschte Antwort gibt, um beispielsweise dem Therapeuten einen Gefallen zu erweisen. Darüber hinaus sollte der Therapeut auch sicherstellen, dass kein Dritter auf die Entscheidung des Patienten Einfluss genommen hat. Die therapeutische Arbeit mit Bildern wirft Fragen auf, die klinische Bedeutung haben und damit auch einer normativen Reflexion standhalten sollten. Allgemeiner kann man formulieren: Die zunehmende Spezialisierung in der Medizin führt für den Patienten zu einer qualifizierten Gesundheitsversorgung auf der Basis hochwertigen Expertenwissens. Dabei ist unter Beachtung der Selbstbestimmung des Patienten und einer evidenzgeleiteten partizipativen Entscheidungsfindung zum Wohl des Patienten zu handeln und Schaden von diesem abzuwenden. Die Kunsttherapie befindet sich als junge Disziplin in einem Profilierungs- und Weiterentwicklungsprozess, bei dem ethische Fragen mehr Raum erhalten sollten. Hier ist auch an ethische Fragen der Organisation sowie an Fragen der Forschungsethik zu denken.

Grenzen und Transparenz

In der Psychotherapie ist es eine wichtige Herausforderung, die Grenzen zum Patienten klar und transparent zu ziehen und dann auch einzuhalten. So wird von zahlreichen sexuellen Übergriffen in Psychotherapien berichtet, die nicht geduldet werden können. Die hier zu fordernde Abstinenz sollte auch berufsrechtlich Niederschlag finden. Aber auch von narzisstischem Missbrauch in Psychotherapien wird erzählt und nicht zuletzt von Formen des ökonomischen Missbrauchs. Kurz gesagt: Der Patient wird hier durch gezielt eingesetzte psychotherapeutische Technik in Abhängigkeit zum Therapeuten gebracht. Der Patient regrediert regelrecht zum Kind. Wohin kann sich der Patient dann aber wenden, erkennt er solches und bringt er den Mut auf, um sich über seinen Therapeuten zu beschweren? Es gibt das verdienstvolle Engagement des „Ethikverein e.V. – Ethik in der Psychotherapie" (www.ethikverein.de). In der Summe sind solche Beschwerdestellen für Patienten aber kaum zu erkennen. Offensichtlich gefährdet auch das spezifische Setting einer Psychotherapie, dass es hier zu gehäuften Übergriffen kommt. Insofern sind gezielte Präventionsmaßnahmen zu ergreifen, die eben solchen Missbrauchstendenzen vorbeugen, damit diese gar nicht erst ausreifen können. Und eben hier sollte die Ethik eine prominente Rolle einnehmen.

In der Psychotherapie ist Transparenz geboten und zwar sowohl nach außen als auch im Binnenverhältnis zum Patienten, wenn es um die Frage der Authentizität geht. Dabei stellt sich beispielsweise beim Therapievertrag, der den Rahmen der psychotherapeutischen Behandlung bestimmt, immer wieder neben dessen moralischer Rechtfertigung diese Frage nach Transparenz. Erst Transparenz macht aber eine gute psychotherapeutische Arbeit mit Patienten möglich und sorgt dafür, dass therapeutische Angebote erfolgreich zur Anwendung kommen. Es gehört dazu, gegenüber dem Patienten die Indikation transparent zu kommunizieren. Hieran schließt sich sogleich das Begehren des Patienten an, Einsicht in die Patientenakte zu erhalten. Mit dem Patientenrechtegesetz von 2013 wurde dies noch einmal allen deutlich gemacht. Freilich ist dies bei allen objektivierbaren Befunden kein größeres Problem. Wie steht es aber um persönliche Aufzeichnungen des Therapeuten, welche dieser zu Papier gebracht hat? In der Psychotherapie ist es durchaus üblich, dass auch Hypothesen oder Phantasien zu Papier kommen. Diese könnten dem Patienten durchaus schaden, wenn er diese ungeschützt, ohne weiteren Kontext und damit ohne Erläuterung zur Kenntnis gebracht bekommt. Insofern steht durchaus zu befürchten, dass der Therapeut seinem Patienten schadet, wenn er diese Aufzeichnungen entsprechend transparent nach außen gibt und zur Einsicht freigibt. Daran ändert nichts, dass dies durchaus dem Willen des Patienten entsprechen könnte. Sollte dann nicht von Anfang an, also schon zu Beginn einer Therapie, transparent mit dem Patienten besprochen werden, dass die Patientenakte subjektive Befunde enthält, welche der Patient nicht einsehen sollte? Sollte der Patient hierauf nicht auch schriftlich verpflichtet werden? Wenn dem nicht so ist, werden Therapeuten diese Dokumentation unterlassen, was wiederum der Therapiequalität nicht zugute kommen wird. Im Therapievertrag kann und sollte auch der Umgang mit einem Ausfallhonorar geregelt werden. So kann hier geregelt werden, dass eine nicht in Anspruch genommene, aber zuvor fest vereinbarte, Therapiestunde dem Patienten privat in Rechnung gestellt wird. Dies kann man noch an gewisse Bedingungen knüpfen wie beispielsweise ein definiertes Zeitfenster (zum Beispiel von 48 Stunden) für die Möglichkeit einer kostenneutralen Absage. Wichtig ist, dass im Sinn der Transparenz und des offenen Miteinanders solches vorher fest vereinbart wird. Ob man das Honorar bei einer nicht oder zu spät abgesagten Therapiestunde dann wirklich einfordert oder ob Konstellationen denkbar sind, bei denen diese Regelung im Einzelfall individuell abzuwägen ist, bleibt letztlich dem verantwortlichen Therapeuten überlassen.

Therapieplätze

Ein weiteres ethisches Konfliktfeld stellt die Vergabe von Therapieplätzen dar. Gerade ältere, multimorbide und psychisch schwerkranke Menschen haben häufig Schwierigkeiten einen Psychotherapieplatz zu bekommen. Dies kann von den Psychotherapeuten durchaus beeinflusst werden. Denn der Therapeut ist es, der seine Therapieplätze nach Kriterien vergibt, die er allein festlegt. Hier hinzu tritt noch die Gruppe der Patienten, die, bei fehlender medizinischer Notwendigkeit, mit Unterstützung eines Therapeuten, Psychotherapie als Form des Enhancement nutzen möchten. Ich weiß, dass dies *de iure* nicht auf Kosten der Solidargemeinschaft statthaft ist. Denn Psychotherapie soll nur stattfinden, wenn diese medizinisch notwendig ist und prognostisch Aussicht auf Besserung verspricht. Sieht man von dieser Einschränkung aber einmal ab, bleibt es *de facto* in der Abwägung des Therapeuten, wem er den freien Therapieplatz überlässt. Auch eigene Wertanschauungen des Therapeuten dürften hier eine Rolle spielen. Ob sich ein solches Vorgehen ethisch rechtfertigen lässt, bleibt zweifelhaft. Und dies ist von großer Bedeutung in einem solidargemeinschaftlich verbürgten Gesundheitssystem, in welchem begrenzte Ressourcen gerecht zu verteilen sind. Es ist verständlich, wenn ein Therapeut im Sinn der eigenen Salutogenese und Psychohygiene die Zahl der von ihm parallel behandelten Patienten begrenzt. Es ist auch nachvollziehbar, wenn hier bestimmte Störungsgruppen in der Zahl der zu besetzenden Psychotherapieplätze durch den Therapeuten quantitativ limitiert werden. Dabei handelt es sich dann aber um eine implizite Leistungsbegrenzung, wenn der Therapeut limitiert und damit bestimmte Patienten von der Versorgung ausschließt. Doch nur explizite Rationierungen, die also auf einer Ebene oberhalb der konkreten Patient-Therapeut-Beziehung festgelegt werden, sind transparent, konsistent, behandeln also Patienten gleich, und entlasten letztlich die Patient-Therapeut-Beziehung.[12]

Ohne eine vorgegebene Priorisierungsmatrix wird es nicht gehen. Länder mit etablierten Priorisierungen wie Finnland, Schweden oder Großbritannien machen uns vertikale wie horizontale Priorisierungen vor: Bei einer vertikalen

---

12 Georg Marckmann: Gesundheit und Gerechtigkeit. In: Bundesgesundheitsblatt – Gesundheitsforschung – Gesundheitsschutz 51 (2008), S. 887–894.

Priorisierung wird auf einen abgegrenzten Versorgungsbereich Bezug genommen, wie zum Beispiel Herzkrankheiten; einzelne Maßnahmen erhalten eine Rangzahl von 1–10, wobei 1 die höchste Priorität hat. Bei einer horizontalen Priorisierung wird auf verschiedene Krankheits- oder Patientengruppen Bezug genommen. Es wird nach einem Vier-Stufen-Modell wie folgt abfallend priorisiert: 1. Lebensschutz und Schutz vor schwerem Leid und Schmerzen; 2. Schutz vor Ausfall oder Beeinträchtigung wesentlicher Organe und Körperfunktionen; 3. Schutz vor weniger schwerwiegenden oder nur vorübergehenden Beeinträchtigungen des Wohlbefindens; 4. Verbesserung und Stärkung von Körperfunktionen.

Da die Frage der Leistungsbegrenzung in einem solidargemeinschaftlich finanzierten Gesundheitssystem von zentraler Bedeutung ist, möchte ich in diesem Zusammenhang auf folgende konkrete und mögliche Situation blicken: Ein psychologischer Psychotherapeut mit einer Kassenzulassung hat einen freien Therapieplatz. Er führt Erstgespräche: Das erste Gespräch führt der Therapeut mit einem 59jährigen arbeitslosen Patienten mit Migrationshintergrund, der gebrochen deutsch spricht, mit dem er sich aber ausreichend verständigen kann. Der Patient sucht dringend einen ambulanten Psychotherapieplatz. Er wurde kürzlich aus einer psychiatrischen Klinik entlassen. Nach einem schweren Suizidversuch erfolgte dort eine zehntägige stationäre Krisenintervention. Der Patient berichtet von vermehrtem Alkoholkonsum aufgrund von Konflikten mit seiner Ehefrau, bei denen er auch handgreiflich geworden sei. Der Patient habe sich schon vergeblich bei zahlreichen Kollegen um einen Termin für ein Erstgespräch bemüht, aber von allen mitgeteilt bekommen, dass in absehbarer Zeit kein Therapieplatz frei sei. Vor drei Monaten habe er eine ambulante Psychotherapie nach sechs Sitzungen abgebrochen, da er mit dem Therapeuten nicht klargekommen sei. Der Patient macht auf den Therapeuten einen unsympathischen Eindruck. Der Therapeut spürt einen Widerwillen gegen den Patienten. Am selben Tag führt der Therapeut ein zweites Erstgespräch mit einer 24jährigen verbal differenzierten Geschichtsstudentin ohne psychotherapeutische Vorbehandlung. Sie präsentiert das Bild einer Panikstörung und möchte ihr agoraphobes Vermeidungsverhalten in den Griff bekommen. Wer bekommt nun den freien Therapieplatz? Wie lässt sich die Entscheidung begründen, und zwar nicht zuletzt normativ abgewogen? Anders gefragt, welche Argumente können gegen den ersten Patienten angeführt werden, die einer normativen Argumentation standhalten können? Es dürfte schwer fallen, hier normative Argumente zu finden. Man könnte die Prognose stark machen; und auch die Compliance hat Gewicht. Der erstgenannte Patient braucht aber sicherlich eher psychotherapeutische Unterstützung als die zweitgenannte Patientin. Dennoch dürfte den Therapieplatz die Patientin bekommen. Das kann man auch in gewisser Weise nachvollziehen, aber schwerlich mit normativen Argumenten unterfüttern. Und fühlt man sich der sozialen Gerechtigkeit verpflichtet, wird man diese Entscheidung schwer begründen können.

Eine Frage der sozialen Gerechtigkeit ist sicherlich auch die Diskussion um den Einsatz von ausschließlich psychotherapeutisch tätigen Ärzten im allgemeinen ärztlichen Bereitschaftsdienst. In Bayern ist diese Diskussion derzeit durch die Änderung der Bereitschaftsdienstordnung virulent, in anderen Bundesländern werden zum Teil schon seit Längerem die ausschließlich psychotherapeutisch tätigen Ärzten miteinbezogen. Zum Wohl und zur Abwehr von Schaden des Patienten muss der Facharztstandard ärztliches Handeln bestimmen. Dies gilt insbesondere für den ärztlichen Bereitschaftsdienst. Die Diskussion wäre erweiterbar um den Einsatz von Laborärzten, Radiologen, Pathologen u. a., die auch für diesen Dienst herangezogen werden. Die ausschließlich psychotherapeutisch tätigen Ärzte haben sich hochspezialisiert und beschäftigen sich exklusiv mit psychischen Störungen. Sie sind mit somatischen Fragestellungen nicht vertraut. Nun soll diese Fachgruppe ärztlichen Bereitschaftsdienst verrichten, in dessen Rahmen akute, ja lebensbedrohliche Situationen der somatischen Medizin auftreten können und werden. Psychotherapeutisch tätige Ärzte mögen zwar damit vertraut sein, psychische Akutsituationen zu behandeln, sicherlich aber nicht somatische Diagnostik bzw. Therapie auf Facharztstandard durchzuführen. Diese ärztliche Fachgruppe hat sich freilich fachspezifisch fortgebildet, aber in der Regel keine somatischen Fortbildungen besucht. Denn sie waren jahrelang von diesem Dienst befreit. Ich sehe hier eine hohe Gefährdung der Patienten. Es stehen die altbewährten medizinethischen Gebote des Wohltuns und Nichtschadens auf dem Spiel. Wie sollen Ärzte, die sich auf psychische Störungen spezialisiert haben, plötzlich somatische Medizin auf Facharztstandard betreiben können? Hier helfen keine Schnellkurse, wie diese gefordert, angeboten und jetzt durchgeführt werden. Werden Ärzte, die sich diesen Dienst nicht zutrauen, dennoch verpflichtet, ist dies mit der hohen Professionalisierung und Spezialisierung in der Medizin nicht vereinbar. Außerdem können zentrale medizinethische Prinzipien (Wohltun bzw. Nichtschaden) verletzt werden. Wissen die Patienten überhaupt über diese Situation umfassend genug Bescheid? Im Genfer Gelöbnis, das auf den Hippokratischen Eid zurückgeht und Teil der ärztlichen Berufsordnung ist, sind grundsätzliche medizinethische Prinzipien und Haltungen verankert. Eines davon ist die Kollegialität, an welche ich in diesem Zusammenhang erinnern und an welche ich nachdrücklich appellieren möchte: Unser solidargemeinschaftlich verpflichtetes Gesundheitssystem, um das uns viele beneiden, hat zur Konsequenz, dass wir auch das verbürgte medizinethische Prinzip der Gerechtigkeit im ärztlichen Handeln im Blick haben sollten. Der Bereitschaftsdienst ist eine Sache von allen hierzu qualifizierten Ärzten für alle Patienten. Kein Arzt darf gezwungen werden, gegen sein Wissen oder Gewissen zu handeln. Das ist schon durch die ärztliche Berufsordnung garantiert. Der fachärztliche Standard stellt die Norm des Wissens und die Basis für ärztliches Handeln dar. Die individuelle Einstellung, die individuelle Haltung zu moralischen Fragen, bildet das Gewissen. So kann kein Arzt gezwungen werden, einen Schwangerschaftsabbruch durchzuführen, und keiner kann verpflichtet beziehungsweise gezwungen werden, eine medizinisch nicht indizierte Beschneidung durchzuführen. Die aktuelle Diskussion um die ärztliche Sterbehilfe betont die Bedeutung des Gewissens bei ärztlichen Handlungen. So kann auch kein Arzt verpflichtet oder gezwungen werden, einen Bereitschaftsdienst durchzuführen, wenn er sich diesen nicht zutraut. Fühlt sich ein Arzt nicht in der Lage, am ärztlichen Bereitschaftsdienst teilzunehmen, und er die Übernahme eines solchen Dienstes nicht mit seinem Gewissen vereinbaren, beispielsweise weil er in Sorge ist, den Prinzipien des Wohltuns und Nichtschadens nicht hinreichend entsprechen zu können, sollte er das nicht tun. Juristen warnen sogar davor, dies in diesem Fall trotzdem zu tun, weil durch die Übernahme eines solchen Dienstes ein Übernahmeverschulden zum Tragen kommt. Es führt an dieser Stelle auch nicht weiter, dann auf die Approbation als angeblich hinreichende Voraussetzung für die Übernahme eines solchen ärztlichen Bereitschaftsdienstes hinzuweisen. Der Arzt, der sich hierzu nicht befähigt fühlt, sollte zu einem solchen Dienst keinesfalls verpflichtet werden. Dies zum Wohl des Patienten. Sicherlich ist es ein guter und richtiger Schritt, eine Poollösung zu verfolgen. Aus einem solchen Pool heraus kann ein Vertreter gestellt werden für diejenigen ärztlichen Kollegen, die sich außerstande sehen, einen solchen Dienst zu übernehmen. Finanziert werden sollte dieser Pool nach dem Prinzip der Gerechtigkeit von allen kassenärztlich Tätigen zu gleichen Teilen. Um es noch einmal emphatisch auf den Punkt zu bringen: Ärztliches Handeln sollte die allgemein anerkannten medizinethischen Prinzipien des Wohltuns und Nichtschadens des Patienten gerade im Bereitschaftsdienst sicherstellen.

Sexuelle Identität

Verständnis und Umgang der Medizin mit menschlicher Sexualität und individueller sexueller Identität stellen einen grundlegenden Bereich medizinethischer Reflexion dar.[13] Im Mittelpunkt der Diskussion steht die Achtung der Menschenwürde und zwar im Kontext des medizinischen Umgangs mit der

---

13 Florian Steger: Menschenwürde und sexuelle Identität. In: Jan C. Joerden, Eric Hilgendorf, Felix Thiele (Hg.): Handbuch Menschenwürde und Medizin. Ein interdisziplinäres Handbuch. Berlin 2013, S. 905–917.

sexuellen Identität Einzelner. Aus medizinethischer Perspektive ist die Achtung der Menschenwürde als zentrale Aufgabe psychotherapeutischen Handelns anzusehen. Sie erfährt ihre Konkretisierung durch die Wahrung und den Schutz der Selbstbestimmung des Einzelnen.

Der gesellschaftliche und medizinische Umgang mit Homosexualität war in der Geschichte von einer diskriminierenden und stigmatisierenden Haltung geprägt. Circa 5–10% der weltweiten Bevölkerung sind homosexuell und werden als Minderheit diskriminiert. Man spricht hier von Homophobie, der Homosexuelle vonseiten der Gesellschaft ausgesetzt sind. Bei internalisierter Homophobie setzt sich der Homosexuelle dieser selbst aus. Auch heute steht Homosexualität keineswegs gleichberechtigt und vorurteilsfrei neben Heterosexualität.[14] Zwar ist vielerorts eine positive Entwicklung hinsichtlich der juristischen Lebenssituation festzustellen, doch ist diese keineswegs gleichbedeutend mit gesellschaftlicher Akzeptanz. Gleichgeschlechtliche sexuelle Beziehungen unter Erwachsenen sind seit 2001 in Deutschland mit dem Gesetz über eingetragene Lebenspartnerschaften gesetzlich anerkannt. Beziehungen oder Eheschließungen zwischen Homosexuellen stoßen aber weiterhin in vielen Lebensbereichen (Arbeitsplatz, Wohnungssuche) auf Diskriminierung und Ablehnung. Auf dem Boden homophober Konfrontationen können Diskriminierungen psychisch und somatisch gewaltsam sein und entsprechend traumatisch erfahren werden.[15]

Stigmatisierungen von Homosexuellen sind nicht auf Deutschland begrenzt, sondern eine allgemeine Erscheinung. Immer wieder sehen sich Homosexuelle strukturellen Diskriminierungen in Form von Ausgrenzungen oder Angriffen ausgesetzt. So liegt mir aus dem Jahr 2014 ein an mich adressiertes Schreiben der Nationalen Akademie der Wissenschaften Weißrusslands vor, in welchem die Menschenwürde an die Reproduktionsfähigkeit gebunden wird: „Our position is that human rights do not mean that a person can do anything he/she wants, people can have the right without any limitations only in case their activity does not prevent the main right of a human – the right-to-life. Homosexualism is a phenomenon that stops the right of a human to reproduction of life. That is why we consider homosexualism is a phenomenon which is an antipode to human dignity." Und in Russland hat man sich für die Sicherheit im Straßenverkehr dazu

---

14 Udo Rauchfleisch: Schwule, Lesben, Bisexuelle. Lebensweisen, Vorurteile, Einsichten. Göttingen 2001. Kurt Wiesendanger: Schwule und Lesben in Psychotherapie, Seelsorge und Beratung. Göttingen 2001; Kurt Wiesendanger: Vertieftes Coming-out. Schwules Selbstbewusstsein jenseits von Hedonismus und Depression. Göttingen 2005.
15 Martin Plöderl: Sexuelle Orientierung, Suizidalität und psychische Gesundheit. Weinheim, Basel 2005.

veranlasst gesehen (Regierungsverordnung 1604), Transsexuellen, Transvestiten und Menschen mit anderen und weiteren sexuellen Orientierungen zu verbieten eine Führerscheinprüfung abzulegen. In diesem Zusammenhang ist in der *taz* (10.1.2015) zu lesen: „Der Kampf gegen Homosexualität und nicht normiertes Sexualverhalten ist ein ideologischer Grundstein des Kreml seit Wladmir Putin 2012 an die Macht zurückkehrte. Das Schüren von Hass gegen Minderheiten ist Teil der Staatsdoktrin." Es sei ebenfalls darauf hingewiesen, dass die Transsexualität (ICD-10, DSM-IV) oder Geschlechtsdysphorie (DSM-V) bis heute ein Phänomen ist, das der starken gesellschaftlichen Inakzeptanz unterliegt und noch heute eine ausgeprägte Diskriminierung zur Folge hat.[16] Insofern können häufig psychische Symptome auch als Ausdruck von Diskriminierung angesehen werden und insofern erfährt in diesem Zusammenhang die Frage nach Henne oder Ei eine starke Berechtigung.

Unter derartigen gesellschaftlichen Voraussetzungen stellt es für viele Homosexuelle eine große Herausforderung dar, auf dem langen Weg des Coming-out ihre Identität in ihrem jeweiligen sozialen und beruflichen Umfeld zu behaupten und zu verwirklichen.[17] Diese Einschränkung von Selbstverwirklichung steht in einem grundsätzlichen Konflikt mit der Wahrung der Menschenwürde von Homosexuellen. Denn die Wahrung der Menschenwürde erfährt ihre Verwirklichung durch einen respektvollen, vorurteilsfreien und wertschätzenden Umgang mit dem Gegenüber; einen Umgang, der dem Einzelnen das Recht auf Selbstverwirklichung unabhängig von seiner sexuellen Identität zugesteht.

Für viele Homosexuelle kommt es in der Anfangsphase ihrer sexuellen Identitätsentwicklung im Zuge der Auseinandersetzung mit ihrer Homosexualität zum Konflikt mit internalisierten – familiären, gesellschaftlichen oder religiösen – Werten und Normen. Dem Ausleben der eigenen Gefühle und Neigung steht die Angst gegenüber, aus der Familie oder Gemeinschaft ausgestoßen zu werden. Dieser Konflikt kann zur Selbstattribution von Schuld am Anderssein führen und bis zur „Selbststigmatisierung" im Sinn einer Verinnerlichung von homosexuellenfeindlichen Einstellungen (internalisierte Homophobie) reichen. In diesem Zusammenhang ist es wichtig, dass jede Form von Homophobie und Diskriminierung – mag diese nun individuell, strukturell oder gegen sich selbst gerichtet („Selbststigmatisierung") sein – für den Diskriminierten gravierende Folgen für Selbstwertgefühl und subjektives Befinden hat. Im Zuge des Konfliktes

---

16 Maximilian Schochow, Saskia Gehrmann, Florian Steger (Hg.): Inter*- und Trans*Identitäten. Ethische, soziale und juristische Aspekte (im Druck).
17 Richard A. Isay: Schwul sein. Die psychologische Entwicklung des Homosexuellen. München, Zürich 1989.

mit der Umwelt suchen nicht wenige Homosexuelle nach Coping-Strategien und therapeutischer Unterstützung. Von einigen Gruppen und Organisationen, vorwiegend religiöser Fundierung, sowie von einigen Therapeuten werden hierfür sogenannte „Konversionstherapien" oder „sexuelle Reparationstherapien" angeboten.[18] Bei diesen therapeutischen Ansätzen handelt es sich um methodologisch unterschiedliche Verfahren, die antiquierte und empirisch nicht validierte psychoanalytische Theorien mit verhaltenstherapeutischen Interventionen zu verbinden suchen. Inhaltlich basieren diese Verfahren auf der Annahme, dass es sich bei Homosexualität nicht um eine angeborene sexuelle Orientierung, sondern um eine „Entwicklungsstörung" bzw. eine „Krankheit" handelt. Bislang konnten keine gesundheitsförderlichen Effekte für Konversionstherapien belegt werden. Dagegen sind schädliche Konsequenzen im Sinn einer Verstärkung der ursprünglichen psychischen Problematik vielfach belegt. Dies macht die Konversionstherapien insofern ethisch inakzeptabel. Die ethischen Grundsätze für das therapeutische Handeln, nicht zu schaden, sondern wohltuend zu handeln, werden nicht geachtet. Vertreter dieser Anschauungen, meist aus evangelikalen Kreisen, weisen in diesem Kontext darauf hin, dass der Wunsch bzw. das Therapieziel der Heterosexualisierung von den Betroffenen selbst vorgebracht wird. Derartige Therapiemotivationen sind nicht als freiwillig anzusehen. Sie basieren auf gesellschaftlichen Diskriminierungen und Zwängen und haben zur Internalisierung von Homophobie geführt. Anstatt den Therapiewunsch des Patienten hinsichtlich zugrunde liegender internalisierter Homophobie zu explorieren, setzen Konversionstherapien somit die bereits in der Umwelt erlebte Diskriminierung und Stigmatisierung von Homosexualität als Krankheit fort und bestärken die Betroffenen in der Entwicklung eines negativen Bezugs zu ihrer sexuellen Identität. Das Selbstbestimmungsrecht der Betroffenen wird in erheblichem Ausmaß und unter Inkaufnahme schwerer psychischer Traumatisierung eingeschränkt. Aus diesem Grund ist es fragwürdig, von Konversionstherapien als Therapien im eigentlichen Sinn zu sprechen, da sie letztlich aus ethischer Sicht als menschenunwürdig zurückzuweisen sind. In eben diesem Sinn hat 2013 die World Medical Association im Rahmen ihrer 64. Generalversammlung eine Bewertung von Konversionstherapien als ethisch abzulehnen vorgenommen.[19] Auch die

---

18 Jürgen Brunner: The crooked straight – Reorientierungstherapien aus ethischer Sicht. In: Florian Steger (Hg.): Was ist krank? Stigmatisierung und Diskriminierung in Medizin und Psychotherapie. Gießen 2007, S. 151–188.

19 World Medical Association: WMA Statement on Natural Variations of Human Sexuality. Adopted by the 64th General Assembly, Fortaleza, Brazil, October 2013. www.wma.net/en/30publications/10policies/s13 (Stand 10.3.2014).

Bundesärztekammer hat sich 2014 während des 117. Deutschen Ärztetages hiermit intensiv auseinandergesetzt und eine solche ethische Bewertung vorgenommen, Konversionstherapien als menschenunwürdig und ethisch inakzeptabel einzustufen.[20] In Abgrenzung zu den Konversionstherapien wurden in den letzten Jahren affirmative therapeutische Ansätze (gay affirmative therapy) entwickelt, die auf die Bearbeitung von Konflikten im Rahmen der sexuellen Identitätsentwicklung abzielen.[21] Dabei sollen die spezifischen Bedürfnisse und Lebensumstände der Betroffenen berücksichtigt und eine vorurteilsfreie und annehmende Grundhaltung gegenüber Homosexualität bezogen werden. Neben der Wahrung der alten Grundsätze des Wohltuns und Nichtschadens ist hier eine Ethik des Umgangs mit dem Anderssein verwirklicht, welche die Realisierung der Selbstbestimmung ermöglicht und somit die Achtung der Menschenwürde gewährleistet. Vor dem Hintergrund der Frage nach Wahrung der Menschenwürde im Umgang mit Homosexuellen ist daher für eine solche annehmende Grundhaltung sowohl vonseiten der Gesellschaft als auch der Medizin und Psychologie zu plädieren.

Fazit

Im menschlichen Miteinander stellen sich auf verschiedenen Ebenen Tag für Tag ethische Fragen. Dabei sind auch zahlreiche medizinethische Fragestellungen zu beschreiben, die nicht vor dem Gebiet der Psychotherapie des Erwachsenen haltmachen. Für Kinder und Jugendliche ergeben sich einmal mehr medizinethische Fragen. Man denke nur an die komplexe Situation der Aufklärung und Einwilligung bei Kindern und Jugendlichen, die hier aber nicht Gegenstand sein konnte.

Im psychotherapeutischen Alltag sind ethische Prinzipien stets gefährdet verletzt zu werden. Das enge therapeutische Bündnis, das eine Psychotherapie zur Voraussetzung hat, stellt eine besondere Gefährdung dar. Insofern sollte ein Psychotherapeut besonders darauf achten, dass die Normen eines professionellen therapeutischen Handelns gewahrt werden. Offenheit und Transparenz im Umgang miteinander sind zentrale Prinzipien. Entscheidungen sollten im Rahmen eines Prozesses erfolgen, der von Empirie, Aktivität und Partizipation gleichermaßen geprägt ist. In der Kunsttherapie stellen sich keine eigenen ethischen Fragestellungen. Vielmehr sind ethische Fragen in der Psychotherapie auch hier zu erkennen und entsprechend ist mit diesen umzugehen. Vielleicht ist die Frage des Umgangs

---

20 Entschließungen zum Tagesordnungspunkt VII: Tätigkeitsbericht der Bundesärztekammer. In: Deutsches Ärzteblatt 111 (2014), A-1157 / B-997 / C-941.
21 Peter Fiedler: Affirmative Psychotherapie bei Lesben, Schwulen und Bisexuellen. In: Verhaltenstherapie & psychosoziale Praxis 38 (2006), S. 657–670.

mit der Patientenarbeit etwas besonderes in der Kunsttherapie und verschieden von der Psychotherapie. Sobald aber gestalterische Elemente in die Psychotherapie integriert werden, sind auch diese Themen der Aufbewahrung, Herausgabe und des Zuschaustellens zu beachten. Das Thema der Sexualität und vor allem der professionelle Umgang mit dieser in Medizin und Psychotherapie ist abschließend Gegenstand meiner Ausführungen gewesen. Hierbei geht es vor allem um eine offene, vorurteilsfreie und wertschätzende Begegnung, die auf Annahme und nicht Abgrenzung, Diskriminierung oder gar Psychopathologisierung aus ist. Ethik kann in hohem Maß präventiv wirken, weshalb eine ethisch reflektierte Psychotherapie auch in diesem Sinn angemessen ist.

Dieser Aufriss der zahlreichen ethischen Fragestellungen in der Psychotherapie soll Anregung zum Weiterdenken und Postulat für eine vertiefte Auseinandersetzung mit diesen Fragen in Aus-, Fort- und Weiterbildung sein.

Cognitive-behavioural psychotherapist as ethicist

Katarzyna Marchewka und Bartłomiej Dobroczyński

Zusammenfassung

Der Beitrag beschreibt Vorstellungen von Rollen des Psychotherapeuten im Prozess der Therapie, insbesondere seiner Rollen als Ethiker und Philosoph. Zunächst werden Karl Jaspers Anmerkungen zum Psychiater in der Rolle des Philosophen referiert. Der Therapeut/Philosoph besitzt demzufolge eine spezifische Weltsicht, die seine Therapie ebenso wie die Meinung des Patienten beeinflusst. In der Konzeption Tjeltveits, die im weiteren Verlauf des Artikels beschrieben wird, wird der Therapeut eher als Ethiker verstanden. Demzufolge findet sich der Therapeut in Situationen wieder, die einer Reflektion ethischer Fragen der Psychotherapie, des Einflusses ethischer Vorstellungen auf zwischenmenschliche Beziehungen und des Einflusses des Therapeuten auf andere Menschen, insbesondere auf den Patienten, bedürfen. Die vorgestellten Konzepte werden von den Autoren genutzt, um einen Blick auf den Verhaltenstherapeuten als Philosophen/Ethiker zu präsentieren.

Abstract

The article describes conceptions of the roles which the psychotherapist adopts during the process of therapy: that of the philosopher/ethicist. The first part of the article presents Karl Jaspers' thoughts on the psychotherapist assuming a philosopher's role in a therapeutic relationship. The therapist-philosopher has a certain worldview which influences the process of therapy, as well as the client's opinions. In Tjeltveit's conception, described later in the article, the psychotherapist is considered an ethicist. Understood thus, the role of therapist emerges particularly in the following situations: reflection on the ethical questions of psychotherapy, the situation in which an ethical worldview that influences relationships with others is adopted, and when the therapist impacts the opinions and views of other people, especially clients. Introduced concepts are used by the authors to present a view on the cognitive-behavioural psychotherapist as philosopher/ethicist.

Introduction

What is contemporary psychotherapy? What is its status among other types of human activity? Which notions best describe its essence? On one hand, the efforts of many contemporary theorists and practitioners of psychotherapy aim at turning it into an exact science – hence psychotherapy becomes treated as a medical specialisation, and efforts are taken towards making it an evidence based practice (EBP). On the other hand, psychotherapy is considered an interdisciplinary activity, connecting psychological and medical knowledge with elements of other disciplines such as sociology, educational science, philosophical anthropology or ethics. In such contexts, psychotherapy is sometimes described as an art – practicing this profession requires the skills of diagnosis, adequate use of therapeutic methods, continuous self-education, but also intuition, empathy, metaphor and interpretation. Psychotherapy is not merely a craft whose procedures can be applied after acquiring proper education, and whose results can be predicted with high probability – it is also a process occurring between two people, which contains an element of something unpredictable and uncertain.

Habermas observes that contemporary psychotherapy acquires the function of eliminating mental ailments, which previously belonged to philosophy.[1] Currently, psychotherapy has the status of an increasingly developing field of knowledge about human life, and thus becomes a type of wisdom; hence its aims become analogous to the challenges set by Stoic or Epicurean philosophy. Contemporary therapeutic currents have ceased to be simply a method for curing certain mental disorders – it happens that their complex worldview embraces and explains the entirety of human existence.[2] Psychotherapy is supposed to provide spiritual balance, or even answer questions about the meaning and goals of life.

Psychiatrist and philosopher Karl Jaspers in his „The Nature of Psychotherapy"[3] notes that defining notions which are important from a therapeutic point of view, such as the client's welfare, health, illness, happiness, and the meaning of existence, are dependent on the worldview present in a particular psychotherapeutic current; behavioural therapy can be offered as an example here. A human being

---

[1] Jürgen Habermas: Czy istnieją postmetafizyczne odpowiedzi na pytanie: czym jest „właściwe życie"? In: Res Publica Nowa 2 (2001), pp. 101–105. The lecture was presented at the conference, which took place in 2001 at the New School for Social Research in New York. Marcin Szuster (trans.).

[2] Agnieszka Popiel, Ewa Pragłowska: Psychoterapia poznawczo-behawioralna. Teoria i praktyka. Warszawa 2008.

[3] Karl Jaspers: The Nature of Psychotherapy. Chicago 1964.

is perceived as tabula rasa, written over by subsequent life experiences, according to the impulse-reaction pattern. The removal of unhealthy behaviours and their replacement with more adaptive ones is considered the aim of therapy. Because every reaction is a result of the conditioning process (both classic and instrumental), a human being is determined by impulses and reinforcements. Despite the (not entirely clear) postulate of the therapist's ideological neutrality, therapeutic currents follow particular values or, in a wider perspective, views on reality; Jaspers compares therapeutic schools to new religious movements.[4] A potentially dangerous situation occurs when a person suffering from mental ailments meets a therapist who wishes to turn them into someone new, according to their own plan; someone who would be a mentor not only in the field of psychology, but also in terms of general worldview. It seems that such an unethical situation will not come into being if the therapist follows the deontological rules characteristic for their professional group.

Psychotherapist-Philosopher

The psychotherapist who, during therapy, uses specific methods and techniques, defines mental health in a particular way, and essentially interferes with the client's psyche in order to reach a distinct goal in therapy, expresses a set of views, a perception of reality, and a philosophy of therapy. They are not only a therapist, but a philosopher as well – in the sense of someone possessing a precise worldview about interpersonal reality which impacts their relationships with people, including clients.[5]

They may be a materialist like Freud[6], an existentialist, like Frankl[7], or a stochastic indeterminist like Skinner[8]. They may pass a particular understanding of the world on to their patients – through specific language, terms and definitions typical for a psychotherapeutic current, but also through the values which they follow in their therapeutic work. To use the metaphor of Plato's Cave, we can say

---

4 Jaspers: The Nature (cit. 3).
5 Cf. Jaspers: The Nature (cit. 3); Małgorzata Opoczyńska: Róża wierszem niezawołana. Szkice na temat poznania i samopoznania. Kraków 2002.
6 Andrzej Jastrzębski: Założenia ideologiczne w podejściach psychoterapeutycznych a światopogląd psychoterapeutów i pacjentów. In: Lidia Grzesiuk and Hubert Suszek (Eds.): Psychoterapia. Integracja. Warszawa 2010, pp. 345–364.
7 Małgorzata Opoczyńska (Ed.): Wprowadzenie do psychologii egzystencjalnej. Kraków 2004.
8 Kristen B. Madsen: Theories of motivation: a comparative study of modern theories of motivation. Cleveland, Ohio 1954.

that a therapist-philosopher is one who has learned the truth and comes back to pass it on to those enslaved by emotional and mental disorders.[9]

A therapist – especially in individualist cultures – serves the client's freedom and aims to expand the client's autonomy. But should the therapist put themselves in the role of someone who possesses the truth? This, understood as the knowledge of the causes and cures of mental disorders, is within their reach. Because of this specialised knowledge about the human psyche, and the interpersonal skills developed in the course of education, the therapist is always above the client – their relationship in therapy is not symmetrical. Under the influence of therapy, the client develops their personality, begins to perceive reality in a more adaptive way, acquires new experiences, learns to better understand their own emotional reactions, and achieves superior insight – all of which contribute to a change in the course of life, with the client beginning to make more autonomous decisions.

Opoczyńska notes that Jaspers, defining a psychotherapist as a philosopher, could be describing the thinker he most respected: Socrates.[10] His famous words: „I know that I know nothing" should become a motto for the psychotherapist who, consciously or not, wants to shape their clients according to their own will and a conventionally-accepted definition of a healthy member of society. The therapist should remember that they possess knowledge which contains some truth about the human personality. A therapist-philosopher shares this knowledge with those who seek help, aiming simultaneously at expanding their own knowledge about other people.

The Polish therapist and psychiatrist Antoni Kępiński was posthumously deemed a philosopher.[11] In his works he pursued philosophical reflection on human dignity, death and the meaning of existence. He expanded his knowledge about human beings – whom he perceived as the most significant and valuable of creatures – twofold. Firstly, he helped his patients solve problems of a mental nature, applying psychiatric knowledge with the awareness that the problems his patients struggled with were often moral or spiritual. Simultaneously, he studied works of the great Polish and international philosophers, their views on humankind and human nature. Kępiński is an opposite example of a therapist-philosopher: as therapist he aimed to cure his patients of their ailments, but he also wanted to exceed his therapeutic and medical competences, thus becoming a

---

9   Mariola Paruzel-Czachura: Filozoficzne podstawy terapii Gestalt. Unpublished doctoral dissertation, University of Silesia. Katowice 2012.
10 Opoczyńska: Róża wierszem (cit. 5).
11 Andrzej Jakubik: Dzieło. In: Andrzej Jakubik and Jan Masłowski (Eds.): Antoni Kępiński – człowiek i dzieło. Kraków 1981, pp. 211–385.

life mentor. Moreover, Kępiński claimed that the analysis of mental illnesses from an ethical angle could enrich the theory of morality. He fashioned the concept of axiological psychiatry, in which mental illness is the result of disruption in an order of values, or more precisely – in the moral order. Even though the axiological psychiatry concept itself appears controversial[12], using the oeuvre of great thinkers allowed Kępiński to perceive deeper the nature of mental illness; the essence of someone who suffers. His philosophical reflections led him to a humanist attitude towards mentally ill people, and to promote such attitudes among Polish therapists, psychiatrists, and wider society.

It seems that contemporary psychotherapists should learn not only about the results of empirical research and expand their theoretical knowledge and practical skills, but also – as an area of personal development – study the philosophical conception of humankind. The knowledge of philosophical anthropology and ethics, as well as the consideration of philosophy as a source of elements which have therapeutic meaning[13], can significantly impact the quality of their professional work.

Psychotherapist-Ethicist

The aforementioned manner of perceiving the roles which the psychotherapist takes on during therapy is complemented by Tjeltveit's claim that each therapist is also an ethicist.[14] Tjeltveit details three situations in which therapist becomes ethicist: in a reflection on the ethical questions of psychotherapy, the case in which an ethical worldview which influences relationships with others is adopted, and when it impacts on the opinions and views of other people, especially clients.[15]

The first question, which requires reflection from the therapist-as-ethicist, is the matter of the client's welfare. Acting in line with the welfare of the person in therapy is the leading ethical norm in psychotherapy – a reference to this value can be found in any ethical and professional code for psychologists and psychotherapists:

> The European Federation of Psychologists' Associations stresses that: „They also strive to help the public in developing informed judgments and choices regarding

---

12 Cf. Jakubik: Dzieło (cit. 11); Andrzej Kokoszka: Rozumieć, aby leczyć i „podnosić na duchu": psychoterapia według Antoniego Kępińskiego. Kraków 1996.
13 Martha C. Nussbaum: The Therapy of Desire: Theory and Practice in Hellenistic Ethics. Princeton 1994; Lech Ostasz: Psychoterapia filozoficzna. Warszawa 2011.
14 Alan C. Tjeltveit: Ethics and Values in Psychotherapy. New York 1999.
15 Tjeltveit: Ethics (cit. 14).

human behaviour, and aspire to use their privileged knowledge to improve the condition of both the individual and society"[16], a similar rule can be found in the ethical code of the American Psychological Association: „Psychologists strive to benefit those with whom they work and take care to do no harm"[17], the ethical and professional code of the Polish Psychological Association provides a more detailed claim for acting in line with the client's welfare: „resolving life problems encountered, and in achieving a better quality of life by developing individual capabilities and improving interpersonal contacts."[18]

Regardless of the therapeutic current which the therapist-ethicist stems from, they learn in the course of professional education that applying said welfare in the process of therapy includes, for example, respecting human rights and dignity, respecting the client's autonomy, the obligation of self-education, and a postulate of maintaining ideological neutrality. Yet in the situation of a specific ethical dilemma which may emerge during therapy work, the therapist alone must consider the situation and make a decision which will define what the client's welfare means in this particular instance.

It seems that the choice will be made, to a large extent, according to the philosophy of the therapeutic current in which the therapist was educated. As previously mentioned, schools and currents in therapy operate with varying definitions of human health and the meaning of life. They also differ in their level of interference into the client's autonomy, as well as in the methods and techniques used as means of recovery. If the aim of help provided – and hence the client's welfare – is dependent on the therapeutic current, then the diagnosis will also be given according to terms and hypotheses from that current. For instance, a psychodynamic therapist will assume that a client's marital problems stem from an unhealthy relationship with their parents during childhood. A cognitive-behavioural therapist will define the same problem as resulting from maladjustment patterns applied by the client in the relationship with their spouse. One may notice here two different interpretations of reality, which stem from perceiving this reality through the prism of the philosophical and metatheoretical assumptions of a particular therapeutic current. The education of a young psychotherapy student involves passing

---

16 European Federation of Professional Psychologists Associations (EFPA): Meta-Code of Ethics. 2005, http://www.cop.es/efppa/metacode.html (state 30.09.2014).
17 American Psychological Association (APA): Ethical principles of psychologists and code of conduct. 2010, http://www.apa.org/ethics/code/index.aspx (state 30.09.2014).
18 Polish Psychological Association (PTP): Code of professional ethics for the psychologist. 1991, http://www.ptp.org.pl/modules.php?name=News&file=article&sid=314 (state 30.09.2014).

on the worldview of a particular therapeutic current, including the understanding of psychopathology, the techniques employed and their consequences, as well as a definition of the therapeutic relationship. The process of education also stresses the acquisition of practical skills (conducting psychotherapy under an experienced supervisor). Not all educational institutions pay sufficient attention to developing the moral sensibilities of their future graduates. Those which do focus on expanding the ethical knowledge of the future therapist; they present potential ethical dilemmas emerging in professional practice and justify which professional values should be maintained by therapists and their students. In the course of time, such common assumptions and values become obvious, building the character of the therapist's profession.[19] If the reasons for the client's suffering aren't important, and dealing with them is all that matters, then the therapist's worldview – being partly the result of educational indoctrination – plays a smaller role in the recovery process: the therapist's fairness becomes more important – both to themselves and to their clients. The former is expressed as the therapist's realisation that the possibilities of their practiced therapeutic current are limited, whilst the latter – an implication of the former – is expressed as a recommendation that the client decides to pursue their therapy in a current more suitable for healing their specific disorder. Perhaps education in therapy would benefit from shaping a critical view on the theories presented – such an ability would be a sign of the future therapist's maturity[20]. Many ethical and professional codes include the limited competency rule, according to which the therapist should recognise the limits of their abilities; if they do not employ a particular technique or if they know that another method of therapy would lead to a better recovery result, they should recommend a different therapist.

    An equally controversial matter seems to be the issue of limits for interference justified by the client's welfare. The client consciously agrees to the breaking of their autonomy – but this agreement refers only to those areas which cause suffering. A question therefore appears: whether the client also agrees to be made aware of experiences, attitudes and motives which are not directly related to their disorder. Receiving such self-knowledge is either a side effect of therapy, or its main goal. And yet – can making someone become aware of everything previously unconscious actually be an abuse of the respect for autonomy rule?

    Another question, crucial for the professional ethics of the psychotherapist, refers to the postulate of the therapist's ideological neutrality. This postulate obliges

---

19 Donald N. Bersoff: Ethical conflicts in psychology. 4th edition Washington, DC 2008.
20 Jastrzębski: Założenia (cit. 6).

therapists not to indoctrinate their clients, nor to impose their moral system or religious beliefs on them, or to influence their moral views. Until the 1960s[21] it was believed that psychotherapy can be a field free of value judgements. Therapists tried to conceal their moral attitudes, but also aimed to avoid subjects related to axiological questions during therapy sessions, even if the client had a need to discuss those. Despite a change in the perception of psychotherapy, and acceptance that values may in fact be part of the process of therapy, the neutrality postulate was not removed from the ethical norms of the profession. Still, it became an unclear requirement – hence most psychotherapists will have to answer the question about the meaning of the neutrality principle in psychotherapy, and the limits it imposes on the therapist, during practical work with the client.

It is currently believed that particular elements of the psychotherapeutic relationship are not free of evaluation. Even during the diagnosis, value judgements may occur – when the therapist uses words such as mature or healthy, they carry not only a descriptive meaning, but also a value judgement. They also reveal who the therapist perceives as a model of mental health. Aside from this, diagnosing a specific mental disorder changes not only the client's self-perception, but also their perception by others (e.g. a person diagnosed with schizophrenia usually loses their social credibility).

Furthermore, establishing a contract with a client bears the necessity of a voluntary, conscious agreement for participation in therapy. Determining goals which will be completed during subsequent meetings between the therapist and client depends, for example, on the perception of mental health by the former. There also emerges the problem of a possible clash of values between both sides. In the case of ideological differences which make psychotherapy impossible, it is recommended that therapy is suspended and different therapists suggested with whom the client can continue the process or begin anew.[22]

Techniques and methods used in the psychotherapeutic process can have strong ethical implications. Leading someone into a state of deep hypnosis is treated as an unethical practice because it poses a danger to the client's autonomy. Methods known as paradox techniques appear to be equally controversial. It is argued that these techniques omit informing the client about the essence of the method, which equates to a lack of control over events occurring in the therapy

---

21 Allen E. Bergin, I. Reed Payne, P. Scott Richards: Values in psychotherapy. In: Edward P. Shafranske (Ed.): Religion and the clinical practice of psychology. Washington, DC 1996, pp. 297–325.
22 Gerald P. Koocher, Patricia Keith-Spiegel: Ethics in psychology and the mental health professions: standards and cases. 3rd edition Oxford, New York 2008.

process, and as such is incompatible with the norm of respect for the client's subjectivity.[23] Tan postulates that therapists should use methods referring to patients' spiritual and even religious life in cases where they may be useful from the perspective of client welfare. Hence using prayer would not be incorrect if the patient is a religious person and agrees to the use of such a method. Still, Tan warns: „such an explicitly religious approach to therapy should be conducted in a clinically sensitive, ethically responsible, and professionally competent way."[24]

The psychotherapist becomes an ethicist when they adopt particular ethical assumptions.[25] Initially, the future therapist's moral views, along with their hierarchy and system of values, are shaped through socialisation – introduced by their guardians, the education system and other meaningful people or events. Later, the future therapist's value system interacts with the worldview of the therapeutic school which he or she follows. At the beginning of professional practice, the therapist's views and ethical opinions are a more-or-less successful combination of these two elements. The choice of therapeutic orientation is a significant decision from an ethical point of view. So far in Poland there has been no research on the motivations which make people follow a particular school of therapy. This is an important issue, because it seems that conducting therapy in a current which does not accord with the therapist's ethical views can negatively affect both the efficiency of therapy and the welfare of clients. It is worth asking then, how much those who choose a particular school of therapy know about the current from which it teaches.

Recruitment of potential therapists by educational institutions is a controversial matter. A therapist in spe should be an empathetic, kind, caring and sociable person; conversely, it remains unclear how such qualities should be tested during recruitment, and who should be responsible for evaluation. Research shows that the therapist's value system influences the client to such an extent that the client adopts it and includes it in their own.[26] Hence, the therapist's views should be

---

23 Barbara Tryjarska: Podstawowe zasady etyczne w psychoterapii. In: Jerzy Brzeziński, Małgorzata Toeplitz-Winiewska (Eds.): Praktyka psychologiczna w świetle standardów etycznych. Warszawa 2004, pp. 117–132.
24 Siang-Yang Tan: Training in professional psychology: Diversity includes religion. Paper presented at the Midwinter Conference of the National Council of Schools January 1993, citation after: Bergin, Payne, Richards: Values in psychotherapy: Values (cit. 21), p. 307.
25 Tjeltveit: Ethics (cit. 14).
26 Cf. Timothy A. Kelly, Hans H. Strupp: Patient and therapist values in psychotherapy: Perceived changes, assimilation, similarity and outcome. In: Journal of Consulting

healthy – adaptive, facilitating coexistence with others, and accomplishing set goals and aims. Indoctrinating the future therapist with the values of the school in which they are currently educated appears to be a valuable process only in cases where the therapy current's values and value hierarchies promote mental health and good social functioning.

In their professional work, a therapist meets various people with varying worldviews, which influence him or her in return. Yet in a psychotherapeutic relationship, despite attempts at making this a partnership, the psychotherapist always influences the client to a larger extent. A therapist-ethicist influences (consciously or not) the people they work with (clients, co-workers, supervisees). Tjeltveit claims that processes through which the therapist impacts the client can be described as inappropriate (not good, unethical, wrong), appropriate (not wrong) or ideal (good, right, virtuous).[27] The unethical ones include failure to follow the ethical and professional codes of a particular current, along with failure to apply the terms of the contract. The therapist also inappropriately influences their client in cases where they attempt to limit their autonomy, which occurs in following situations: when the therapist pressures the client into adopting their hierarchy and system of values as their motives of conduct, when the therapist moralises, becoming someone who imposes their values on the client, aiming to direct their moral conduct or tell them directly what to do, when the therapist uses propaganda. As an example, Tjeltveit presents a quote such as: „If you really want to become healthy, you'll adopt my views on this controversial ethical topic". He stresses that such behaviour is unethical because the therapist wants to make the client their „ethical clone".[28] It's worth quoting the EFPA Code rule here: „Obligation not to exploit a professional relationship to further personal, religious, political or other ideological interests".[29]

Tjeltveit points out that psychological intervention may harm not only the client, but also their peers, or even wider society. Jaspers also notices a conflict between the client's welfare and the welfare of others: „In the interests of society such patients have to be made harmless. In the interests of patients, themselves,

---

and Clinical Psychology 60 (1992), pp. 34–40; Daniel C. Williams, Heidi M. Levitt: A qualitative investigation of eminent therapists' values within psychotherapy: developing integrative principles for moment-to-moment psychotherapy practice. In: Journal of Psychotherapy Integration 17 (2007), pp. 159–184.

27 Tjeltveit: Ethics (cit. 14).
28 Tjeltveit: Ethics (cit. 14), p. 175.
29 EFPA: Meta-Code of Ethics (cit. 16).

some attempt must be made at cure".[30] The rule of acting in line with the client's welfare seems to state clearly that therapists should not be concerned with the welfare of those other than the client. On the other hand, exceptions from the obligation of professional confidence (duty to warn) show that the therapist should act for the welfare of other people too.

Which dimensions of an actual ethical influence does Tjeltveit[31] describe? Therapists should respect and maintain a therapeutic agreement, fully inform clients about the substantial ethical aspects of therapy, and obtain their entire, voluntary consent for treatment. Furthermore, they should protect and stress the client's freedom, steer away from paternalism, and let patients take the decisions which are best for them. Clients should be treated with respect. The majority of therapists claim that neutrality is the correct attitude towards the client. Another type of correct influence on the client is abstinence from ethical judgments in the early stages of therapy.[32] Such an attitude demonstrates the usefulness of the neutrality postulate: abstaining from ethical verdicts can be very important, but only at the beginning of therapy, because ethical discourse usually emerges in later stages. Hence Tjeltveit[33] claims that therapists should not give up ethical judgments; they can only suspend them temporarily. Jaspers shares this opinion – he writes that a psychotherapist should be able to temporarily suspend value judgements.[34] Yet Jaspers does not explain what temporarily means here: should the therapist at some point bring back their values? Is this the moment in which therapist's system of values is revealed to the client?

Patricia Bricklin suggests that at the beginning of the therapy process, the therapist may consider questions which would let him or her notice the differences between their own system of values and the client's: „1. Clarity concerning their own personal ethics; beliefs about right and wrong. 2. Knowledge of the standards and laws relevant to the practice of psychology. 3. Awareness of gut level (intuitive) responses in any situation. 4. Responsible decision-making processes available to them when ethical dilemmas arise. 5. Knowledge of the limitations of their own competence and willingness to consult when necessary."[35] After reflecting on said problems, the therapist can reinstate their value system without fear of damaging

---

30 Jaspers: The Nature (cit. 3), p. 12.
31 Tjeltveit: Ethics (cit. 14).
32 Tjeltveit: Ethics (cit. 14).
33 Tjeltveit: Ethics (cit. 14).
34 Jaspers: The Nature (cit. 3).
35 Patricia Bricklin: Being Ethical: More Than Obeying the Law and Avoiding Harm. In: Journal of Personality Assessment 77 (2001), pp. 195–202.

the client's values – because at this point the therapist is aware of things they should avoid in contact with the client, in order to avoid crossing the thin line of moral view imposition.

Cognitive-behavioral Psychotherapist as Philosopher/Ethicist

Would a cognitive-behavioural psychotherapist, influenced by Jaspers' reflection and Tjeltveit's thoughts, describe themselves as a therapist-philosopher? Do they have a precisely defined worldview which they pass on to clients? Do they develop an ethical reflection about various dilemmas and problems emerging in the therapeutic relationship? Do they read philosophical literature in order to deepen their knowledge about the world and fellow humans, to develop their personality or expand the range of methods used in psychological help?

Representatives of the cognitive-behavioural approach stress that their method is one of the most effective ones in treating various mental ailments. Said effectiveness is proven by empirical research regarding therapeutic techniques and protocols. We can risk the claim that the effectiveness of cognitive-behavioural therapy is enough to consider it an ethical method of treatment – after all, the main goal of psychotherapy is improvement of the client's condition. Due to the empirically-proven effectiveness of therapeutic methods, cognitive-behavioural therapists don't have to worry about potentially unethical behaviour when they suggest to their clients treatment based only on recommendations and procedures stemming from the opinions and clinical experience of the founders of this particular current. Popiel and Pragłowska, among the most recognised cognitive-behavioural psychotherapists in Poland, write that „psychotherapy – understood as a group of techniques stemming from a particular theoretical concept – is, above all, a form of treatment, not a theory explaining how a human being functions (...)"[36]. Cognitive-behavioural therapy, which aims at being a practice based on empirical methods, thus steers away from a Jaspersian understanding of psychotherapeutic movements as cults. Even though each current emerges as a display of its founder's beliefs, empirical research proves (or otherwise) the effectiveness of a therapeutic technique or group of techniques, thus verifying initial hypotheses and assumptions. As a result, a cognitive-behavioural psychotherapist becomes, as mentioned, a philosopher who has discovered the truth, and aims at freeing the shackled ones. Moreover, a therapist-philosopher should not only expand their knowledge with the most recent research results, but must also be

---

36 Popiel, Pragłowska: Psychoterapia (cit. 2), p. 32.

able to (as is recommended to them) step beyond that knowledge in order to develop applied methods and deepen therapeutic techniques based on the research results. It would also be beneficial if they could develop a clear view on issues which, for various reasons, aren't the subject of scientific research. This stems from their identity as philosopher – it is not only knowledge that matters, but also wisdom. Yet, whilst appreciating wisdom, a therapist has to remember that expanding knowledge or perfecting therapeutic techniques is always secondary to the most important norm in psychotherapeutic service – following the client's good. Hence, their identity as psychotherapist-philosopher remains secondary to the role of psychotherapist-ethicist. It appears that a conflict between the value of good and the value of truth should be resolved by a psychotherapist-ethicist in favour of the former.

Jaspers' analogy regarding the cultish character of psychotherapeutic schools is inadequate when we compare the aims of a cult guru to those of the founder of a psychotherapeutic current. The guru manipulates cult members for his or her own benefit, while a psychotherapeutic school founder creates a practice aimed at helping patients, with the patients' benefit in mind. A credible psychotherapist should never alone decide what is good for the client, neither should they convince the client of their own vision of the client's good (in such circumstances, they would be using propaganda, according to Tjeltveit's definition). A credible therapist tries to expand the client's autonomy and freedom, not interfere with the client's decisions, nor change them to those which appear correct from the therapist's perspective. A cognitive-behavioural psychotherapist can only offer their opinion to the client and encourage them to consider it, but they must also take care not to cross the thin line between presenting various possibilities and advising or convincing the client to accept the therapist's solution.

A cognitive-behavioural psychotherapist, aware of the scientific basis of utilised techniques, will not avoid ethical dilemmas in a therapeutic relationship. Within recent years, the relationship between the therapist and client has increasingly become an important factor in cognitive-behavioural psychotherapy.[37]

Hence, the therapist must be able to manage a therapeutic alliance based on ethical rules like those mentioned in the previous subsection. The ability to solve

---

[37] Jeremy D. Safran, Christopher J. Muran: Negotiating the Therapeutic Alliance: A Relational Treatment Guide. New York 2000; Paul Gilbert, Robert L. Leahy: The Therapeutic Relationship in the Cognitive Behavioral Psychotherapies. New York 2009; Magdalena Skąpska-Magdoń: Terapeuta poznawczo-behawioralny jako terapeuta empatyczny. In: Agnieszka Popiel, Ewa Pragłowska (Eds.): Superwizja w psychoterapii poznawczo-behawioralnej. Koncepcje, procedury, narzędzia. Kraków 2013.

ethical dilemmas which may emerge during psychotherapy is a necessary skill for a cognitive-behavioural therapist, if the quality of the therapeutic relationship has a positive effect on the quality of the therapist's work, and – as a result – on the efficiency of the psychotherapy. The cognitive-behavioural therapist is then an ethicist from Tjeltveit's perspective.[38]

Cognitive-behavioural psychotherapists regard a therapeutic relationship similarly to the relation between a trainer and an athlete.[39] A therapist-trainer shows the patient-athlete ways of dealing with a problem, then helps them develop coping skills and motivates the patient-athlete to change towards the client-defined goal. A gold medal – achieving goals defined at the beginning of the therapy – is the success of a two-person team: a trainer (therapist), but first and foremost – the athlete (the client, who puts effort into achieving the aim, but also develops skills which will help them win further medals and achieve additional successes in other championships). Yet the team never consists of just two members: no cognitive-behavioural therapist can forget the achievements of sport theorists – the pioneers of cognitive-behavioural therapy. Considering their work, the therapist should not only look back to the mid-20th century – when Albert Ellis and Aaron Beck, disappointed by psychodynamic therapy, began to build their own psychotherapeutic methods – but further, to ancient times. Referring to ancient philosophers is apt when looking for connections between cognitive-behavioural therapy and philosophy. The cognitive-behavioural current is based on the thoughts, ideas, and even therapeutic techniques created by ancient philosophers.[40] Robertson finds the basic assumptions of CBT in Stoic thought.[41] Even Beck himself points at the philosophical roots of cognitive-behavioural therapy: „The philosophical origins of cognitive therapy can be traced back to the Stoic philosophers, particularly Zeno of Citium (fourth century BC), Chrysippus, Cicero, Seneca, Epictetus, and Marcus Aurelius. Epictetus wrote in The Enchiridion, „Men are disturbed not by things but by the views which they take of them""."[42] Moreover, Robertson adds that „the art of living" techniques created by the Stoics could be successfully applied by

---

38 Tjeltveit: Ethics (cit. 14).
39 Popiel, Pragłowska: Psychoterapia (cit. 2).
40 Cf. Albert Ellis: Reason and Emotion in Psychotherapy: A Comprehensive Method of Treating Human Disturbance. Secaucus, NJ 1994; Albert Ellis, Robert A. Harper: A Guide to Rational Living. Chatsworth CA 1997.
41 Donald Robertson: The Philosophy of Cognitive Behavioural Therapy: Stoic Philosophy as Rational and Cognitive Psychotherapy. London 2010.
42 Aaron T. Beck, John A. Rush, Brian F. Shaw, Gary Emery: Cognitive Therapy of Depression. New York 1979, p. 8.

cognitive-behavioural therapists. Discovering these methods requires therapists to learn about the ideas of ancient philosophers.

Ancient philosophers took particular pleasure in the practical dimensions of philosophy. An important aspect of being a philosopher in ancient Greece was self-work – personality development, deepening self-knowledge (gnothi seauton) or – using the language of cognitive-behavioural therapists – discovering one's own cognitive specificity: beliefs, patterns and cognitive distortions. Moreover, "as the ancients seemed to believe, the philosopher-therapist must first transform his own way of life, making it a living example of his views, in order to be able to help others."[43] The Polish Association for Behavioral and Cognitive Therapies code of ethics does not impose the obligation of self-therapy on therapists; it may be worth asking why. Perhaps CBT therapists decided that – similarly to behavioural therapists – they would have to suffer from a particular condition before self-therapy was justified. Yet behavioural therapists aren't interested in beliefs or cognitive distortions. Cognitive-behavioural therapists can participate in self-therapy if they notice that their own perception of reality is dysfunctional – in other words, it is left for them to decide whether their beliefs are functional or not. This leads to the question of whether CBT therapists have such developed self-consciousness that they can assess, when in contact with the client, if their own cognitive patterns or distortions influence the therapeutic process or relationship.

There are many indicators as to why participation in self-therapy should be obligatory for cognitive-behavioural psychotherapists. A psychotherapist cannot allow for their distorted view of reality or dysfunctional beliefs to influence either the therapeutic process or the client. During each therapeutic session, a meeting of two individuals occurs, both of whom carry mutual responsibility for the psychotherapeutic process and for achieving the goal of therapy as defined in the contract. A psychotherapist has to possess knowledge about human psychopathology and therapeutic methods; they must also continually expand and update said knowledge. As Corey observes, the most important instrument used by therapists is themselves.[44] Hence they should perfect this instrument continually. If, according to the cognitive-behavioural psychotherapy worldview, a therapist is trying to convince their client to change beliefs that hinder their daily functioning, if they encourage the client to observe their own behaviours and thoughts about themselves and others, if they teach the client to become

---

43 Robertson: The Philosophy (cit. 41), p. xxvi.
44 Gerald Corey: Theory and Practice of Counseling and Psychotherapy. 8th edition Thomson 2009.

open to change and self-development – shouldn't they also apply the same rules to their own life? Self-psychotherapy will help a CBT therapist get closer to one of the most important values of cognitive-behavioural therapy: the effectiveness of psychotherapeutic influence.

Self-therapy also helps develop a quality necessary for a therapist: empathy. When a psychotherapist themselves experiences feelings which emerge whilst unveiling oneself in front of another person, when they experience resistance against interference in their own life, or against doing homework, it will be much easier for them to understand their future clients, their fears, worries and needs, and any temporary impasse in therapeutic work. Also, in this situation the psychotherapist can take on the role of therapist-philosopher, as they learn about the reflections of the ancients on empathy. The Stoics pointed out that observing the fact that one's behaviour is determined by one's cognitive structures and upbringing helps one understand their actions. In a situation where someone insults us, annoys us or behaves in a malicious manner, we can recall a Stoic reflection on the determination of their behaviour, and also the ancients' belief that „[n]o man would knowingly do evil (...) because to do so is against his own self-interest".[45] A cognitive-behavioural psychotherapist will increase their empathy when they consider a client's behaviour from that perspective. Moreover, the ability to notice that a client is not intentionally malicious towards the therapist shows that the cognitive-behavioural therapist has learned one of the most important CBT lessons: the assumption that our ways of thinking influence the way we act.

Conclusion

Psychotherapy is a relationship of a distinctly ethical nature. The therapist, as a person who has a special influence on the patient, who impacts upon them, is a philosopher[46], in the meaning of someone who possesses a particular worldview influencing their interpersonal relationships, including those with clients.

This assumption can be complemented by Tjeltveit's claim[47], according to which the therapist is an ethicist – and thus a philosopher – who constantly doubts, and puts to continual question the guidelines not only of their school of therapy, but also new techniques in psychotherapy.

This article presents concepts, according to which the therapist, in particular cases, adopts the role of philosopher/ethicist. These concepts demonstrate that

---

45 Robertson: The Philosophy (cit. 36), p. 244.
46 Jaspers: The Nature (cit. 3).
47 Tjeltveit: Ethics (cit. 14).

each stage of the therapeutic relationship is connected to ethical questions – from diagnosis, through assessment of the contract, to solving ethical dilemmas emerging in the course of treatment, until the end of therapy. Later, the significance of developing therapists' moral sensibility is stressed; it is mentioned that conducting psychotherapy requires advanced knowledge of techniques and methods of therapy, diagnostic skills, but also knowledge of the ethical rules each therapist is obliged to follow, as well as the ability to solve ethical problems which often emerge in daily practice. Educational institutions for future therapists should focus then not only on passing the theory of a particular therapeutic current on, its techniques and treatment methods, but also devote time to developing therapist' ethical sensibilities and their ability to solve ethical dilemmas. This will be the first step towards responsible adoption of an ethicist's role in the therapeutic relationship.

The second step should include stressing the interdisciplinary character of psychotherapy. Because of said interdisciplinarity, it is suggested that therapists should reach for various branches of philosophy (e.g. ethics or philosophical anthropology) in order to deepen their knowledge about humankind and its world.

The cognitive-behavioural psychotherapist, by considering the roots of the movement they are working in and the inspirations of its founders, by solving ethical dilemmas emerging during work with the client, and by investigating the nature of the therapeutic relationship in a cognitive-behavioural current, takes on a role of psychotherapist-ethicist/philosopher. Moreover, philosophical reflection became an obligatory skill of the cognitive-behavioural psychotherapist at the moment when, as part of the „third wave of cognitive-behavioural psychotherapy", the focus of therapists' interest moved onto issues such as empathy, and the client's values[48]; new therapeutic forms, stemming from grounded cognitive-behavioural therapy, are emerging.[49]

---

48 Cf. Skąpska-Magdoń: Terapeuta (cit. 37).
49 Cf. e.g. acceptance and commitment therapy – ACT: Steven C. Hayes, Kirk D. Strosahl, Kelly G. Wilson: Acceptance and Commitment Therapy, Second Edition: The Process and Practice of Mindful Change. New York 2011; e.g. mindfulness based cognitive therapy for depression – MBCT: Zindel V. Segal, Mark G. Williams, John D. Teasdale: Mindfulness-Based Cognitive Therapy for Depression: A New Approach to Preventing Relapse. New York 2001; e.g. methods described by their authors as the "art of living": Jon Kabat-Zinn: Foreword. In: Zindel V. Segal, Mark G. Williams, John D. Teasdale: Mindfulness-Based Cognitive Therapy for Depression: A New Approach to Preventing Relapse. New York 2002.

Beiträge zum Schwerpunkt
Antoni Kępiński

Antoni Kępiński (1918–1972) – Eine Skizze zu Biographie und Werk des polnischen Psychiaters, Psychologen und Philosophen

Manuel Willer, Maximilian Schochow und Florian Steger

Zusammenfassung

Das Werk des polnischen Psychiaters, Psychologen und Philosophen Antoni Kępiński ist von einer engen Verbindung philosophischer Positionen, psychologischer Theoriebildung und psychiatrischer Praxis gekennzeichnet. Diesem Zusammenwirken widmen sich die Autoren des Beitrags. Einer kurzen Rekonstruktion der Biographie Kępińskis folgt die Reflektion seiner theoretischen Arbeiten und seiner Praxis als Psychiater. Im Fokus steht dabei das von Kępiński formulierte Modell der Psyche als Informationsmetabolismus. Diesem Zufolge ist jede Interaktion eines Subjektes mit seiner Umwelt und jeder Erkenntnisprozess Produkt einer wertebasierten Informationsverarbeitung. Die Vorstellung einer wertneutralen Medizin ist nach Kępiński also irreführend. Abschließend diskutieren wir die Folgen dieses Modells für die medizinische Forschung und therapeutische Praxis.

Abstract

The work of the polish psychiatrist, psychologist and philosopher Antoni Kępiński is characterized by a tight connection of philosophic positions, psychologic theories and psychiatric practice. This conjunction defines the central interest of the article. In a first step we reconstruct the biography of Kępiński. Afterwards we analyse selected works to highlight the close relation of philosophy and psychology and medicine in general in Kępińskis work. Especially his model of the psyche, termed as information metabolism, clarifies this fundamental understanding of philosophic medicine. Philosophy and Ethics are not separated from medicine. Medicine is funded on individual values and therefore normativ. This applies for medical research as well as for therapeutical practice.

1. Einleitung

Der polnische Psychiater* und Philosoph Antoni Kępiński (1918–1972) spielt in Polen bis heute eine wichtige Rolle in der medizinethischen Diskussion. Seine Arbeiten werden immer wieder als herausragend[1] und sehr einflussreich[2] beschrieben. Insbesondere sein Verhältnis zu Patienten[3] und seine Theorie des Informationsmetabolismus sind Gegenstand zahlreicher wissenschaftlicher medizinethischer Beiträge.[4] Zudem besitzt ein Großteil seiner Texte bis heute hohe Aktualität. Die dort behandelten Problemfelder beschäftigen nach wie vor Psychologie, Psychiatrie und deren Ethik.[5] Dennoch findet sein Werk außerhalb Polens nur wenig Beachtung. Keines seiner Hauptwerke ist bisher übersetzt worden. Eine Auseinandersetzung mit seinen Ansätzen und Theorien findet nahezu ausschließlich durch polnische Wissenschaftler statt. Kępińskis in den späten 1960er Jahren entstandenen Hauptwerke wurden erst nach seinem Tod 1972[6] publiziert. Seine öffentliche Wirkung blieb daher zuvor auf Fachkreise und sein näheres Umfeld begrenzt. Eine internationale Rezeption konnte sich kaum entwickeln. Abgesehen von einigen ins Englische

---

* Wo im Folgenden zur besseren Übersichtlichkeit die maskuline Formulierung verwendet wird, sind selbstverständlich Frauen wie Männer gleichermaßen gemeint.
1 Andrzej Kapusta: Life circle, time and the self in Antoni Kępiński's conception of information metabolism. In: Philosophy. Sociology (Filosofija. Sociologija) 1–2 (2007), S. 44–49, hier: S. 44.
2 Katarzyna Wiraszka-Lewandowska, Agnieszka Sym, Andrzej Kokoszka: The corrective experience of values in psychotherapy: its relations with the change of defense mechanisms and symptom intensity in a course of short-term psychodynamic group psychotherapy. In: European Psychotherapy 6 (2006), S. 5–19, hier: S. 6.
3 Aleksandra Bulaczek: Patient-Doctor Relations in Antoni Kępiński's Axiological Psychiatry. In: Ethics & Bioethics 3 (2013), S. 39–45.
4 Vgl. u. a. die Beiträge von Anna Alichniewicz und Pawel Lukow in diesem Band.
5 Maria Orwid: Antoni Kępiński – on his thirtieth death anniversary. In: Psychiatria Polska 3 (2002), S. 365–371.
6 Jacek Bomba: Heritage of Antoni Kępiński. In: Archives of Psychiatry and Psychotherapy 1–2 (2007), S. 69–72, hier: S. 69.

übersetzten Aufsätzen[7] liegt bisher lediglich ein ins Deutsche übersetze Text von Kępiński vor.[8]
Kępiński verfolgte eine philosophische Begründung medizinischer Handlungspraxis, insbesondere im Bereich Psychotherapie und Psychiatrie.[9] Letztlich ging es ihm um eine Begründung der Medizin als normativer Handlungspraxis versus einem Konzept von Medizin als wertfreier Wissenschaft. Im Rahmen des Beitrages fragen wir nach den theoretischen und biographischen Grundlagen dieses Ansatzes. Unsere Argumentation ist in drei Schritte gegliedert: Einem biographischen Teil folgen Betrachtungen zu Kępińskis axiologischem Modell der Psyche in Theorie und Praxis. Anschließend geht es um die Ethik in der Psychiatrie nach Kępiński.

2. Biographisches

Kępiński wurde am 16.11.1918 in Dolyna/Ukraine geboren.[10] 1936 nahm er das Studium der Humanmedizin an der Jagiellonen-Universität Krakau auf, unterbrach dieses 1939 und trat als Freiwilliger in die polnische Armee ein. Nach seiner Flucht vor der drohenden Verfolgung und Ermordung durch die deutschen Besatzungsbehörden nach Ungarn wurde er dort inhaftiert. 1940 gelang ihm erneut die Flucht und er gelangte über Frankreich nach Spanien. Dort wurde er von den spanischen Faschisten bis 1943 im Konzentrationslager Miranda del Ebro

---

7   Einige Beiträge aus der 1961–1993 jährlich erschienen Zeitschrift *Przegląd Lekarski Oświęcim* sind übersetzt durch Jacek Bomba auf Englisch zugänglich. Dazu zählen The Auschwitz Reflections. In: Archives of Psychiatry and Psychotherapy 3 (2007), S. 79–81; Anus Mundi. In: Archives of Psychiatry and Psychotherapy 4 (2007), S. 85–87; Nightmare. In: Archives of Psychiatry and Psychotherapy 1 (2008), S. 93–97; Psychopathology of Power. In: Archives of Psychiatry and Psychotherapy 2 (2008), S. 79–89; The ramp: psychopathology of decision. In: Archives of Psychiatry and Psychotherapy 3 (2008), S. 71–80 sowie KZ-Syndrom. In: Archives of Psychiatry and Psychotherapy 4 (2008), S. 77–84.
8   Eine Ausnahme stellt der Beitrag Das sogenannte KZ-Syndrom dar, der ins Deutsche übersetzt und publiziert wurde: Antoni Kępiński: Das sogenannte KZ-Syndrom. Versuch einer Synthese. In: Hamburger Institut für Sozialforschung (Hg.): Die Auschwitz Hefte. Texte der polnischen Zeitschrift ‚Przegląd Lekarski' über historische, psychische und medizinische Aspekte des Lebens und Sterbens in Auschwitz. Band 2. 2. Auflage Hamburg 1995, S. 7–13.
9   Florian Steger: Prägende Persönlichkeiten in Psychiatrie und Psychotherapie. Leben, Werk und Wirken in Medizin und Gesellschaft. Berlin 2015, S. 235–240.
10 Steger: Prägende Persönlichkeiten (Anm. 9), S. 235.

interniert.[11] Die Zeit im Konzentrationslager sollte ihn und damit auch sein Werk stark prägen. So prägte die traumatische Erfahrung des Konzentrationslagers seine Theorien zu konkreten psychischen Störungen (Auschwitz-Syndrom) und sein Modell der Psyche (Informationsmetabolismus) in hohem Maße.[12] Auch seine von dieser eigenen Erfahrung beeinflussten Untersuchungen der Konzentrations- und Vernichtungslager bündeln wesentliche Aspekte Kępińskis weiterer Forschung. Bereits in seinen frühen Schriften für die Zeitschrift „Przegląd Lekarski"[13] zur Auseinandersetzung mit der Struktur und den psychologischen Grundlagen sowie den Folgen des Konzentrationslagers Auschwitz finden sich Grundlagen seiner späteren Arbeiten.

Nach seiner Freilassung 1943[14] kam er nach Großbritannien und nahm an der Polish Medical School in Edinburgh sein Studium der Humanmedizin wieder auf, welches er dann 1946 dort abschloss.[15] Anschließend kehrte er nach Polen zurück und arbeitete seit 1947 als Psychiater an der Klinik der Jagiellonen-Universität Krakau. Er leitete ab 1970 die Abteilung für Psychiatrie der Medizinischen Fakultät der Jagiellonen-Universität Krakau und wurde dort noch kurz vor seinem Tod am 8.6.1972 zum außerordentlichen Professor berufen. 1959 initiierte er ein Forschungsprojekt zu psychischen Erkrankungen ehemaliger KZ-Häftlinge. Die auftretenden Krankheitsbilder wurden unter dem Begriff des Auschwitz-Syndroms gefasst.[16] Die Ergebnisse der Forschergruppe um Kępiński und den ehemaligen Auschwitz-Häftling Stanisław Kłodziński (1918–1990) bildeten die Grundlage für die weitere vor allem durch William Niederland[17] (1904–1993) geprägte Forschung über die heute als Post-Traumatic Stress Disorder (PTSD, F43.1

---

11 Bomba: Heritage of Antoni Kępiński (Anm. 6), S. 69.
12 Steger: Prägende Persönlichkeiten (Anm. 9), S. 237.
13 Im besonderen die Texte Z psychopatologii ‚nadludzi'. Uwagi namarginesie autobiografii Rudolfa Hössa. In: Przegląd Lekarski Oświęcim 1a (1962), S. 83–89; Oświęcimskie refleksje psychiatry. In: Przegląd Lekarski Oświęcim 1 (1964), S. 7–9; Anus Mundi. In: Przegląd Lekarski Oświęcim 1 (1965), S. 150–152; Koszmar. In: Przegląd Lekarski Oświęcim 1 (1966), S. 54–58; Psychopatologia władzy. In: Przegląd Lekarski Oświęcim 1 (1967), S. 52–60; Rampa. Psychopatologia decyzji. In: Przegląd Lekarski Oświęcim 1 (1968), S. 26–35; KZ-syndrom. In: Przegląd Lekarski Oświęcim 1 (1970), S. 18–23; Motyw „Dulce et decorum". In: Przegląd Lekarski Oświęcim 1 (1972), S. 71–76.
14 Bomba: Heritage of Antoni Kępiński (Anm. 6), S. 69.
15 Zdzisław Jan Ryn: Antoni Kepinski w Polskim Wydziale Lekarskim w Edynburgu (1945–1946). In: Przegląd Lekarski 36 (1979), S. 95–114.
16 Steger: Prägende Persönlichkeiten (Anm. 9), S. 238.
17 William G. Niederland: Clinical observations on the "survivor syndrome". In: The International Journal of Psychoanalysis 49 (1968), S. 313–315.

nach ICD-10) bekannten und nach wie vor wissenschaftlich relevanten[18] und öffentlich diskutierten[19] Krankheitsbilder.[20] Zwischen 1962 bis 1972 veröffentlichte Kępiński die Ergebnisse seiner Forschung in einer Serie von neun Artikeln in der Zeitschrift „Przegląd Lekarski-Oświęcim".

Nach 1945 war die Lage der Psychotherapie in Polen durch die Ermordung, Vertreibung oder Flucht der meisten Wissenschaftler desolat. Hinzu kam der Kampf der sowjetischen Führung Anfang der 1950er Jahre gegen sogenannte bürgerliche nicht-materialistische Ideologien, der auch die Psychotherapie umfasste.[21] Erst die politische Entspannung ab 1956 ermöglichte den Beginn neuer Forschung. Zu Beginn der 1960er Jahre[22] wurde der um sich greifende Nationalismus zum erneuten Hindernis für weitere Forschungsarbeit in der Psychologie. Nicht nur der soziokulturelle Druck, auch der Umstand, dass viele jüdische Wissenschaftler und Intellektuelle Polen verließen, traf die polnische Forschung zu Psychiatrie und Psychologie empfindlich.[23] Auch Kępińskis Schriften wurden häufig von Verlagen abgewiesen. Kępiński erkrankte gegen Ende der 1960er Jahre schwer und schrieb sein Hauptwerk, das erst nach seinem Tod 1972 in neun Einzelbücher aufgeteilt erschien[24] und in Polen vielfach rezipiert und seitdem regelmäßig neu aufgelegt wurde. Aufgrund der späten Publikation blieb seine öffentliche Wirkung lang auf Fachkreise und sein näheres Umfeld begrenzt, eine internationale Rezeption konnte sich so kaum etablieren. Auch die politische

---

18 Vgl. u.a. Devon E. Hinton, Alexandra Kredlow, Vuth Pich, Eric Bui, Stefan G. Hofman: The relationship of PTSD to key somatic complaints and cultural syndromes among Cambodian refugees attending a psychiatric clinic: The Cambodian Somatic Symptom and Syndrome Inventory (CSSI). In: Transcultural Psychiatry 3 (2013), S. 347–370.
19 Vgl. u.a. Jana Hauschild: PTBS nach Flugzeugabsturz. Traumatisierte erinnern sich anders. In: Spiegel Online vom 14.8.2014, http://www.spiegel.de/gesundheit/psychologie/ptbs-studie-mit-ueberlebenden-die-art-des-erinnerns-entscheidet-a-985846.html (Stand: 23.9.2014) und Robert Sedlatzek-Müller: Soldatenglück: Mein Leben nach dem Überleben. Hamburg 2012.
20 Katarzyna Nowak: Antoni Kępiński – Psychologe im Konzentrationslager. In: Pro memoria: Informationsbulletin des Staatlichen Museum Auschwitz-Birkenau und der Stiftung zum Gedenken an die Opfer des Vernichtungslagers Auschwitz-Birkenau 8 (1998), S. 59–64.
21 Vgl. Jerzy W. Aleksandrowicz: The History of Polish Psychotherapy during the socialist Dictatorship. In: European Journal of Mental Health 4 (2009), S. 57–66, hier: S. 58.
22 Vgl. Bomba: Heritage of Antoni Kępiński (Anm. 6), S. 69.
23 Aleksandrowicz: The History (Anm. 21), S. 58 sowie Bomba: Heritage of Antoni Kępiński (Anm. 6), S. 69.
24 Vgl. Bomba: Heritage of Antoni Kępiński (Anm. 6), S. 69.

Isolation Polens bis 1989/90 gehört zweifelsohne zu den Hauptgründen für die fehlende internationale Rezeption Kępińskis.[25]

3. Kępińskis axiologisches Modell der Psyche – Theorie und Praxis

Kępińskis Erfahrungen im Konzentrationslager bildeten nicht nur die Grundlage seiner Untersuchungen zu den psychologischen Folgen der Lagerhaft bei ehemaligen Auschwitzhäftlingen. Sie prägten zudem sein Bild der Psyche als Informationsmetabolismus. Diesem Modell zufolge sind psychische Erkrankungen im Wesentlichen als Resultat einer Erfahrung zu verstehen, die von der Psyche nicht verarbeitet werden kann. Eine solche Erfahrung widerspricht den Werteordnungen, welche den Verarbeitungsprozessen der Psyche zugrunde liegen. Zudem wurde für Kępiński klar, dass eine psychiatrische Behandlung auf diese Werteordnungen zielen muss. Das Lager als permanenter Widerspruch zur Werteordnung der Häftlinge machte dies in besonderem Maß deutlich. Im Folgenden diskutieren wir einerseits Kępiński Modell der Psyche und andererseits seine Forschungen zum Auschwitzsyndrom sowie seine Arbeit als Psychiater an der Klinik der Jagiellonen-Universität.

3.1 Informationsmetabolismus

Mit dem Begriff des Informationsmetabolismus bezeichnet Kępiński sein Modell der Psyche. Dabei betont er die Nähe seiner Theorie der Psyche zu biologischen Theorien der Integrität von Zellen und deren stofflichen Wechselwirkungen mit ihrer Umwelt. Damit wendet er sich gegen technisch-dualistische Theorien der menschlichen Psyche. Theorien, so Kępińskis Argumentation, die in der Manier technischer Vorgänge die Psyche als Steuerung der Physis begreifen, erklären wenig über die Koppelung von Umwelt und Psyche, den Prozess der Erfahrung oder die Entstehung psychopathologischer Zustände.[26] Kępińskis Modell liegt dabei ein Begriff des Lebens als stetiger Kampf gegen Entropie und Chaos zugrunde, wie ihn der Physiker Erwin Schrödinger (1887–1961) geprägt hat.[27] Schrödinger zufolge strebt jedes Lebewesen als permeables System in Interaktion mit seiner Umwelt

---

25 Wiraszka-Lewandowska, Sym, Kokoszka: corrective experience (Anm. 2), S. 7 sowie Andrzej Kokoszka: Information Metabolism as a Model of human experiences. In: International Journal of Neuroscience 97 (1999), S. 169–178, hier: S. 169.
26 Kokoszka: Information Metabolism (Anm. 25), S. 170.
27 Vgl. Antoni Kępiński: Psychopathology of power. In: Archives of Psychiatry and Psychotherapy 2 (2008), S. 79–89.

danach, die eigene Struktur aufrecht zu erhalten: "In the continuous exchange of energy and information between an individual and its surroundings (energy and information metabolism), each living creature (the simplest and the most complex) tends to preserve its own order."[28] Kępińskis Begriff des Energiemetabolismus bezeichnet dabei die grundlegende Funktion des Körpers, Einflüsse der Außenwelt in Form von Energie so zu verarbeiten, dass eine Interaktion bzw. ein Austausch möglich wird bzw. werden, ohne die Struktur des Körpers zu verletzen. Der Informationsmetabolismus dient der Verarbeitung von Informationen unter den gleichen Maßgaben. Energie- und Informationsmetabolismus verhalten sich nach Kępiński analog zueinander und interagieren auch miteinander.

Die Psyche besteht nach Kępiński aus einem bewussten und einem unbewussten Teil, wobei beide weder ineinander übergehen noch in einem, wie im Modell Sigmund Freuds (1856–1939) oder Carl Gustav Jungs (1875–1961), antagonistischen beziehungsweise kompensatorischem Verhältnis zueinander stehen. Das Unbewusste ist vielmehr eine Vorstufe des Bewusstseins, eine Bedingung für dessen Existenz.[29] Das Ich besitzt für Kępiński die Funktion eines Kontrollzentrums.[30] Während die Prozesse des Unbewussten in Emotionen und Stimmungen Ausdruck finden, werden im Bewusstsein Bilder der Außenwelt generiert.[31] Diese werden, obwohl sie auf objektiven Daten beruhen, zu individuellen und unterschiedlichen Interpretationsmustern der Außenwelt und prägen die Aktivität gegenüber der Außenwelt. Der Mensch ist wie jedes Lebewesen ein autonomes aber permeables System. Er ist in gewissem Maß auf die Einflüsse der Umwelt angewiesen, um die eigenen Interaktionen mit der Umwelt generieren zu können: Nur indem das eigene System durch die Umwelt beeinflusst wird, ist es möglich, sich der Außenwelt gegenüber adäquat und damit wirkungsvoll zu verhalten. Damit nimmt Kępiński eine Bestimmung des ontologischen Status der Welt und des Menschen vor und rückt die Psychologie wieder in die Nähe philosophischer Seinsbestimmungen.

Mithilfe der Psyche kann sich der Mensch in seiner Umwelt orientieren. Zugleich erscheint die materielle Welt, welche die Psyche umgibt, als veränderbar. Zu dieser Außenwelt gehört auch der eigene Körper. Reize der Außenwelt treffen in der Psyche auf eine Struktur, die sich bei allen Menschen im Aufbau gleicht, jedoch hinsichtlich ihrer konkreten Ausformung unterschiedlich ist: "Only the

---

28 Antoni Kępiński: Psychopathology of power (Anm. 27), S. 79.
29 Vgl. Kapusta: Life circle (Anm. 1), S. 45.
30 Kokoszka: Information Metabolism (Anm. 25), S. 171.
31 Vgl. Kapusta: Life circle (Anm. 1), S. 45.

structure is permanent; the order is specific for the organism."³² Diese Struktur umfasst drei Ebenen, die jeweils eine Werteordnung darstellen.³³

Zunächst eine biologisch determinierte Ebene, die unbewusst Entscheidungen prägt. Hierbei geht es um die angeborenen und nur in gewissem Maße kontrollierbaren Dispositionen wie Trieb der Erhaltung des eigenen Lebens und der Erhaltung der Spezies. Kępiński betont hier die animalische Natur des Menschen, die nicht kulturell beherrscht werden kann. Sie kann sich jedoch auch nicht gegen kulturelle Überformung durchsetzen und diese völlig verdrängen. Vielmehr ist auch die biologische Ebene Teil der Interpretation und Interaktion von Subjekt und Umwelt. Der Mensch ist damit wie jedes Lebewesen den Einflüssen seiner Umwelt in einem gewissen Grad ausgeliefert. Einflüsse und Erlebnisse können interpretiert und zur Grundlage einer möglichst konsistenten Interaktion gemacht werden. Keinesfalls ist der Mensch befähigt, die ihm innere und äußere Natur völlig zu kontrollieren oder zu beherrschen.

Auf der zweiten Ebene finden sich die emotionalen Dispositionen.³⁴ Die positive oder negative Reaktion auf einen Reiz beziehungsweise Sachverhalt der Außenwelt wird geprägt durch die an wichtigen Personen orientierte emotionale Sozialisation in der Kindheit, aber auch durch traumatische Situationen. Die hier geprägten emotional besetzten Bilder der Außenwelt werden durch fortwährende Wiederholung gefestigt und sind ebenfalls unbewusst.

Teil des Bewusstseins ist die dritte Ebene. Sie wird geprägt durch die individuelle Sicht des Selbst auf ein zukünftiges Selbst, das heißt, sie ist auf die Auswirkungen einer Handlung auf das Selbst gerichtet. Diese sozio-kulturelle Ebene ist geprägt durch Ideale und Vorstellungen, die durch die Interaktion mit der eigenen sozialen Umwelt entstanden sind. Ein Großteil der alltäglichen Entscheidungen wird auf Grundlage nicht bewusster Wertehierarchien getroffen, rekurriert also auf die erste und zweite Ebene.³⁵ Wichtige Entscheidungen sind Ergebnis aller drei Ebenen, was zugleich bedeutet, dass Entscheidungen niemals völlig bewusst getroffen werden.

Die Aufrechterhaltung der Werteordnungen aller drei Ebenen ist mit einer beständigen Anstrengung der Psyche verbunden. Ziel ist es, konsistent, das heißt die bestehende Werteordnung erhaltend oder diese in nur geringem Rahmen modifizierend zu handeln. Die Informationen, welche die Psyche sowohl durch die Außenwelt als auch vom Inneren des Organismus erhält, werden also nicht

---

32 Antoni Kępiński: Psychopathology of power (Anm. 27), S. 79.
33 Kokoszka: Information Metabolism (Anm. 25), S. 171.
34 Kokoszka: Information Metabolism (Anm. 25), S. 172.
35 Kokoszka: Information Metabolism (Anm. 25), S. 172.

mit dem Ziel eines Gleichgewichtes von Außen- und Innenwelt verarbeitet. Es geht in Kępińskis Konzept um die Aufrechterhaltung von Werteordnungen der Psyche als ein inneres Gleichgewicht, welches die Interpretation und damit die Orientierung in der Umgebung ermöglicht. Kępińskis holistische Theorie des Energie-Informationsmetabolismus[36] umfasst sowohl das Verhältnis subjektiver und sozialer Erfahrung wie auch das Verhältnis von autonomem Subjekt und Umwelt.[37] Er postuliert das Individuum als psychophysische Einheit. Diese ist sozialen und natürlichen Einflüssen nicht ausgeliefert, sondern steht in einem Verhältnis gegenseitiger Beeinflussung mit diesen. Es geht für das Individuum weniger darum ein inneres Gleichgewicht herzustellen. Vielmehr entwickelt sich ein komplexes System von Werten, die in einem konkreten Ordnungsverhältnis stehen. Ein psychopathologischer Zustand resultiert nach Kępiński damit in erster Linie aus einer andauernden Störung dieses Werteverhältnisses durch einen inkommensurablen Input,[38] dessen Ergebnis Frustration und Gewalt ist. Damit liegt einer psychopathologischen Störung nicht nur die Störung eines inneren Verhältnisses des Individuums zu eigenen Erfahrungen und Werten zugrunde. Auch ein gestörtes Verhältnis zur Umwelt, deren Einflüsse und Eindrücke auf die Psyche nicht verarbeitet werden können, kann eine psychische Erkrankung auslösen.

"According to him, in each pathological condition there are some disturbances in experiencing of values, and due to this, experiencing values should be addressed in most cases of psychotherapy."[39] Nach Kępiński muss die Möglichkeit, seine Umwelt über Wertordnungen wahrzunehmen und sich zu orientieren, grundlegende Zielsetzung allen therapeutischen Handelns sein. Dies bezieht er sowohl auf den Bereich der Psychotherapie und Psychiatrie als auch auf den Bereich somatischer Störungen. Denn auch angesichts somatischer Störungen können Patienten eine Erschütterung innerer Werte durch starke äußere Reize erfahren. Physische Leiden entziehen sich der Kontrolle, sie offenbaren die Unverfügbarkeit des Körpers. Die Ordnung der Werte, die der Wahrnehmung durch die Psyche zugrunde liegt, versagt angesichts andauernder schmerz- oder leidensvoller Erfahrungen. Vorstellungen von Glück, Gerechtigkeit, Fairness oder Selbstbestimmung verlieren angesichts eines solchen Zustandes an Relevanz. Sie finden keine Entsprechung. Die Psyche ist verantwortlich für die Konstituierung eines Selbst, welches geprägt ist durch die Erfahrungen und Wahrnehmungen, welche die Psyche formen. Die Ordnungsfunktion der Psyche gipfelt geradezu in der

---

36 Vgl. Kokoszka: Information Metabolism (Anm. 25), S. 170.
37 Vgl. Kapusta: Life circle (Anm. 1), S. 45.
38 Wiraszka-Lewandowska, Sym, Kokoszka: The corrective experience (Anm. 2), S. 6.
39 Wiraszka-Lewandowska, Sym, Kokoszka: The corrective experience (Anm. 2), S. 6.

Ausprägung eines konsistenten individuellen Selbst. Das Selbst ermöglicht die Orientierung in Raum und Zeit und stellt die Grundlage des Verständnisses der eigenen Handlungen, des Selbstbewusstseins, dar. "For the complex life processes, especially informational metabolism processes, to become an experience, engaged self is needed."[40] Am Ende des Verarbeitungsprozesses stehen Entscheidungen. Diese sind Ergebnis des Prozesses der Verarbeitung äußerer Reize durch die drei Ebenen der Werteordnungen. Im Fall einer Störung dieser Verarbeitungsprozesse verliert der Mensch die Möglichkeit, seiner Außenwelt gegenüber adäquate und konsistente Entscheidungen zu treffen.

3.2 Normativität und Informationsmetabolismus

Die Psyche dient nach Kępiński der Verarbeitung äußerer Reize und der Orientierung in der eigenen Umwelt. Darüber hinaus bestimmt sie unmittelbar durch ihre individuelle Verfasstheit Entscheidungen und Handlungen des Subjekts und wirkt damit auf die Umwelt ein. Ziel des Subjektes ist nach Kępiński die Übertragung bzw. Materialisierung innerer Vorstellungen in die Realität. Das Handeln des Subjektes zielt auf Selbstbestimmung, deren Grundlage das Verstehen der Umwelt ist.[41] Diesem Handeln wiederum entspringt ein erneuter Reiz, der verarbeitet und in ein Handeln umgesetzt werden muss. Ein Reiz, welcher die Ordnung der Wertehierarchien der Psyche nachhaltig stört, unterbindet ein kontingentes Handeln. Ergebnis ist Orientierungslosigkeit, irrationales Verhalten und psychische Erkrankungen. Wenn psychopathologische Zustände aus einer inkommensurablen Erfahrung resultieren, muss nach Kępiński das Ziel einer Therapie die Wiederherstellung der Fähigkeit des Patienten sein, sich seiner Wertehierarchien zu bedienen. Eine normale Handlungsweise ist demzufolge jene, welche die größte Kontingenz beziehungsweise Erwartbarkeit, hinsichtlich der gegeben Umstände aufweist. Pathologisch ist dann jene Handlung, die weder dem bisherigen Handeln entspricht noch der Außenwelt gerecht wird. Pathologische Zustände sind nach Kępiński nicht als Abweichung eines bestimmten normierten Zustandes oder Verhaltens bestimmt, sondern als individuelles Unvermögen, sich in seiner Umwelt zu orientieren.

Damit widerspricht Kępiński einem funktionalistisch-technischen Begriff von Krankheit und Gesundheit bzw. Normalität und Abnormität. Damit einher geht auch die Ablehnung eines rein neurophysiologischen Modells der Psyche und die

---

40 Antoni Kępiński: Schizofrenia. Warszawa 1981, zitiert nach Kapusta: Life circle (Anm. 1), S. 46.
41 Kapusta: Life circle (Anm. 1), S. 46.

Vorstellung, alle psychischen Dispositionen seien neurophysiologisch begründ- und erfassbar.

3.3 Arbeit als Psychiater

Diese Annahmen Kępińskis wirkten sich in seiner Arbeit als Psychiater vor allem im Verhältnis zu seinen Patienten aus. Der Aufbau eines auf Empathie und Vertrauen basierenden emotionalen Verhältnisses zwischen Patient und Arzt ist grundlegend für die Möglichkeit des Verstehens der psychischen Konstitution des Patienten und den therapeutischen Prozess.[42] Diese Annahme umfasst eine epistemologische Prämisse: Ärzte können sich nicht auf ein nicht-normatives Wissen beziehen. Jedes Wissen über einen konkreten Patienten ist Produkt einer dialogischen[43] und damit normativen Beziehung zwischen Patient und Arzt. Kępińskis Betonung des Patient-Arzt-Verhältnisses widerspricht damit der Reduktion individueller Patientenbiographien auf ein kategorisierbares Krankheitsbild. Gerade die für Kępiński in dieser Form noch nicht relevante zunehmende Ökonomisierung des Gesundheitssystems unterstützt jedoch ein ärztliches und therapeutisches Selbstbild als einer Praxis, die auf nicht-normativem Wissen beruht. Auf Basis naturwissenschaftlicher Erkenntnisse ließen sich diesem Bild zufolge rationale Entscheidungen treffen, die zwar hinsichtlich ethischer Implikationen und Folgen reflektiert werden müssten, aber an sich nicht normativ seien.

Im Falle der Psychotherapie und Psychiatrie wird damit der Patient beziehungsweise dessen Erkrankung, so der Einwand Kępińskis, objektiviert. Diese Objektivierung findet häufig ihren Ausdruck in einem spürbaren Mangel an Empathie und Vertrauen im Verhältnis zwischen Patient und Arzt. Dies führe, so Kępiński, zu einer tief greifenden Störung des Patient-Arzt-Verhältnisses und bedrohe unter Umständen sogar den Erfolg der Behandlung. Grundlage für dieses Selbstverständnis scheint die Prägung der individuellen Entscheidungen durch die Umgebung zu sein. Kępiński argumentiert in seinem Text „Anus Mundi", dass innere Einstellungen, Vorstellungen, Gedanken und Gefühle durch äußere Umstände in einem Maß beeinflusst werden, dass sie sich, gleich einem Bakterium nach einem Befall durch virale DNA, transformieren und anpassen: "As a bacterium mentioned above, a person loses his/her identity; his/her thoughts, emotions and doings are no longer an expression of his/her personality, but become

---

42 Bulazcek: Patient-Doctor Relations (Anm. 3).
43 Bulazcek: Patient-Doctor Relations (Anm. 3).

a reflection of the structure accepted from the outside."[44] Das Streben nach der Vermeidung eines Konfliktes zwischen innerer Werteordnung und äußeren Umständen bedingt die Anpassung des Subjekts, insofern die äußeren Umstände stark genug sind. Das Verhältnis des Therapeuten zur eigenen Arbeit ist damit bereits normative Grundlage der Arbeit mit den Patienten und somit Gegenstand medizinethischer Überlegungen. Wie alle anderen Lebensbereiche ist die ärztliche Arbeit nicht frei von ideologischen Prämissen, die, bewusst oder unbewusst, die Praxis prägen. Die therapeutische Praxis benötigt daher eine spezifische ethische Grundlage, zu deren Ausarbeitung die Arbeit Kępińskis, wie im Folgenden zu zeigen sein wird, wichtige Impulse geben kann. Kępiński geht es um eine ethische bzw. philosophische Grundlegung der Medizin in Forschung und Praxis. Eine intensive und emphatische Beziehung von Patient und Arzt ist damit nicht nur therapeutisches Mittel zum Zweck, sondern als ethische Praxis unabdingbare Grundlage der therapeutischen Arbeit. Kępiński fragte nach den existentiellen Grundlagen beispielsweise von Schizophrenie oder Depression und nach dem Zusammenhang einer Erkrankung und dem Selbstbild des Patienten bzw. dessen Fähigkeit der Orientierung in seiner Umwelt.

3.4 Das Auschwitz-Syndrom

Das als Auschwitz- oder KZ-Syndrom[45] bezeichnete Krankheitsbild, in der späteren Forschung als Posttraumatisches-Stress-Syndrom[46] bezeichnet, umfasst zahlreiche psychische wie physische Leiden, die in kausalem Zusammenhang zu traumatischen Erlebnissen zum Beispiel in den Konzentrationslagern stehen. Kępiński selbst beschreibt die Schwierigkeit, die zum Teil viele Jahre nach der Lagerhaft auftretenden Beschwerden immer in kausalen Zusammenhang zu der Internierung zu stellen. Grundlegend für die Zusammenfassung unter dem Begriff „Auschwitzsyndrom" beziehungsweise dessen Synonyma ist die „unbestimmte Eigenart"[47], die Kępiński bei der Befragung hunderter ehemaliger Lagerinsassen beobachtet hatte. In der Erforschung und Bestimmung dieses Krankheitsbildes erwiesen sich mehrere Faktoren als problematisch. So sind die von den Häftlingen erlittenen existentiellen Erfahrungen für Außenstehende kaum nachvollziehbar.

---

44 Antoni Kępiński: Anus Mundi. In: Archives of Psychiatry and Psychotherapy 4 (2007), S. 85–87, hier: S. 86.
45 Kępiński: Das sogenannte KZ-Syndrom (Anm. 8).
46 Seit 1980 durch die APA anerkannt, vgl. Katarzyna Nowak: Antoni Kępiński (Anm. 20), S. 59.
47 Kępiński: Das sogenannte KZ-Syndrom (Anm. 8), S. 8.

Dadurch ist eine Bestimmung des Zusammenhangs der Erfahrungen der Häftlinge und der oft zeitlich später auftretenden unterschiedlichen Krankheitsbilder schwierig. Auch der Widerspruch der Erfahrungen des Lageralltages in Bezug auf die psychophysische Einheit des Menschen machte eine Untersuchung psychopathologischer Phänomene problematisch. In der täglichen Wahrnehmung werden Körper und Psyche in dualistischer Manier als getrennt erfahren. Hierbei spricht das „bewusste" Erleben des eigenen Körpers[48] für eine Steuerungsfunktion der Psyche gegenüber dem Körper. Die existentiellen Erfahrungen des Lagers verdeutlichten aber die Einheit von Körper und Seele. Die Erfahrung, dass nicht nur die physische Konstitution auf die Psyche rückwirkt, sondern vielmehr in gleicher Weise die Physis zu beeinflussen vermag, widerspricht dem Bild einer Beherrschung des eigenen Körpers. Die Machtlosigkeit der eigenen Körperlosigkeit stellt die eigene Identität und damit die eigene Werteordnung in einer Weise in Frage, die zur nachhaltigen Störung der Psyche und damit zu schwerwiegenden Krankheitsbildern führen kann. Kępiński spricht sogar davon, dass grundlegend für das physische Überleben im Lager Momente psychologischenBeistandes gewesen seien: „Es war wirklich jene therapeutische Gemeinschaft, von der in der Psychiatrie so viel die Rede ist."[49] Jene Momente zum Teil kleinsten psychischen Beistandes sicherten unter Umständen das physische Überleben. Gleichermaßen konnte die Erfahrung physischer Sicherheit (ein Stück Brot, eine Berührung, das Entkommen von einer physischen Bestrafung) einen wichtigen Impuls zur Stabilisierung der psychischen Konstitution beitragen. Das Leben im Lager versetzte den Inhaftierten bereits bei ihrer Ankunft einen Schock: Ein System, dessen Regeln und Verhältnisse Erlebnisse hervorbringt, die sich in größtmöglichem Maße von den Alltagserfahrungen unterscheiden, stellt die Psyche vor ein nicht zu bewältigendes Verarbeitungsproblem. Die Bedingungen für eine Handlung unterschieden sich dermaßen, dass sich das gesamte Wertigkeitssystem der Lagerhäftlinge verändern musste.[50] Als rettend für die überlebenden Häftlinge erwiesen sich häufig jene Begegnungen und Erfahrungen, die mit dem Wertesystem der Welt außerhalb des Lagers zu vereinen waren: „Eine gewöhnliche, menschliche Geste, die im normalen Leben gar nicht auffällt und für eine höfliche Konversation gehalten wird, wurde im Lager zur Erleuchtung, zum Lichtstreif am Horizont, sie war nicht selten lebensrettend, sie gab den Glauben an das Leben zurück."[51] Vor

---

48 Kępiński: Das sogenannte KZ-Syndrom (Anm. 8), S. 10.
49 Kępiński: Das sogenannte KZ-Syndrom (Anm. 8), S. 10.
50 Nowak: Antoni Kępiński (Anm. 20), S. 61.
51 Kępiński: Das sogenannte KZ-Syndrom (Anm. 8), S. 9.

allem die Beobachtung dieser häufig beschriebenen Einheit von Psyche und Physis ist für Kępińskis Verständnis der Psyche grundlegend.[52]

4. Ethik in der Psychiatrie nach Kępiński

Kępińskis Arbeit zielt vor allem auf die Psychiatrie. Diese ist aber auch für die Psychotherapie und weiter gefasst auch für die somatische Medizin gültig. Die sich aus Sicht der Autoren daraus ergebenden ethischen Grundsätze in den genannten Bereichen sollen im Folgenden kurz umrissen werden.

Der Mensch verarbeitet nach Kępiński die ihn umgebende Welt durch ein individuelles Wertemodell, den Informationsmetabolismus. Eine psychische Erkrankung ist nach Kepinski Zeichen für den Verlust dieser Fähigkeit, äußere Reize zu verarbeiten. Eine Therapie muss damit auf die Fähigkeit des Patienten zielen, sich dieser Werteordnung bedienen zu können. Damit relativiert Kepinski die Bedeutung nicht-normativen empirischen Wissens für die Therapie und rückt die individuelle Konstitution des Patienten in das Zentrum. Diese Relativierung erscheint insbesondere für die Psychiatrie relevant. Kepinskis Modell wendet sich gegen die Tendenz, psychische Krankheitsbilder (beispielsweise Schizophrenie) durch rein biologische Erklärungsmuster deuten und behandeln zu wollen. Dabei unterscheidet sich sein Ansatz deutlich von dem der Psychiatriekritik beispielsweise bei Ronald D. Laing (1927–1980)[53] und Thomas Szasz (1920–2012)[54]. Insbesondere für Szazs stellt die Schizophrenie keine Erkrankung dar. Vielmehr dient der Begriff bzw. die Diagnose ‚Schizophrenie' der gesellschaftlichen Sanktionierung abweichenden Verhaltens.[55] Kępiński betont hingegen die individuelle Dimension einer psychischen Erkrankung, deren Ursprung in der gestörten Orientierungsfähigkeit des Patienten liege. Depressionen oder Schizophrenien sind in diesem Modell als Verhaltensweisen zu verstehen, die aus der Orientierungslosigkeit des Patienten resultieren. Eine psychiatrische Behandlung sollte nach Kępiński auf diese moralische Orientierungsfähigkeit durch den informationellen Metabolismus zielen. Eine Therapie muss auf die individuellen Werteordnungen des Patienten zielen. Wenngleich sich eine psychische Erkrankung individuell ausprägt, liegt ihr Ursprung nach Kępiński nicht ausschließlich im Individuum. Vielmehr ist sie

---

52 Steger: Prägende Persönlichkeiten (Anm. 9), S. 237.
53 Christof Goddemeier: Reise in den inneren Raum. In: Deutsches Ärzteblatt 9 (2014), S. 410–411.
54 Steger: Prägende Persönlichkeiten (Anm. 9), S. 241–245.
55 Heinz Häfner: Das Rätsel Schizophrenie. Eine Krankheit wird entschlüsselt. 3. Aufl. München 2005, S. 68.

Ergebnis eines gestörten Wechselverhältnisses von Individuum und Umwelt. In diesem Kontext stellt die Behandlung einer Schizophrenie beispielsweise nicht nur die Frage nach einer ‚gesunden' Psyche (die Ziel der Therapie ist), sondern auch die Frage nach einem ‚gesunden' gesellschaftlichen Umfeld. Psychische Erkrankungen sind immer Zeichen einer dysfunktionalen Beziehung von Subjekt und Umwelt, deren Ursprung nicht unbedingt im Subjekt zu suchen ist.

Das Wissen des Therapeuten in diesem Prozess ist ein normatives Wissen, da es sich auf eine individuelle Werteordnung bezieht. Auch die Zielsetzung der Therapie ist normativ, da sie die Selbstbestimmung des Patienten fokussiert. Für Kępiński bedeutet Krankheit nicht die Abweichung von biologischen oder gesellschaftlichen ‚Normalwerten' oder Verhaltensnormen. Vielmehr ist es die Möglichkeit, auf Basis der individuellen Werteordnung selbstbestimmt mit der Außenwelt zu interagieren. Diese normativen Aspekte sind für die Behandlung relevanter als nicht-normatives, scheinbar objektives Wissen. Damit rückt zum einen die emphatische Haltung des Arztes in den Fokus. Zum anderen betont es die Notwendigkeit einer intensiven Patient-Arzt-Beziehung. In diesem Rahmen spielen verschiedene ethische Prinzipien eine Rolle. Darunter zählt die für eine vertrauensvolle Beziehung notwendige Verschwiegenheit des Arztes, die unter bestimmten Umständen jedoch nicht geboten ist.[56] Ein häufig diskutierter Grundsatz ist jener der Wertfreiheit. Der Arzt soll in der Patient-Arzt-Beziehung frei von eigenen Wertvorstellungen und Interessen sein. Wie Kepinski zeigt, geht es in einer psychiatrischen oder psychotherapeutischen Behandlung jedoch nicht um wertfreies, sondern um normatives Wissen und Handeln. Dazu gehören ebenfalls die Vorstellungen des Arztes, die sein Handeln auch unbewusst prägen.

5. Schluss

Kępińskis Modell der Psyche als Informationsmetabolismus legt jeder Erfahrung des Menschen die Verarbeitung äußerer Reize mittels eines Wertesystems zugrunde. Jede Erfahrung, Entscheidung und Interaktion eines Menschen basieren damit auf Werteordnungen. Nach Kępiński ist ein gestörtes Verhältnis eines Individuums zu sich selbst bzw. zu seiner Umwelt als Ergebnis einer dauerhaft oder wiederholt unmöglichen Verarbeitungsleistung äußerer Reize zu verstehen. Mit den eigenen Werteordnungen inkompatible Erfahrungen schließen eine Verarbeitung und Interpretation der Außenwelt aus. Dadurch ist es für den Betroffenen nicht mehr möglich, sich in seiner Außenwelt zu orientieren und sich ihr

---

56 Vgl. Florian Steger: Violations of Ethical Principles in Psychotherapy. In: Nova Acta Leopoldina 119 (2014), S. 94–95.

gegenüber konsistent zu verhalten. Die Folge sind Aggression, Angstzustände, Hilf- und Orientierungslosigkeit und in der Konsequenz die Ausprägung psychischer Erkrankungen. Da hinsichtlich der Verarbeitungsprozesse der Psyche auch der eigene Körper zur Außenwelt gehört, können auch Reize, die ihren Ursprung im eigenen Körper haben, wie beispielsweise somatische Erkrankungen, Auslöser solcher Verarbeitungsstörungen sein.

Ein therapeutischer Zugang muss nach Kępiński, sowohl in der Psychiatrie und Psychotherapie als auch in der somatischen Medizin vor allem auf die Herstellung der Verarbeitungsfähigkeit des Patienten zielen. Der Patient muss Kontakt zur eigenen Werteordnung bekommen und befähigt werden, die Reize der Umwelt in die eigene Werteordnung integrieren oder die eigene Werteordnung den Reizen anpassen zu können. Damit wird der grundsätzliche ethische Gehalt von Medizin deutlich. Hinzu kommt der Umstand, dass therapeutische Maßnahmen keinesfalls nur auf rein naturwissenschaftlich gewonnenen, scheinbar wertneutralen Erkenntnissen basieren können. Wenn die subjektiven Werteordnungen des Patienten Ziel des therapeutischen Prozesses sind, muss auch dieser Prozess bzw. die therapeutischen Maßnahmen an diese subjektive Ordnung angepasst werden. Insbesondere in der Psychotherapie und Psychiatrie wird die Form der Behandlung also wesentlich durch den Patienten bestimmt. Nicht nur in ihrer Zielsetzung, sondern auch in ihrem Verlauf. Zudem ist klar, dass den Entscheidungen des Therapeuten Werteordnungen zugrunde liegen, die reflektiert werden müssen, um das eigene Handeln zu hinterfragen. Medizinische Praxis ist nach Kępiński notwendig mit ethischen Fragestellungen verknüpft, die keineswegs nur infolge von Handlungen auftreten. Kępiński versteht Medizin grundsätzlich als ethische Praxis, weshalb er eine philosophische und insbesondere ethische Fundierung der Medizin als Wissenschaft fordert.

Ethical foundation of Antoni Kępiński's psychiatry

Paweł Łuków

Zusammenfassung

Die heutige Medizin wird oftmals als ‚enthumanisiert' beschrieben, womit gemeint ist, dass sich mehr und mehr praktizierende Ärzte nahezu ausschließlich auf die biologische Seite von Krankheit fokussieren. Auf der Basis von Antoni Kępińskis (1918–1972) „Philosophie der Medizin" last sich vermuten, dass eine solche Enthumanisierung nicht nur Ergebnis der Organisation und Funktionsweise moderner Medizin ist, sondern aus einem weit verbreiteten Selbstbild von Ärzten resultiert. Dieses Selbstbild ist bestimmt durch die These, dass das Wissen, auf dem die therapeutische Praxis fußt, moralisch neutral sei und sein sollte. Kępińskis Philosophie der Medizin folgend, die speziell im Hinblick auf die Psychiatrie und die Psychotherapie entwickelt wurde, diesbezüglich aber auf die somatische Medizin übertragbar ist, bezieht Krankheit den Kontaktverlust des Patienten mit moralischen Werten ein. Therapeutische Maßnahmen, zu denen auch das Verhalten des Therapeuten als Beispiel für diese Werte zählt, müssen auf die Wiederherstellung des Zuganges des Patienten zu diesen Werten zielen, die durch das „biologische Bewusstsein" offenbar werden. Kępiński sieht dieses Bewusstsein im Kontext seiner Theorie der Stoffwechsel von Energie und Information, welche die generalisierendste Beschreibung der Funktionen des lebenden Organismus darstellt. Kępińskis Philosophie der Medizin wird auf Medizin generell bezogen, um zu zeigen, dass sie moralische Werte nicht nur als Ziel, sondern ebenso als Instrument therapeutischer Behandlung sieht. Diese moralische Fundierung therapeutischer Praxis verspricht eine wichtige Kontrollmöglichkeit der dehumanisierenden Tendenz in der Medizin.

Abstract

Today's medicine is often described as "dehumanized", by which it is meant that more and more medical practitioners focus almost exclusively on the biological side of illness. On the ground of Antoni Kępiński's (1918–1972) "medical philosophy", it is argued that such dehumanisation results not only from organization and functioning of modern medicine but also from a widely adopted self-perception of medical professionals. This self-perception is defined by the thesis that knowledge on which therapeutic practices are based is, and should be, morally neutral. According to Kępiński's philosophy of medicine, which was developed specifically for psychiatry and psychotherapy but can be applied also to somatic medicine, illness involves loss of patient's contact with moral values. Therapeutic interventions, part of which is the therapist's behaviour which exemplifies these values, must aim at restoration of patients' access to these values which are revealed by "biological conscience". Kępiński sees this conscience in the context of his theory of energy and information metabolisms, which is intended to be most general description of the functioning of living organisms. Kępiński's medical philosophy is applied to medicine in general to conclude that it sees moral values as both the goal of therapy and its instrument. Such a moral foundation of therapeutic practices provides an important check on the forces of dehumanisation in medicine.

Ethical foundation of Antoni Kępiński's psychiatry

According to a popular opinion, today's medicine is in many respects "dehumanized", by which it is meant that more and more medical practitioners focus almost exclusively on the biological side of illness. Among the effects of this practice is insufficient attention paid to the psychological and social needs of patients and neglect of them as psychological and physical wholes. Although often undefined, the key symptoms of dehumanized approach to patients are indifference to or insufficient empathy for patients, disregard for or underrating of their emotions, or deindividuation and objectification[1] by, for example, identifying patients with their disease or their location in the health care facility.

The details of the processes that leads to dehumanisation are not well documented but hypotheses abound. Various sources suggest that among leading causes of dehumanisation is legal regulation of the medical professions and the involvement of non-medical experts and authorities in health care provision;[2] systems of managing and funding of health care,[3] which distance health care professionals form patients; reliance of medical professionals on highly advanced technology,

---

1 An interesting attempt to define dehumanisation and a review of its theoretical treatments can be found in Nick Haslam: Dehumanization. An Integrative Review. In: Personality and Social Psychology Review 10 (2006), p. 252.
2 David J. Rothman: Strangers at the Bedside. A History of how Law and Bioethics Transformed Medical Decision Making. New York 2003.
3 Pamela Hartzband, Jerome Groopman: The New Language of Medicine. In: New England Journal of Medicine 365 (2011), pp. 1372–1373.

algorithms and standardized procedures[4] in provision of care to many patients in large health care institutions, all of which encourage a strategy of coping with stress,[5] which leads professionals to focus on symptoms and systems rather than on patients; or organisation and length of medical education which makes contact with patients relatively short and sporadic.[6] Depersonalized medical science, advanced technology, large volumes of medical services and standardization and proceduralisation of health care provision, financing and organization seem to encourage medical professionals to think of patients as objects of inquiry and management rather than as suffering beings who require humane response.

At first these hypotheses, when sufficient caution in generalizations is applied, seem convincing. Ideas and habits of thought, perception and action developed in the organization and functioning of an environment can influence the thought, perception and actions of those who populate this milieu towards others. However, this explanation of dehumanisation of medicine seems to underestimate the experiences of medical professionals and their potential for active shaping of their own thought, perception and actions. No doubt, their thought, perception and actions can be affected by the organization and functioning of their work environment but there are other important factors here. One may suppose that the day-to-day exposure to patients' illness and suffering – which are inescapable constituents of the work environment of medical professionals – can be a countervailing force if professionals attempt to minimise effects of the dehumanizing factors. The sight of suffering patients, one might expect, should offer medical professionals strong reasons to develop strategies of thought, perception and action which oppose the forces of dehumanisation of patients.

If the preceding observation is correct the typical explanations of dehumanisation of medicine are not convincing to the extent to which they underrate the medical professionals' potential for active shaping of their responses to patient suffering. Assuming that the forces of dehumanization are not overwhelming, one might even claim that they are effective because medical professionals do not use their potential for active shaping of their habits of thought, perception and action. If so the explanations of dehumanization must be seen against the background

---

4   Franz Ingelfinger: Medicine. meritorious or meretricious. In: Science 200 (1978), pp. 942–946.
5   Some of such causes of dehumanization in modern hospitals are described in Omar Sultan Haque, Adam Waytz: Dehumanization in Medicine. Causes, Solutions and Functions. In: Perspectives on Psychological Science 7 (2012), pp. 176–186.
6   Seymour M. Glick: Humanistic Medicine in a Modern Age. In: New England Journal of Medicine 304 (1981), pp. 1036–1038.

of the medical professionals' decisions which let the forces of dehumanization determine their thought, perception and actions. The decisions need not be explicit. They may be elements of the process of socialization in the professional group during both medical education and work, which process, in turn, may be driven by ideas accepted by its members.

Below I am going to build on the "decision" hypothesis. Relying on Antoni Kępiński's work on the practice of psychiatry and his extension of that idea over the whole field of medicine, I will argue that the causes of dehumanisation are rooted fundamentally, although not exclusively, in medical professionals' view of their work as morally neutral. Kępiński, a practicing psychiatrist and psychotherapist, holds that moral neutrality of therapeutic practice leads to objectification of patients. In order to avoid objectification, a psychiatrist and other mind-healing practitioners, need to see their own work as aimed at restoration of patients' contact with moral values, and patient's illness, whether psychiatric or somatic, as an assault on their human ability to access and be guided by those values.

Psychiatry is exposed to the susceptibility for dehumanization as much as other areas of medicine. In contrast to the other areas of medicine, the consequences of dehumanization may be particularly devastating due to the nature of the problems psychiatrists deal with. If, as the remarks above suggest, one of the cooperating causes of dehumanisation in medicine in general, and in psychiatry in particular, is ideology which practitioners embrace,[7] Kępiński's work not only helps understand dehumanization but justifies the need for an ethical context for psychiatry. Kępiński's writings suggest that some of the main causes of dehumanisation in psychiatry must be related to the views of medical practitioners which are more foundational than the habits of thought, perception and action they might have acquired in the process of professional socialization and in the daily routine of work. According to this view, a central cause of dehumanisation of the practitioner-patient relationship is self-perception of medical professionals. Kępiński's work indicates that dehumanization in psychiatry may result from a self-perception of psychiatrists as scientists, technology dispensers and operators, members of bureaucracy or units in the "machinery of modern medicine," who distance themselves from the objects of their interventions. They do not see a need for philosophical foundation for their interventions, and so they do not conceive of those interventions as belonging to a moral or ethical and so value-laden practice.

---

7   Cf. Thomas Stephen Szasz: Ideology and Insanity: Essays on the Psychiatric Dehumanization of Man. London 1973. This is not to suggest that the present article endorses Szasz's view of psychiatry.

For Antoni Kępiński, moral value is not an addition to the practice of psychiatry but a defining element of psychiatry and, more generally, medicine. In what follows I will present Kępiński's view of psychiatry as an alternative to the non-philosophical and morally neutral view of medicine. According to Kępiński, psychiatry is an inherently moral venture. It relies on scientific knowledge and technologies, yet it does not pretend to be science or technology in its distance from the object of its interventions, i.e. a unique human being whose suffering is inseparable from the ideas of good and evil and from her own beliefs about good life. In this way Kępiński rejects a canon of the 20th century, according to which, a respectable theory or a practice based on it must rely exclusively on science with its methodological rigours of distance and moral neutrality. Kępiński understood that this program for healing human souls is not feasible due to the specific nature of the object of inquiry and the kind of intervention based on results of this inquiry. Healing of the human psyche, although it depends on the achievements of science, must be based on a medical philosophy. Such a medical philosophy should organize scientific data, which come from such fields as biology, human physiology, neurology etc., within a scheme that contains a view of a good human life. For Kępiński, healing of the psyche is an ethical practice. It is a practice of healing towards good and with good as an instrument of healing.

Dehumanization of medicine and other forms of therapy comes in many varieties. In what follows I will focus on the separation of theoretical from ethical claims in psychiatry and in psychotherapy. This separation is realised in a widespread adoption of, among others, two assumptions. First is the claim that although members of such mind-healing professions as psychiatrists or psychotherapists must adhere to the ethical standards of understanding, compassion, trustworthiness, fairness, self-discipline, discretion, openness, tolerance, attentiveness and many more, the theory on which their practice is based is value-neutral.[8] That means that to perform well as a mind-therapist, the practitioner needs to be committed to substantive moral claims, i.e. to claims about values or virtues which describe particular forms of therapist's behaviour, but the knowledge base of that behaviour does not (and should not) contain substantive moral claims. The substantive moral claims to which mind-healing practitioners should be committed

---

8 This view can, of course, take many forms. Its radical version can be found for example in Robert Evan Kendell: The concept of disease and its implications for psychiatry. In: British Journal of Psychiatry 127 (1975), pp. 305–315. Kendell changed his view in Robert Evan Kendell: What are mental disorders? In: Alfred M. Freedman, Richard Brotman and Irving Silverman et al. (eds.): Issues in Psychiatric Classification. Science. Practise and social policy. New York 1986, pp. 23–45.

are not, according to this view, part of a theory of mind healing. The theory is morally neutral. Mental diagnosis and treatment decisions should not be conclusions drawn from the practitioner's moral beliefs. Whether someone is mentally ill or not and what methods of healing will be introduced, must not be concluded from what the practitioner, informed by the theory that founds his craft, considers morally good or evil, right or wrong. The substantive ethical standards apply to the practitioner's behaviour, whereas diagnoses and treatments are morally neutral.

The second assumption concerns the results of therapy which – with the exception of, for example, positive psychology – are usually described in morally non-substantive terms. Typical descriptions of the intended results of therapy would contain terms like psychological balance, patient self-fulfilment or social adjustment. What terms are used will depend on the particular therapeutic school or method. The common feature of such terms is that they do not denote any determinate mental states or behaviours which would be associated with explicit and specific content of moral values. This content is typically seen as something to be found or defined by the patient herself. The therapist's interventions are not expected to realize previously determined moral values in the life of the patient but to assist her in her effort to reach a non-substantively described goal which is to be concretely defined by the patient. Being neutral about the question of specific moral goals of therapy, therapeutic approaches of that kind encourage seeing the patient as a malfunctioning individual who lost balance, cannot reach self-fulfilment or cannot adjust to social circumstances, rather than as a person who has lost communication with certain moral goods. Mental disturbance is not seen as a problem of absence of access to particular moral goods but as a technical – interpreted as neurological, physiological, cognitive, emotional etc. – problem to be solved. The task of the patient is to fill this solution with moral goods of her choice.

The two assumptions and their consequences for mental healing described above are schematic and perhaps exaggerated but they are helpful as a reference point for an analysis of the problems of morally neutral conceptions of mental healing. A therapist who were to rely on this view of her job, would perceive herself as a professional who does not propose substantive moral views to her patient. A therapist of that kind would probably think of her interventions as applications of an exclusively descriptive knowledge and use of technology and techniques which are based on science. She would believe that her approach does not imply or is implied by plainly ethical claims, and that it only describes human psyche and propose methods of problem solutions, depending on the goals of therapy which are to be defined by the contractual agreement.⁹ Within this framework, the therapist thinks of herself as a conscientious scientist, engineer or technician with her expertise and skills diligently applied to a case at hand. It is unlikely that the therapist would see herself as a philosopher or moralist.

It is this self-perception, not simply the scientific basis of therapy or its organisational environment, that seems to be responsible for dehumanization of many therapeutic practices. A more humanistic approach would involve absorption of scientific knowledge into a medical philosophy in which healing would be oriented toward independently recognized moral values which are part of a view of a good human life. Healing located in such a philosophical context is healing with moral content. It is doubly moral: it has moral content and goals and it is this moral content that does the healing. On this view, therapy is a moral practice based on scientific knowledge which is structured according to a philosophy of the human being. This is Antoni Kępiński's program for psychiatry in outline.[10]

Kępiński locates human beings in the natural order of living nature partly constituted by objective laws of exchange of energy and exchange of information (metabolisms) between organisms and their environments. The two biological laws are those of self-preservation and of reproduction. They found a system of self-control which enables an individual to interact with its environment. In more primitive organisms the laws are built into the mechanisms of the body; in more developed organisms the two laws are also constitutive of the psyche in which information metabolism plays a crucial role. Kępiński held that the laws govern the life processes of plants and lower animals, and are exemplified in conscious actions of humans. The two laws of self-control make up the contents of what Kępiński calls metaphorically "biological conscience"[11]: they are present in the bodies of living organisms and, in more complex forms, in human awareness of individual existence and ability to make decisions. Together with individual interactions with their social environment, the two laws provide a foundation for the conscience of a human person. The main mechanism of operation of the two laws is seeking pleasure. Actions which result in self-preservation and reproduction are

---

9 Cf. for example the contractual metaphor used in the American Psychiatric Association's The Principles of Medical Ethics with Annotations Especially Applicable to Psychiatry, 2013 Edition, Section 2.5, http://www.psych.org/practice/ethics/resources-standards (state 21 December 2013).
10 I am not going to present a detailed account of Kępiński's medical philosophy. A reconstruction of a large part of it can be found in Elżbieta Stawnicka: Filozofia człowieka Antoniego Kępińskiego. Zielona Góra 1999.
11 Antoni Kępiński: Lęk. Warszawa 1977, p. 115.

directed to pleasure and usually produce it. When the expectation of pleasure is regularly and seriously frustrated, the door to all kinds of psychic or personality disorders opens up.[12]

The two laws determine what Kępiński called good in the most general sense.[13] He maintains that the animal activities of nurturing the young, nesting, and protection of the weak exhibit goodness.[14] They are instances of preservation, development and building, as opposed to evil, which is revealed in degeneration, regress and destruction. Preservation, development and building take many and complex forms in nature. In human behaviour they are repeatedly undertaken consciously. But the laws of self-preservation and reproduction are not, primarily, principles to be followed. They are akin to primitive forces with moral potential. As such they found human awareness of the morally good, and this awareness takes the form of conscience. Human awareness of this "natural moral order"[15] develops further in individual actions and, more broadly, in culture. The two laws and their mechanism of seeking reward in pleasure commit individuals to choose different strategies in their relationship to the rest of their social world. In this way two central attitudes are developed: away from others and towards them.

Both attitudes are central elements of striving toward the goods available in human life which are determined by the two biological laws. The attitude of avoidance of or distance from others shows in rejection of those who are perceived as threats to the individual. This attitude, usually prompted by the law of self-preservation, can lead to instrumental treatment of others or to attempts at domination or destruction of those who are seen as threats. It can also lead to strategies of avoidance and withdrawal from interactions with others, or even to disintegration of self.[16] The attitude of attachment or seeking contact with others, which Kępiński associates with the law of reproduction, manifests a fundamental trust in the world, promotes interaction and results in love for others. In societies, the two biological laws with their goods and evils are exemplified in socially and culturally affirmed values or embodied in social practices and institutions which in turn have their impact on individuals.

---

12 These ideas are presented mainly in Antoni Kępiński: Melancholia. Warszawa 1974, pp. 170–268. Kępiński further elaborates on them in Kępiński: Lęk (cit. 11).
13 Kępiński: Lęk (cit. 11), p. 123–124.
14 Tadeusz Kotarbiński presented similar views in his 1957 essay Tadeusz Kotarbiński: Zasady etyki niezależnej. In: Tadeusz Kotarbiński: Pisma etyczne. Wrocław 1987, pp. 183–193.
15 Kępiński: Lęk (cit. 11), p. 125.
16 Antoni Kępiński: Poznanie chorego. Kraków 2002, p. 18.

From this perspective, says Kępiński, mental disorders like "neuroses, psychopathies, psychosomatic illnesses, drug addictions etc. are revealed to us, at least to some extent, as a result of violation of the moral order. Persons who are afflicted by these disorders suffer a hell in life in exchange for their incessant negative feelings, for their indolence and unwillingness to undertake the effort of life, for their egoism etc. Of course, we have no right to condemn them, for evil, just like death, is a part of the process of living."[17] The violation of moral order is not be understood as an act of the suffering person but as a discrepancy between pleasure, which is expected "in exchange for" obedience to the dictates of the biological conscience, and as frustrations of that expectation, usually caused by the demands of society, culture and interactions with others. Mental disorders, says Kępiński, result from such frustrations, many of them occurring in the foundational period of childhood but they are often encountered and strengthened in adult life. Such frustrations trigger fear, which, Kępiński believed, is present in practically every mental disturbance, and they induce and strengthen the attitudes which contribute to mental disorders. The disorders spring from serious imbalances between striving for the naturally founded good, which is dictated by the biological laws of self-preservation and reproduction, and the expectation of reward in pleasure. The moral order, whose violation is responsible for mental disorders, is an (unconsciously) anticipated balance of or harmony between adherence to the two laws and the resultant pleasure.[18] For Kępiński, mental disorder is not therefore just a functional disturbance or social maladaptation but a moral crisis which continues despite the patient's efforts to end it.

Kępiński is not naïvely moralizing either nature or mental disorder. He is careful not to confuse the role of a psychiatrist with that of a (moral) philosopher. Rather, he attempts to anchor moral value in nature, or to objectivise the things that are important for human beings by connecting them with natural processes, mechanisms and activities in which human psyche plays a central role. For Kępiński, moral value is not – as modern philosophical tradition often saw it – extra-worldly, with little or nothing to do with natural processes. Nor is it reduced to mere preference or satisfaction of desire. Moral good and evil grow out of natural processes, and these natural roots of value make it objective. Mental disorder is for Kępiński objectively and morally evil which calls for response.

Of course, in this way Kępiński is open to objections of misunderstanding good and evil. As his explanations make it clear, he does not see moral value

---

17 Kępiński: Lęk (cit. 11), p. 126.
18 Kępiński: Lęk (cit. 11), p. 127.

as associated exclusively with consciously undertaken acts. He stresses neither conscious nor the acting characteristic of agency. He is interested mainly in the recipient end of action. What makes something morally good or evil is not the fact that it has been consciously effected as a result of someone's decision and action but the fact that it is destructive and frustrating with respect to the natural human tendencies to preserve, develop and build.

By understanding good and evil from the point of view of their recipients, Kępiński opens his perspective on mind-healing. Healing interventions are motivated by recognition of evil that afflicts the person who suffers from psychiatric or personality disorder. Psychosis, schizophrenia or fear deprive their victims of their potential for preservation, development and building. A person conquered by a mental or psychological disorder cannot follow the natural human tendencies. Such a person suffers because his human potential is diminished. For Kępiński, therapy's target is alleviation of this suffering because the therapist's perspective is defined by commitment to preservation, development and building. Therapy is therefore rooted in the therapist's recognition of objective moral values.

Kępiński's understanding of the therapist's perspective in terms of moral values is prominent in his observations on the uniqueness of psychiatric diagnostic inquiry. He stresses the ineliminability of the subjective sphere and the impossibility of reaching it with typical methods of empirical sciences. Any attempt to objectivise the knowledge of a patient by use of such methods would lead to loss from sight of the central object of psychiatric inquiry, i.e. of patient's unique situation and experiences.[19] In a similar vein, Kępiński emphasises the value of qualitative approach in psychiatry: "Psychiatry which would be limited exclusively to what is measurable and testable would be a caricature of psychiatry."[20] As an example of such a caricature he mentions behaviourism. Kępiński says that in their attempts to objectivise human psyche, behaviourists negated its very existence.[21]

Kępiński contrasts his view of the uniqueness of psychiatric inquiry with scientific inquiry. The latter is based on a plan in which particular steps are determined in advance because the goal of such inquiry is known. In psychiatric inquiry, where the therapist relates to a living experience of the patient, the goals of inquiry are not determined before the patient is encountered and known. It is after diagnosis that the therapist can determine whether any therapeutic intervention is needed or of what kind. Psychiatric diagnostic inquiry is dynamic because it changes,

---

19 Kępiński: Poznanie chorego (cit. 16), pp. 5–10.
20 Kępiński: Poznanie chorego (cit. 16), p. 15.
21 Kępiński: Poznanie chorego (cit. 16), p. 34.

depending on what has been established at a given stage of the therapist-patient encounter, it is interweaved with therapeutic interventions, and evolves in parallel with the results reached.[22]

According to Kępiński, scientific inquiry involves the inquirer's actual or attempted domination of the object of inquiry whereas psychiatric inquiry presupposes equality of the therapist and her patient. Kępiński describes this contrast using the metaphor of planes or relative positioning of the patient and the therapist. He says that a natural scientist is related to the object of inquiry along a sloping plane and so looks at it "from above". The relationship between the therapist and the patient is presented as taking place on a horizontal plane with both parties being located at the same level.[23] The view that the therapist has of the patient presupposes a two-way interaction which is embedded in and dependent upon the cultural, class, emotional and other contexts. The object of psychiatric inquiry is not an element or part of the patient, nor is it his feature or behaviour. The object of psychiatric inquiry is the whole person who, depending on the state of his mental health, may be more or less integrated.[24]

For these reasons Kępiński says that the viewpoint of the psychiatrist is humanistic or animistic. It is a primitive or archaic perspective characteristic for relations between human beings. It predates all culture and times because it is an element of the human condition which is fundamentally social and governed by the two laws which found "biological conscience". Psychiatric inquiry is for Kępiński a regress – as compared to the sophisticated and planned inquiry of science – to the archaic and uniquely human relationship.[25] In such primeval social relation, individuals interact spontaneously and without premeditation. Their interactions rely on knowledge of other individuals but this knowledge is not gathered for a specific purpose. It is simply a constitutive component of the human way of existence.

The animistic inquiry is part of the most central psychiatric therapeutic tool, that is, of conversation with the patient in which "the main instrument, both of inquiry and therapy, is and will remain the human being."[26] Although Kępiński does not underestimate the benefits of chemotherapy, he stresses the central importance of psychotherapy and the influence of the therapist on the patient. He depicts psychiatric therapy with the metaphor of a triangle. Its base is the animistic

---

22 Kępiński: Poznanie chorego (cit. 16), p. 22.
23 Kępiński: Poznanie chorego (cit. 16), p. 23.
24 Kępiński: Poznanie chorego (cit. 16), p. 28.
25 Kępiński: Poznanie chorego (cit. 16), p. 34.
26 Kępiński: Poznanie chorego (cit. 16), p. 47.

and humanistic inquiry conducted in conversation of the therapist with the patient, and its apex is formed by the result of this conversation, which is the patient's self-knowledge. The lines from the base of the triangle to its apex represent the contributions that both the patient and the therapist make to this self-knowledge.[27] The view of herself that the patient arrives at during the conversation is what Kępiński labels the ideal observer view: an objectivised picture of the patient's subjectivity which is structured by the two moral laws. This objectivized view of herself allows the patient to confront the values determined by these laws with her own beliefs and commitments.

The ideal observer view is achieved in the emotional engagement of both the patient and the therapist because the primitive relationship that appears in conversation is defined by emotions. Kępiński says that the therapist attempts to become like the patient in order to both understand him and to help the patient to reach an insight into his own psyche. The similarity between the therapist and the patient is based on moral values, which are determined by the "biological conscience", not on correspondence of biographies or personal problems. Patient's engagement with those values enables him to control the arrangement of his beliefs and commitments and to achieve the satisfaction which is expected to reward respect for or realisation of the two values. The primitive, emotion-based conversation is foundationally moral and it is due to the moral values arrived at in it that the possibility for healing opens.

For Kępiński healing is a process of restoration of integration in accordance with the two laws of the natural moral order. In this process the patient is exposed to moral goods which are exemplified in the traits of character of the therapist whose actions serve the patient as evidence of removal of the causes of her problem and lead her to emulation of these traits. In the case of anxiety therapy the key traits of character or the virtues of the therapist are courage, confidence or faith, and love. "If anxiety heightens processes of disintegration and a person in fear 'loses his head', then courage stimulates the integrative processes. A courageous person usually knows what he or she wants to achieve and is not afraid of the threatening situation, which for this reason does not have a paralysing effect on that person. This calmness and order in the face of danger inspires others and diminishes the anxiety tension."[28] Confidence or faith shows the patient a brighter

---

27 Antoni Kępiński: Psychopatologia nerwic. Warszawa 1979, p. 260.
28 Kępiński: Lęk (cit. 11), p. 299.

future, and love provides her with a safe environment. They promote patient's optimism and sense of security.[29]

In a way somewhat akin to the proposals of Thomas Szasz[30], for Kępiński therapy is a form of moral intervention whose result is transformation of the patient. In an ideal situation, the attitude of attachment, grounded in the biological law of reproduction, encourages the patient to preserve, develop and build satisfying relations with others. The resulting reordering of patient's beliefs and commitments according to this biological law leads to harmonisation of those beliefs. The attitude of detachment, together with its tendencies toward domination and destruction or withdrawal and aggression, weaken or perhaps vanish. As a result, the patient achieves mental health or internal harmony with the moral law of preservation, development and building. Mental health is a state of moral health.

Kępiński's approach to psychiatry and mental healing has many characteristics of a philosophy and is not limited to psychiatric or psychological theory. The moral foundation of this philosophy cannot be separated from it, much like from the practice of healing, because some central concepts of his psychiatric theory and practice are moral. Kępiński sees humans as elements of a natural moral order. He understands mental disorder as disturbance in the relationship not only between the patient and himself or the patient and others but also, and fundamentally so, as a disturbance of a relationship between the patient, with his beliefs and commitments, and the natural moral order. This order provides a framework for organisation of scientific data which come from medical physiology and psychology. The data are then interpreted from the moral point of view and "translated" to recommendations for therapeutic practice. In this way Kępiński offers a fundamentally philosophical and ethical picture of psychiatry in which science alone cannot provide direction in thinking about both therapy and psychiatry.

Kępiński's approach to psychiatry and therapeutic practice stems from his adoption of the seemingly naive assumption according to which therapy is a characteristically human practice which cannot be reduced to techniques and manoeuvres directed at effectiveness whose particulars remain undetermined. According to Kępiński, one cannot define goals of therapeutic practice without commitment to substantive moral claims which not only shape the therapist's actions but are also part of the theory which grounds therapeutic practice. By today's standards, this view has little chance to win wider acceptance of therapists. Nor is

---

29 Kępiński makes observations in Kępiński: Melancholia (cit. 12), pp. 274–78.
30 Thomas Szasz: The Myth of Mental Illness. Foundations of a Theory of Personal Conduct. New York 1961.

it new. As mentioned earlier, the goals of contemporary mind-healing practices are described non-substantively as self-knowledge, development or self-realisation, to name just a few. For Kępiński, these goals must be defined and specified by moral goods. What makes his thought difficult to accept by contemporary therapists is the idea that among the tools of mind-healing must be moral values, response to which is constitutive of human psychic life and which are also goals of healing of the soul. Psychiatric therapy is moral therapy because psychiatric disorders are defined in moral terms. In this way Kępiński exemplifies the ancient view, according to which therapy begins with the therapist's recognition of the moral evil of a disorder and so she must frame both diagnosis and the means of therapy in moral terms.

Kępiński's positioning of the idea of mental disorder in the context of moral values and a philosophical anthropology determines the humanistic quality of his view on psychiatry and healing. It also determines his self-perception as a therapist. Scientific data are not the last word in an understanding of the human being but raw materials the therapist employs in her attempts at such understanding of individual persons. The therapist must understand herself as a moralist and not simply as a technician whose whole task is to solve practical puzzles. This humanistic perspective gives an ethical dimension to almost all other elements of Kępiński's medical philosophy. The humanistic self-perception of the therapist, together with a humanistic theory developed for this purpose, prevents mind-healing practice from becoming dehumanized.

Of course, the humanistic approach seems in some respects easier in psychiatry and psychology than in somatic medicine. Many patients come to therapists with problems which are defined in morally-laden terms like guilt, unhappiness or anger. It does not mean however, that somatic medicine cannot be seen analogously in moral terms. The fact that most patients of somatic medicine come with complaints in which terms like pain, disability or difficulty are dominant does not prove that they do not come with moral problems. Pain, disability or difficulty are important for beings who are capable of caring about some things more than about others and who look for guidance in their pursuits of satisfactions. Without this moral content and context, their complaints would not be human. They would be technical problems that might be solved at will but not problems which morally demand intervention.[31] If that is correct, then somatic medicine needs a medical philosophy as much as psychiatry. At the same time, medical

---

31 I develop these ideas further in chapter 4 of Paweł Łuków: Moralność medycyny. O sztuce dobrego życia i o sztuce leczenia. Warszawa 2012.

ethics is much more than just a self-obligation of a person who wants to pursue a career. Medical ethics must be a form of life, much like the life of Kępiński who devoted his entire existence to alleviation of human suffering.

Kępiński's view of healing of the mind contains the thesis that without the specifically humanistic or animistic relationship which is grounded in moral values seen as objective, psychiatry would be a counterproductive endeavour because it would not relate to the moral basis of mental health problems. One does not need to accept all the details of Kępiński's proposal to appreciate its stress on the indispensability of the human relationship and that the humanity of that relationship grows out of its connection with moral values. Contact with objective moral values provides a secure ground on which to build the patient-therapist relationship and open the prospects for healing.

Kępiński rejected the Cartesian dualism of mind and body. He stressed unity of the human being and held that moral values, like other therapeutic measures, are indispensable in all forms of healing of human beings. "The idea of an 'ill soul' is as false as that of an 'ill body'. We are dealing not with an ill body or an ill soul (psyche) but with an ill human being."[32] His conception of healing with moral values, applies therefore to medicine in general, although different parts of medicine may require their own modalities of the use of moral values in the therapeutic relationship.

Kępiński's conception of healing with values can help explain some of the causes of dehumanisation in medicine, and suggest remedies for it. Science, advanced technology, large volumes of medical services, standardization, proceduralization, and centralization of health care provision, financing and organization – can all lead to objectification of patients if their problems are not seen in a moral context of key human values and so as moral problems or as problems with an important moral dimension.

Physician's commitment to moral values that apply not only to her practice but also, and most importantly, to the patient can be a basis for recognition of the moral dimension of a patient's problem and of motivations for active shaping of the relationship with the patient. Physicians can structure their thought, psychological responses, perception, and action in ways which counteract the dehumanizing forces of modern medicine. They can see patients as beings who suffer because they are moral beings or beings for whom certain things matter fundamentally and who are deprived by their illnesses of access to some central human values or whose access to these values is seriously diminished. Without moral orientation

---

32 Antoni Kępiński: Rytm życia. Warszawa 1992, p. 198.

of medical help which is based on recognition of this moral dimension of illness, patients will be seen merely as organisms that experience disturbances. Physicians whose medical interventions are guided by moral values can construe patients' problems as moral or with a moral dimension and respond to those problems in a way defined by moral values. But the guidance by moral values would not shape merely doctor's relation to the patient. It would also define some of the key cures undertaken by the physician. A physician who realizes that illness deprives her patients of access to central moral goods will try to make that access possible by embodying them in her own actions. In this way the doctor can become, as Kępiński claimed,[33] openly following Michael Balint[34], the most important drug. Everything else is an instrument of that key medicine.

---

33 Kępiński: Rytm życia (cit. 32), p. 197.
34 Michael Balint: The Doctor, His Patient and the Illness. London 1957.

Quellen

Das sogenannte KZ-Syndrom. Versuch einer Synthese*

Antoni Kepinski

Vor ungefähr 12 Jahren schlug Dr. Stanisław Kłodziński, der selbst vier Jahre im KZ Auschwitz inhaftiert war, einigen Mitarbeitern der Psychiatrischen Klinik der Medizinischen Akademie in Krakau vor, sich mit dem Thema Konzentrationslager zu beschäftigen.[1] Dieser Vorschlag wurde mit einigen Vorbehalten aufgenommen. Wie können Menschen, die selbst nicht im Lager waren, jene verstehen, die diese Hölle durchgemacht hatten; würden die ehemaligen Häftlinge bereit sein, mit Nichthäftlingen offen über sich zu sprechen; ist es nicht grausam, die Erinnerung an Lagererlebnisse wiederzubeleben; wie entsteht ein Bild von den Geschehnissen im Lager, reicht unsere Vorstellungskraft dazu aus. Wir empfanden ein Gefühl der Ohnmacht angesichts eines Problems, das die Grenzen alles Menschlichen überschreitet.

Mit Unterstützung des Krakauer Klubs ehemaliger Auschwitz-Häftlinge gelang es, Kontakte zu ehemaligen Häftlingen zu knüpfen. Diese Kontakte waren der wohl stärkste Anreiz, Forschungen über diese schwierige Problematik aufzunehmen. Wir führten Gespräche, die uns sehr gefesselt haben. Die zahlreichen Fragen, die dabei auftauchten, konnten einfach nicht mehr ignoriert werden. Es stellte sich heraus, daß diese auf den ersten Blick normalen Menschen ganz anders waren. Dieses „Anderssein" wird offenbar, wenn sie beginnen, vom Lager zu sprechen; dann kommt Leben in sie, ihre Augen leuchten, sie werden gleichsam jünger um die Jahre, die sie vom Lager trennen; plötzlich wird alles wieder frisch und lebendig, sie können dem Bannkreis des Lagers nicht entkommen. Dort gab es furchtbare, aber auch schöne Dinge, abgrundtiefe menschliche Erniedrigung, aber auch Güte und Großherzigkeit; sie haben erfahren, was der Mensch ist; trotzdem, oder gerade deshalb läßt ihnen das Rätsel Mensch keine Ruhe, sie würden selbst gern wissen, wie sich soviel Böses auf dem kleinen Gelände des Lagers ballen und wie der Mensch das alles ertragen und dagegen ankämpfen konnte. Sie sind sich

---

* Tzw. „KZ-syndrom". Próba syntezy (1970, H. 1, S. 18–23). Übersetzung Olaf Kühl.
1 Mit diesem Aufsatz soll versucht werden, die Krakauer Forschungen zusammenzufassen. Für wertvolle Hinweise und Beobachtungen danke ich den Kolleginnen und Kollegen Stanisław Kłodziński, Roman Leśniak, Maria Orwid, Wanda Półtawska, Adam Szymusik und Aleksander Teutsch.

selbst manchmal ein Rätsel, jedenfalls spüren sie das Rätselhafte des Menschen, das Trügerische menschlicher Normen, Formen und Konventionen stärker als andere; für sie „ist der König nackt".

Es zeigte sich, daß der psychiatrische Kontakt mit solchen Menschen einfacher ist als mit denen, die nie im Leben solche Grenzsituationen erfahren hatten. Denn der Psychiater will wissen, wie der Mensch wirklich ist, was sich unter der Maske seiner Mimik, seiner Gesten und Worte verbirgt. Der Kontakt mit Patienten ist dann gelungen, wenn das Gespräch ohne gegenseitige Verstellung verläuft. Auch die ehemaligen Häftlinge stellen sich oft die Frage, was für ein Mensch dieser oder jener in Wirklichkeit ist, wie er sich im Lager verhalten hätte, wie es mit seiner Würde, Rechtschaffenheit usw. bestellt wäre, wenn er sich plötzlich „dort" befände. Psychiater und ehemalige Häftlinge waren sich also verbunden in der gemeinsamen Abneigung gegen jede Heuchelei und Verstellung.

Jeder ehemalige Häftling wird die Feststellung von Maria Zarębińska unterschreiben können: „Ich habe so furchtbare Dinge gesehen, so schreckliches menschliches Elend, so eine Grausamkeit, so ein Schwinden alles Menschlichen und so einfache Regungen aus reinem Herzen, daß ich ruhig sagen kann, ich habe alles gesehen, was der Mensch in Hölle und Himmel sehen und erleben kann."[2]

Als die ersten Gesprächsnotizen zusammengetragen waren, fragten wir uns unsicher, wie aus diesen einzelnen Lebensgeschichten, deren jede die Summe von größtenteils nicht mitteilbaren Erlebnissen ist, ein möglichst allgemeines Bild der Menschen gewonnen werden kann, „die das alles gesehen haben". Es galt, ihr Leben vor dem Lager, ihre Lagererlebnisse und ihr Leben nach der Befreiung zu rekonstruieren.[3] Wir waren auch im Zweifel, ob unsere Methode objektiv genug sei und wissenschaftlichen Kriterien standhalte. Stützte sie sich doch hauptsächlich auf die Fähigkeit, sich in den Untersuchten hineinzufühlen. Viele Erlebnisse waren in der Erinnerung der ehemaligen Häftlinge verblaßt oder entstellt. Bei jeder Verallgemeinerung gingen die individuellen und unwiederholbaren Züge der Untersuchten verloren. Es war schwierig, aus den vielen Einzelheiten die wichtigsten herauszufinden. Nicht immer war eine auf statistischer Analyse gegründete Auswahl unbedingt die beste. Fragen und Zweifel, die bei der Bearbeitung der

---

2 Maria Zarębińska: Widziałam to wszystko [Ich habe das alles gesehen]. Polityka 20 (1969).
3 Maria Orwid, Adam Szymusik, Aleksander Teutsch: Cel i metoda badań psychiatrycznych byłych więźniów obozu koncentracyjnego w Oświęcimiu [Methode und Ziel der psychiatrischen Untersuchungen von ehemaligen Häftlingen des Konzentartionslagers Auschwitz]. Przegląd Lekarski 1 (1964), S. 9–12.

Lebensgeschichten der ersten 100 Untersuchten häufig auftraten.[4] Später weiteten wir die Untersuchungen auf eine Gruppe mehrerer Dutzend sog. „Auschwitz-Kinder" aus, d.h. auf Menschen, die im Konzentrationslager geboren worden oder als Kinder dorthin gekommen waren. Hier sah die Problematik anders aus als bei den „erwachsenen" Häftlingen, doch fanden wir in beiden Gruppen viele Übereinstimmungen.

Die Begegnung mit einem Menschen, der das Lager durchlebt hat, wirft für jeden Psychiater viele Fragen auf. Fragen, die manchmal an die Grundlagen seines Berufsverständnisses gehen. Jeder Psychiater versucht, sich eine hypothetische Antwort auf die Frage zu geben: Was ist der Mensch? Es scheint nun, daß ein Psychiater, der nie mit ehemaligen KZ-Häftlingen Kontakt hatte, seine Antwort anders formuliert als derjenige, der Gelegenheit hatte, solche Menschen zu treffen. Es geht dabei um das Verhalten des Menschen in Grenzsituationen, das ihn in neuem, manchmal ganz überraschendem Licht zeigt. Gerade diese Erweiterung der psychiatrischen Perspektive war wohl die Ursache vieler Schwierigkeiten, die bei dem Versuch auftraten, die im Kontakt mit ehemaligen Häftlingen zusammengetragenen Erfahrungen wissenschaftlich auszuwerten. Oft mußten auch Stereotypen psychiatrischen Denkens aufgegeben werden. Wir hielten uns auch sehr zurück mit Schlußfolgerungen, die wir auf der Grundlage erster Beobachtungen hätten ziehen können.

Der Kontakt zu den ehemaligen Häftlingen brach nach Beendigung der ersten Untersuchungen nicht ab. Sie baten und bitten weiter um ärztlichen Rat. Wir haben sie mit Hilfe einer Enquete befragt.[5] Eine große Gruppe von Häftlingen, an denen im Lager pseudowissenschaftliche Experimente vorgenommen worden waren, wird in der Klinik für Infektionskrankheiten der Medizinischen Akademie Krakau unter Leitung von Prof. Dr. Władysław Fejkiel und Dr. Maria Nowak-Gołąbowa eingehend untersucht. Sehr wichtig sind auch die psychiatrischen und elektroenzephalografischen Untersuchungen.[6] In der Psychiatrischen Klinik der

---

4 Roman Leśniak, Jan Mitarski, Maria Orwid, Adam Szymusik, Aleksander Teutsch: Niektóre zagadnienia psychiatryczne obozu w Oświęcimiu w świetle własnych badań [Einige psychiatrische Probleme des KZ-Lagers Auschwitz im Lichte eigener Untersuchungen]. Przegląd Lekarski 1a (1961), S. 64–73.
5 Małgorzata Dominik: Sytuacja zdrowotna i bytowa byłych więźniów oświęcimskich w świetle ankiety [Gesundheit und Lebenssituation von ehemaligen Auschwitz-Häftlingen im Lichte einer Befragung]. Przegląd Lekarski 1 (1967), S. 102–104.
6 Julian Gątarski, Maria Orwid, Małgorzata Dominik: Wyniki badania psychiatrycznego i elektroencefalograficznego 130 byłych więźniów Oświęcimia-Brzezinki [Die Ergebnisse der psychiatrischen und elektroenzephalographischen Untersuchung von

Medizinischen Akademie Krakau sind bisher ca. 500 ehemalige Häftlinge untersucht worden.

Alle nachfolgenden Untersuchungen und Kontakte bestätigten im wesentlichen, was schon bei der Analyse der ersten 100 Lebensgeschichten zutagegetreten war. Auch Untersuchungen anderer Institute stimmten mit diesen ersten Beobachtungen überein. Darin sehen wir einen Beweis für die Zuverlässigkeit der psychiatrischen Erkenntnismethoden, derer sich die Psychiater selbst nicht immer sicher sind.

Nach zehnjährigen Untersuchungen und Beobachtungen kann man also mit sehr viel größerer Sicherheit daran gehen, die spezifischen Merkmale von Menschen zu definieren, die das Konzentrationslager überstanden haben. Schon den ersten Wissenschaftlern, die sich kurz nach dem Krieg mit dem Gesundheitszustand ehemaliger Häftlinge befaßten, fielen Merkmale auf, die unter der Sammelbezeichnung „progressive Asthenie" (asthénie progressive), „Lagerfolgen-Asthenie" oder „Konzentrationslager-Syndrom" zusammengefaßt wurden. Das ist umso interessanter, als die krankhaften Veränderungen als Folge der Lagerhaft bei ehemaligen Häftlingen in sowohl somatischer wie psychischer Hinsicht ein doch sehr differenziertes Erscheinungsbild boten. So konnte bei dem einen Häftling das Lager eine vorzeitige Sklerose der Herzkranzgefäße, beim anderen der Hirngefäße zur Folge haben, beim dritten wurde Lungentuberkulose festgestellt; zu den Folgen der Lagerhaft sind u.a. zu rechnen: chronische Erkrankungen des Verdauungstrakts, Gelenkrheumatismus, vorzeitige Involution, hartnäckige neurasthenische Syndrome, Angst- und Depressionszustände, Alkoholismus, Epilepsie.[7]

In manchen Fällen war der Kausalzusammenhang mit dem Lageraufenthalt leicht zu ermitteln, in anderen war dazu eine genauere Analyse notwendig. Oft treten Lagerfolgen erst zehn, fünfzehn Jahre nach der Befreiung auf. Die grundlegende Frage aber bleibt, was von diesen ganz unterschiedlichen Krankheitsfolgen sich unter der gemeinsamen Bezeichnung „Konzentrationslager-Syndrom" oder Lagerfolgen-Krankheit zusammenfassen läßt.

---

130 ehemaligen Häftlingen von Auschwitz-Birkenau]. Przegląd Lekarski 1 (1969), S. 25–28.

7 Adam Szymusik: Poobozowe zaburzenia psychiczne u byłych więźniów obozu koncentracyjnego w Oświęcimiu [Psychische Störungen bei ehemaligen Häftlingen des Konzentrationslagers Auschwitz als Haftfolge]. Przegląd Lekarski 1 (1962), S. 98–102; Adam Szymusik: Astenia poobozowa u byłych więźniów obozu koncentracyjnego w Oświęcimiu [Asthenie als Haftfolge bei ehemaligen Häftlingen des Konzentrationslagers Auschwitz]. Przegląd Lekarski 1 (1964), S. 23–29.

Das sogenannte KZ-Syndrom 173

Natürlich kann man diese Frage mit der einfachen Feststellung beantworten, daß die Ätiologie in allen Fällen gleich ist: Lagerhaft. Aber nicht das ist eigentlich entscheidend. Wer mit Menschen aus dem Lager zusammengetroffen ist, ist frappiert von einer schwer definierbaren Ähnlichkeit, die zwischen ihnen besteht Sie sind verschieden und leiden an unterschiedlichen Beschwerden, die von ihrem Aufenthalt im Lager verursacht wurden, und doch haben sie alle etwas Gemeinsames. Dieser Umstand war wohl von Anfang an der Hauptgrund für die Einführung des Begriffs „KZ-Syndrom" oder asthénie progressive. Auch in den Krakauer Untersuchungen zeigte sich diese Syndrom von Jahr zu Jahr deutlicher. Deshalb ist es wohl eine berechtigte Forderung aller Wissenschaftler, die über die somatischen und psychischen Folgen des Lageraufenthalts arbeiten, den Begriff „KZ-Syndrom" als eigenständige diagnostische Einheit mit einer bestimmten Ätiologie und charakteristischen, wenn auch vielfältigen Krankheitsbildern und ganz eigener Behandlungsmethode in die medizinische Terminologie einzuführen.

Obwohl man die spezifische Eigenart der Menschen aus dem Lager in den direkt nach dem Krieg, aber auch mehrere Jahre später, ja sogar fast ein Vierteljahrhundert später durchgeführten Untersuchungen spürt, ist es nicht leicht, sie zu definieren. Die Definition des „Konzentrationslager-Syndroms", der Lagerfolgen-Krankheit oder – sollte es gelingen, eine treffendere Bezeichnung zu finden – noch anders genannten Krankheit kann nicht ausreichend damit geleistet werden, die Symptome aufzuzählen, die der Lageraufenthalt zur Folge haben kann. Eine solche Liste wäre unendlich lang. Dagegen sollte man versuchen, jene unbestimmte Eigenart zu ermitteln, die die verschiedenen Symptome und unterschiedlichen Menschentypen auf einen gemeinsamen Nenner bringt Denn es war schließlich diese Eigenart, die zur Schaffung des Terminus „KZ-Syndrom" bewog. Obwohl ein Vierteljahrhundert vergangen ist, ist sie immer noch deutlich, vielleicht sogar ausgeprägter, als dies unmittelbar nach der Befreiung aus dem Lager der Fall war.

Doch selten ist das, was man nur spürt, einfach zu definieren. Deshalb fällt es trotz vieler Untersuchungen immer noch schwer, das Wesen des „KZ-Syndroms" zu bestimmen. Es ist etwas Ungreifbares daran, das alle, die das KZ durchlebten, miteinander verbindet. Es scheint, daß man die Kriterien des „KZ-Syndroms" wie auch die Merkmale der Menschen aus dem Lager nicht genau bestimmen kann, ohne ganz von zu beginnen, d.h. mit dem Aufenthalt im Lager selbst. Gewiß überschreiten wir damit den Horizont der menschlichen Vorstellungskraft und vielleicht auch die Grenze der menschlichen Fähigkeit, sich in die Erlebnisse eines anderen hineinzuversetzen. Dennoch ist es ohne diesen ersten und grundlegenden Schritt nicht möglich, Fortschritte bei der Definition des „KZ-Syndroms" zu erzielen.

Dank der reichhaltigen KZ-Literatur kann man sich ein Bild davon machen, wie das Leben im Lager aussah. Doch ist dies ein fernes, verschwommenes Bild, und der Wissenschaftler fühlt sich ein wenig wie jene Frau Gudrun in Gawalewiczs Erinnerungen, die, nachdem sie von ehemaligen Häftlingen, für die sie aufopfernd sorgte, viel über deren Lagererlebnisse gehört hatte, fragte, ob sie denn im Lager Nachtlampen an den Betten gehabt hätten.[8] Man sollte meinen, daß der Abgrund, der die Menschen aus dem Lager von denen trennt, die nicht dort waren, unüberwindlich ist. Denn niemand ist in der Lage nachzuempfinden, was sie durchgemacht haben. Ihre Erlebnisse übersteigen die Grenzen menschlichen Verstehens (des Jaspersschen Verstehenden).

Aber der Psychiater kann dennoch nichts unversucht lassen, diese Grenzen zu überschreiten. Auch wenn es ihm nicht immer gelingt, sich in die psychischen Erlebnisse des Patienten hineinzufühlen, muß er doch zumindest einen allgemeinen Einblick in die Welt seiner Empfindungen haben. Bei einer solchen Einstellung zu den Lagererlebnissen sollte man auf drei Momente hinweisen, die für das weitere Schicksal der Häftlinge wesentlich waren. Es sind dies die ungewöhnliche Spannweite der Lagererlebnisse, die psycho-physische Einheit und der Lagerautismus.

Der Eintritt in die Hölle des Lagers war ein Schock, der mit normalen Streßerlebnissen des Menschen nicht zu vergleichen ist. Alle Autoren, die sich mit den Erlebnissen im KZ befassen, betonen das allgemeine Auftreten der ersten Reaktion auf den Lageraufenthalt, die bei vielen Häftlingen mit dem Tode endete.[9] Der Häftling mußte sich im Laufe von wenigen Wochen oder Monaten auf irgendeine Weise an das Leben im Lager anpassen, wenn er dies nicht tat, starb er. Zwei Dinge waren bei dieser Adaption von Bedeutung. Er mußte unempfindlich werden für das, was um ihn herum geschah, er mußte sich in sich selbst verschließen, mußte abstumpfen und teilnahmslos werden, ohne jedoch in den Zustand des

---

8 Adolf Gawalewicz: Numer wraca do nazwiska. II. Prolog ludzkiego życia [Die Nummer wird wieder zum Namen. II. Prolog eines menschlichen Lebens]. Przegląd Lekarski 1 (1965), S. 123–134; Adolf Gawalewicz: Refleksje z poczekalni do gazu [Nachdenkliches aus dem Wartesaal zu Gas]. Krakau 1968.

9 Aleksander Teutsch: Próba analizy procesu przystosowania do warunków obozowych osób osadzonych w czasie II wojny swiatowej w hitlerowskich obozach koncentracyjnych [Ein Versuch der Analyse des Adaptionsprozesses während des Zweiten Weltkrieges in den Nazi-Konzentrationslagern gefangengesetzten Personen an die Bedingungen im Lager]. Przegląd Lekarski 1 (1962), S. 90–94; Aleksander Teutsch: Reakcje psychicme w czasie działania psychofizycznego stressu u 100 byłych więźniów w obozie koncentracyjnym Oświecim-Brzezinka [Psychische Reaktionen auf psychophysischen Streß bei 100 ehemaligen Häftlingen des Konzentrationslagers Auschwitz-Birkenau]. Przegląd Lekarski 1 (1964), S. 12–17.

"Muselmanentums", d. h. der völligen Gleichgültigkeit, zu geraten. Diese schützende Empfindungslosigkeit wird hier als "Lagerautismus" bezeichnet. Andererseits mußte er in der Hölle des Lagers seinen "Engel" finden, d. h. einen Menschen oder eine Gruppe, die ihn noch als Mensch behandelten und mit deren Hilfe es ihm gelingen konnte, einen Rest der früheren Welt zu bewahren.[10]

Es scheint, daß das Wiederfinden des anderen Menschen eine ebensolche Erschütterung war wie der Eintritt ins Lager. Es war eine positive Erschütterung, der "Himmel" in der Lagerhölle. Niemals kann der Mensch in ein und derselben Stimmung leben. Neben dem Düsteren ist immer das Helle. Hier aber war die Kluft zwischen den gegensätzlichen Lebensstimmungen geradezu schockierend; das waren nicht die Kontraste des gewöhnlichen Lebens, das waren Himmel und Hölle. Die Masken waren gefallen, der Mensch stand nackt da. Es war wirklich eine Art psychiatrisches Experiment, wie es der ehemalige Häftling Dr. med. Piotr Weselucha nennt.[11] Am Menschen trat das zutage; was normalerweise verborgen ist, seine verbrecherischen und seine heiligen Züge. Der Psychiater hat von Berufs wegen mit diesem "Unterfutter" der menschlichen Natur zu tun; im Lager lag es an der Oberfläche. Deshalb haben ehemalige Häftlinge auch ein sehr feines Gespür für die Authentizität des zwischenmenschlichen Kontakts; am wohlsten fühlen sie sich mit ihresgleichen, denn nur mit ihnen sprechen sie eine Sprache, anderen gegenüber sind sie immer ein wenig mißtrauisch. Die Persönlichkeitsveränderungen, die sich bei ehemaligen Häftlingen beobachten lassen, erinnern also ein wenig an post-psychotische Veränderungen, besonders an den Typus der gespaltenen Persönlichkeit. Im einen wie im anderen Fall findet der Mensch nach dem, was er erlebt hat, gleichsam nicht wieder auf die Erde zurück.[12] Die Spannweite ihrer Erlebnisse war zu groß, als daß es möglich wäre, sie mit den Verläufen des normalen Lebens in Einklang zu bringen.

Das Lager, dieser anus mundi, zertrümmerte die gewohnte Welt mit ihren Wertvorstellungen, Ideen, wichtigen und banalen Angelegenheiten. Sie wurde irreal, kehrte nur in Träumen zurück; es schien, als könne eine solche Welt nur

---

10 Teutsch: Próba analizy (Anm. 9); Teutsch: Reakcje psychicme (Anm. 9).
11 Piotr Weselucha: Obóz jako eksperyment psychiatrycmy [Das Konzentrationslager als psychiatrisches Experiment]. Przegląd Lekarski 1 (1970), S. 242–246.
12 Roman Leśniak: Zmiany osobowości u byłych więźniów obozu koncentracyjnego Oświęcim-Brzezinka [Persönlichkeitsveränderungen bei ehemaligen Häftlingen des Konzentrationslagers Auschwitz-Birkenau]. Przegląd Lekarski 1 (1964), S. 29–30; Roman Leśniak: Poobozowe zmiany osobowości byłych wieźniów obozu koncentracyjnego Oświecim-Brzezinka [Persönlichkeitsveränderungen bei ehemaligen Häftlingen des Konzentrationslagers Auschwitz-Birkenau]. Przegląd Lekarski 1 (1965), S. 13–20.

auf einem anderen Planeten existieren. Wenn die bisherige Welt zusammenbricht, fühlt sich der Mensch verloren, ihn überkommt Angst, er sieht keine Zukunft mehr – daher das Gefühl der Hoffnungslosigkeit. In dieser Situation wurden das Lächeln des anderen Menschen, ein freundliches Wort, manchmal ein kleiner Gefallen zu dem Lichtstreif am Horizont, sie ließen wieder an Zukunft denken und daran glauben, daß man selbst und der andere trotz allem Menschen seien. Und von diesem Augenblick an konnte sich kein zwischenmenschlicher Kontakt, weder vor noch nach dem Lager, je mit dieser eigentümlichen Erleuchtung messen – der Begegnung mit dem Menschen in der Hölle des Lagers.

Im gewöhnlichen Leben geraten zwischenmenschliche Kontakte mehr oder weniger zu einer Formsache, man streift den anderen eher, als daß man mit ihm zusammenlebt, die Maske der Umgangsformen verhindert, daß man in eine fremde Intimsphäre eindringt. Deshalb fühlt sich der Mensch trotz guter Kontakte zu anderen oftmals einsam. Vielleicht klingt das paradox, aber im Konzentrationslager war das Gefühl der Einsamkeit weniger ausgeprägt als unter normalen Lebensbedingungen. Ehemalige Häftlinge fühlen sich oft besser unter ihresgleichen, d. h. ihren Leidensgefährten; wenn sie mit ihnen zusammen sind, schwindet das Gefühl der Vereinsamung und des Unverstandenseins.[13] Denn im Lager haben sie erfahren, was es wirklich heißt, mit dem Menschen in Berührung zu kommen. Dieser Kontakt hat ihnen oft das Leben gerettet, hat sie aus einer Nummer wieder zum Menschen gemacht.

Der zwischenmenschliche Kontakt besaß im Lager eine ganz andere Bedeutung als im normalen Leben. Eine gewöhnliche, menschliche Geste, die im normalen Leben gar nicht auffällt und für eine höfliche Konvention gehalten wird, wurde im Lager zur Erleuchtung, zum Lichtstreif am Horizont, sie war nicht selten lebensrettend, sie gab den Glauben an das Leben zurück. Die grundlegende medizinische These der psychophysischen Einheit des Menschen findet sich besonders deutlich am Anfang und am Ende des Lebens, aber auch in Grenzsituationen bestätigt. Bei kleinen Kindern und Greisen ist das Subjektive mit dem Objektiven verbunden, der psychische Zusammenbruch zieht den körperlichen nach sich, ja er führt sogar zum Tod. Ebenso ist es in Grenzsituationen. Auch da ist der Mensch dem

---

13 Maria Orwid: Uwagi o przystosowaniu do życia poobozowego u byłych więźniów obozu koncentracyjnego w Oświęcimiu [Anmerkungen zur Adaption ehemaliger Häftlinge des Konzentrationslager; Auschwitz an das Leben nach dem Lager] HIER STIMMT WAS NICHT! nach dein Lager]. Przegląd Lekarski 1a (1962), S. 94–97; Maria Orwid: Socjopsychiatryczne następstwa pobytu w obozie koncentracyjnym Oświęcim-Brzezinka [Soziopsychiatrische Folgen des Aufenthalts im Konzentrationslager Auschwitz-Birkenau]. Przegląd Lekarski 1 (1964), S. 17–23.

Tode nah, und wenn das Seelenleben, dieses subjektive Integral aller organischen Funktionen, zusammenbricht, geht alles zugrunde. Ein Häftling, der nicht mehr leben wollte, der alles satt hatte, überlebte meist nicht den nächsten Tag, oder er wurde zum „Muselmann". Andererseits konnte das freundliche Wort eines Lagerkameraden manchmal lebensrettend wirken. Nirgends sind vielleicht Wesen und Bedeutung der Psychotherapie so deutlich zum Ausdruck gekommen wie im Lager. Wenn im Lagerspital (zu der Zeit, da es schon von den politischen Häftlingen beherrscht war) Menschen von schweren körperlichen Krankheiten genasen, so geschah dies nicht dank irgendwelcher Medikamente, die es sowieso kaum gab, sondern dank der Haltung der Häftlingskameraden, der Ärzte, Pfleger und Rekonvaleszenten. Dies ist wohl ein herausragendes Beispiel dafür, was Psychotherapie vermag. Es war wirklich jene „therapeutische Gemeinschaft", von der heute in der Psychiatrie so viel die Rede ist.

Obwohl der Begriff der psychophysischen Einheit für jeden Arzt auf der Hand liegt, ist er scheinbar wenig überzeugend, weil er im Widerspruch zu der jedem Menschen eigenen natürlichen Spaltung in Soma und Psyche, in körperliche und seelische Faktoren steht; die einen sind Objekt, die anderen Subjekt. Es hat den Anschein, daß diese Spaltung zumindest teilweise Ausdruck der Steuerfunktionen des Organismus ist. Zwischen Steuerndem und Gesteuertem entsteht immer eine Subjekt-Objekt-Beziehung. Im menschlichen Organismus wird von den ausgedehnten und ungewöhnlich komplexen Steuerungsmechanismen nur ein kleiner Teil bewußt, die anderen sind entweder von Anfang an automatisiert (z.B. die vegetativen Funktionen), oder sie werden durch ständige Wiederholung automatisiert (z.B. die Tätigkeit des Gehens). Dem Kind, das laufen lernt, ist jede mit dieser Tätigkeit verbundene Bewegung bewußt; dabei kommt es zu einem schweren Kampf zwischen dem Subjekt, das die neue Tätigkeit, d.h. das Laufen beherrschen lernen will, und dem Objekt, d.h. all dem, das diesem neuen Ziel entgegensteht. In dem Maße, wie die neue Funktion beherrscht wird, läßt der Kampf nach; er geht auf neue Aufgaben über (z.B. die Funktion des Schreibens). Die einmal beherrschte Funktion wird zum gefügigen „Objekt" zur „Körperfunktion", sie wird „Leib"; ein Willensakt genügt („ich gehe"), und der Körper führt ihn gehorsam aus. Bei Tänzern, Bergsteigern usw. dauert der Kampf an; jede Bewegung ist und bleibt bewußt; ist nicht nur physische, sondern auch psychische Funktion; ihre Körper sind gewissermaßen „durchgeistigt", d.h. sie werden bewußt erlebt. Die Trennung zwischen Subjekt und Objekt hängt also mit dem fortwährenden Kampf um die Realisierung neuer Ziele zusammen, mit der Umwandlung von potentiellen Tätigkeitsstrukturen in realisierte Strukturen. Im Lager wurden lange schon automatisierte Tätigkeiten erneut zum Gegenstand des Kampfes. Jeder Schritt, jede

Körperhaltung, jede Handbewegung wurden wichtig, konnten oftmals über Leben oder Tod entscheiden. Das Essen und die Erledigung der physiologischen Bedürfnisse nahmen im Bewußtsein des Häftlings den Hauptanteil ein. Psychoanalytisch gesprochen handelte es sich dabei um eine Regression auf die ersten Lebensjahre, in denen das Kind diese Tätigkeiten erlernt und die deshalb im Mittelpunkt seines Erlebens stehen. Deshalb womöglich hatte der emotionale Zusammenhalt zwischen den Häftlingen etwas von einer Mutterbeziehung: die freundliche Geste wirkte so stark wie eine Geste der Mutter. Deshalb entschied der Wille zum Ausharren über Leben und Tod. Denn jede Bewegung war wichtig und zählte; immer wieder mußte man sich selbst überwinden. Am Ausdruck der Augen konnte man erkennen, daß jemand keine Kraft mehr besaß, weiter zu kämpfen. „Diese Augen, die Todesboten im Lager", schreibt Prof. Stanisław Pigoń, „sind eine Sache für sich. Ich habe sie bis zum Überdruß sehen müssen. Was sie besagten, hatten wir aus Erfahrung gelernt So wie der Landwirt vom Anblick der hinter einer Wolke verschwindenden Sonne auf ein morgiges Unwetter schließt, so erkannten wir an der Art, wie jemand aus den Augen schaute, wann der heimlich nahende Tod eintreten würde. Schon drei Tage im voraus ließ sich das Ende eines Menschen voraussagen."[14] Im Lager verschwand die Spaltung zwischen Soma und Psyche. Die Lockerung der inneren Spannung, mit der der Überlebenswille einherging, bedeutete im allgemeinen auch das Ende des Lebens. Der „Muselmann" war ein typisches Beispiel für den Häftling, der den Kampf aufgegeben hatte.

Der Arzt, der die Spätfolgen des Aufenthalts im Lager beurteilen soll, gerät oft in Schwierigkeiten bei der Festlegung von Kausalbeziehungen. Die Frage ist, ob ein vorzeitiger Alterungsprozeß, eine Tuberkulose, eine Kreislauferkrankung, eine Neurose, ob Alkoholismus, Epilepsie usw. tatsächlich Folge des im Lager durchstandenen Leidens sind. Oft treten die Krankheitssymptome erst nach vielen Jahren auf. Läßt sich beim Fehlen der zeitlichen Kontinuität noch von einer Kausalverbindung sprechen? Welche ätiologischen Faktoren spielen bei der Entstehung von Lagerfolgekrankheiten eine Rolle – Hunger, mechanische Traumen, Infektionskrankheiten, psychische Traumen usw.? Diese und ähnliche Fragen stellen sich dem Arzt, der Gutachten über ehemalige Häftlinge erstellt.[15] Es scheint, daß diese Fragen leichter zu beantworten sind, wenn man von der

---

14 Stanislaw Pigoń: Z prnędziwa pamięci [Aus dem Gespinst der Erinnerung]. Warschau 1968, S. 200.

15 Adam Szymusik: Dotychczasowy stan inwalidzkiego orzecznictwa psychiatricznego dotyczącego byłych więźniów obozów koncentracyjnych [Der bisherige Stand der Invaliditätsbegutachtung bei ehemaligen KZ-Häftlingen]. Przegląd Lekarski 1 (1965), S. 74–75.

psycho-physischen Einheit des Organismus ausgeht, die im Lager auf dramatische Weise deutlich wurde. Die ungewöhnliche Mobilisierung des gesamten Organismus, die im Lager notwendig wurde und sich im Bewußtsein des Häftlings als unbedingter Überlebenswille niederschlug, war der wohl wichtigste ätiologische Faktor. Normalerweise hält der Mensch eine solche Spannung auf längere Zeit nicht durch. Es sind z. B. Todesfälle infolge einer allzu heftigen Mobilisierung des endokrinen und vegetativen Systems beschrieben worden (die Beobachtungen von Cannon, auf die Selye seine Konzeption des Stresses stützte). Natürlich waren auch andere ätiologische Faktoren, vor allem der Hunger, nicht ohne Bedeutung, doch lief letztendlich fast jeder auf die äußerste Mobilisierung des Organismus hinaus. Für den einen war der Hunger unerträglich und ließ ihn schließlich zum „Muselmann" werden; für den anderen war er zwar eine Tortur, die keinen anderen Gedanken mehr möglich machte, aber eine Tortur, der der Häftling standhalten konnte. Im Endeffekt ging es also immer darum, die Trägheit des eigenen Körpers zu bekämpfen.

Es ist wohl nicht angebracht, bei der Erwägung kausaler Zusammenhänge streng zwischen psychischen und physischen Faktoren zu unterscheiden. Die einen waren so eng mit den anderen verbunden, daß jede Trennung nur künstlich sein kann. Hunger, Infektionskrankheiten (besonders der Fleck- und der Unterleibstyphus), Kopfverletzungen u.ä. konnten zu dauerhaften Schäden des Zentralnervensystems führen. Es war möglich, daß ein solcher Schaden sich jahrelang nur in chronisch-neurotischen Symptomen äußerte. Es kann Jahre dauern, bis die Symptome eines psychoorganischen Syndroms auftreten, die den Arzt natürlich auf die eigentliche Ätiologie aufmerksam machen, die vorher leicht zu übersehen war. Andererseits konnte der langanhaltende psychische Streß, den das Leben im Lager erzeugte, einen vorzeitigen Skleroseprozeß hervorrufen oder die Abwehrkraft des Organismus insgesamt schwächen. In diesem Fall war ein Syndrom deutlich somatischer Symptome die Folge psychischer Traumen.[16] Derartige Erwägungen haben aber allenfalls theoretischen Wert; in der Praxis lassen sich die einzelnen Faktoren nicht trennen. Die Frage der Kausalverbindungen läßt sich also nur insgesamt erörtern.

Die maximale Mobilisierung des Organismus, die Voraussetzung für das Überleben des Lagers war, konnte vom medizinischen Standpunkt aus nicht ohne Folgen bleiben. Wie ist aber dann zu erklären, daß eine Gruppe ehemaliger Häftlinge nach dem Lager jahrelang ohne ärztliche Hilfe auskam? Erst nach langer Zeit entwickelten sich bei einem Teil von ihnen somatische oder psychische Störungen,

---

16 Szymusik: Poobozowe zaburzenia (Anm. 7); Szymusik: Astenia (Anm. 7).

die als Spätfolgen des Lagers anzusehen waren. Vor allem ließ sich bei ihnen ein vorzeitiger Involutionsprozeß beobachten. Es gibt aber auch ehemalige Häftlinge, die sich bis heute bester Gesundheit erfreuen, sehr wohl fühlen und einen oft vitaleren und jugendlicheren Eindruck machen als Menschen, die den Torturen des Lagers nie ausgesetzt waren. Diese Menschen, so wenige es auch sind, geben dem Arzt Rätsel auf. Vielleicht ließen sich auch bei ihnen durch genauere Untersuchungsmethoden pathologische Veränderungen feststellen, die Folge des Lageraufenthalts sind. Theoretisch müßten solche Folgen eigentlich vorhanden sein. Der langanhaltende und starke Streß, den das Konzentrationslager erzeugte, kann nicht ohne dauernde Spuren im Organismus bleiben. Diese Spuren können jahrelang latent bleiben und dann plötzlich unter dem Einfluß manchmal ganz banaler körperlicher oder physischer Faktoren manifest werden.

Bei genauerer psychiatrischer Untersuchung zeigen sich diese Spuren in Form mehr oder weniger diskreter Persönlichkeitsveränderungen nach dem Lager, von Anpassungsschwierigkeiten an das normale Leben, Veränderungen der Grundhaltungen im Leben und der Wertehierarchie, Fixierung auf das Lager als endgültigem Bezugssystem, in Form von Lagerträumen, Lagerhypermnesien usw. Natürlich sind das Tatsachen aus dem psychischen Bereich, aber ausgehend von der Konzeption der psychophysischen Einheit, die im Lager auf besonders dramatische Weise deutlich wurde, muß man sie auf einer Ebene mit körperlichen Tatsachen betrachten.

Um zu verstehen, wie das Lager ohne alle gesundheitliche Schäden überstanden werden konnten, muß man wieder auf die Zeit des Lageraufenthalts selbst zurückgehen und fragen, wie das Lager überhaupt zu überleben war. Zweifellos galt es, für viele Erfahrungen, die im normalen Leben unerträglich gewesen wären, unempfindlich zu werden, sich in sich selbst zu verschließen, in sich selbst einen starken Halt zu finden, den Glauben ans Überleben, die Überzeugung, daß das Böse, und sei es noch so groß, eines Tages enden muß zu bestärken, den Gedanken an die Familie, den religiösen Glauben, den Gedanken an die Strafe, die die Verfolger ereilen wird, aufrechtzuerhalten.[17]

Prof. Stanisław Pigoń beschreibt das eindrucksvoll in seinen „Erinnerungen aus dem Lager Sachsenhausen": „Die alten Festungen hatten zwei Ebenen. Über der ‚unteren' erhob sich auf massivem Felsen immer die ‚hohe Burg'. Auch wenn die erste fiel, auf der zweiten konnte man sich noch lange halten. Ganz richtig riet der alte Räuber Rafał Olbromski im Gefängnis von Orawa: ‚Bleib hart'. Auch wir mußten angesichts der unheilvollen Gewalt so eine ‚höhere Burg' in uns finden,

---

[17] Teutsch: Próba analizy (Anm. 9); Teutsch: Reakcje psychicme (Anm. 9).

die unerschütterlichste aller unerschütterlichen Festen, uns in sie verkrallen und nicht einen Augenblick von ihr lassen. Zweifel und Entkräftung keinen Zutritt gewähren, uns einschließen in der entlegensten Wildnis und ausharren wie ein Stein im Boden. Sollen sie mich nur rausholen. Darin lag die eigentliche Rettung. Und das sind keine leeren Worte. Ich selbst habe in mir einen solchen Halt gefunden, und dieser Tatsache verdanke ich es wohl, daß ich heil herauskam. Was für ein innerer Halt das war, steht hier nicht zur Frage, aber er war da und schützte vor dem Ansturm des feindlichen Hasses. Aber so eine Schutzwehr hing weder vom Alter noch allein von den noch vorhandenen Vitalkräften ab."[18]

Für den Psychiater erinnert dieses Phänomen an den schizophrenen Autismus; die Umwelt wird unerträglich, der Mensch verschließt sich in sich selbst, verweigert den Kontakt mit der Umgebung und lebt in seiner eigenen Welt, die für ihn plötzlich oder allmählich den Wert einer Wirklichkeit bekommt. Deshalb ist der Begriff des „Lagerautismus" zutreffend. Natürlich war er nicht absolut. Der Kontakt mit Freunden und Kameraden, dieser Lichtstreif in der Hölle des Lagers, spielte eine wichtige Rolle beim Überleben. Er war eine allgemeine Erscheinung, und ohne ihn war es unmöglich, sich an das Leben im Lager „anzupassen".[19] Aber wie bei der Schizophrenie der volle Autismus vom leeren unterschieden wird, so gab es auch im Lager neben denen, die ihre ‚höhere Burg' gefunden hatten, auch solche, die sie nicht finden konnten. Prof. Pigoń schreibt über diese Menschen: „Wenn ich von der Taktik der Häftlinge spreche, sich vor der Lawine des Bösen und der Vernichtung zu retten, dann muß ich an eine Art denken, die ich nicht zu beurteilen wagte: war sie schwieriger oder leichter als die oben genannte, stand sie höher oder niedriger? Jedenfalls traf man selten jemanden, der den Mut besaß, sie auszuprobieren. Es handelte sich um eine eigentümliche Art der Ataraxie in Verbindung mit einer schwer verständlichen inneren Verholzung. Derjenige, der sich zu dieser Haltung durchgerungen hatte, wurde halb verächtlich, halb mitleidig als ‚Muselmann' bezeichnet. Das war ein seltsames Produkt der Lagerbedingungen. Mißhandelt und verachtet, gänzlich abgestumpft gegenüber der Todesgefahr, vermochte er das Leiden zu überwinden und zu ersticken, schreckte selbst vor grauenhaftem Schmerz nicht zurück. Es gab so einen in unserer Baracke, sein Anblick flößte mir schmerzliches Entsetzen ein. Er war abgemagert, konnte sich kaum auf den Beinen halten und lief mit der hartnäckigen Aufforderung: ‚Na, mach mich doch fertig!' geradewegs seinem Henker in die Arme. Und es ist ein

---

18 Pigoń: Z prnędziwa (Anm. 14), S. 204.
19 Teutsch: Próba analizy (Anm. 9); Teutsch: Reakcje psychicme (Anm. 9).

Wunder. Manchmal wandte der Satan der Grausamkeit den blutsmüden Blick ab, und der Todgeweihte entkam So etwas habe ich selbst gesehen."[20]

Erstaunlich ist die Tatsache, daß es ehemaligen Häftlingen schwerer fiel, sich an das Leben nach dem Lager anzupassen, als zuvor an das Lager selbst.[21] Das hatte viele objektive Ursachen. Es gab viele unerfüllte Erwartungen, enttäuschte Hoffnungen. Lange Jahre wurden Leiden und Heldenmut dieser Menschen nicht gebührend gewürdigt. Die Sorgen des Alltags in der Freiheit kamen ihnen lächerlich vor im Vergleich zu dem, was sie im Lager hatten durchstehen müssen. Am zwischenmenschlichen Kontakt störte sie die Unaufrichtigkeit und Kleinlichkeit. So wie ein Patient nach einer schweren schizophrenen Psychose nur mühsam wieder die Beine auf die Erde, ins normale Leben bekommt, so wie ihm alles grau und banal erscheint im Vergleich zu dem, was er während der Psychose erlebt hat, so konnten auch die Menschen „von dort" sich monate-, ja jahrelang nicht wieder an das normale Leben gewöhnen.

Es gibt gewisse Grenzen des menschlichen Erlebens, die sich nicht straflos überschreiten lassen; wenn das aber geschieht; wenn man das „Jenseits" betreten hat, dann gibt es keine Rückkehr mehr. Es ändert sich etwas in der Grundstruktur, der Mensch ist nicht mehr derselbe wie einst. Diese Andersartigkeit bezeichnet man als „Persönlichkeitsveränderung" und im Falle der Schizophrenie gebraucht man häufig den technischen und für den Menschen nicht sehr passenden Ausdruck „Defekt".

Die bei ehemaligen Häftlingen beobachteten Persönlichkeitsveränderungen[22] betreffen hauptsächlich drei Aspekte: 1) die allgemeine Lebensdynamik, die subjektiv als Stimmung empfunden wird; 2) das Verhältnis zu den Menschen und 3) die Selbstbeherrschung. Am häufigsten finden sich eine verschlechterte Stimmung, mißtrauische Einstellung zu den Menschen und herabgesetzte Selbstbeherrschung (gesteigerte Erregbarkeit und -Reizbarkeit). Es kommen aber auch Veränderungen in entgegengesetzter Richtung vor: erhöhte Lebensdynamik, gestärktes, an Naivität grenzendes Vertrauen zu den Menschen und gesteigerte Selbstbeherrschung in Form einer „steinernen Ruhe".

Wer Verwandte und Freunde unter den ehemaligen Häftlingen hat, empfindet es manchmal als unangenehm, daß er mit ihnen gleichsam keine gemeinsame Sprache findet; sie fühlen sich viel besser im Kreise ihrer Kameraden aus dem Lager, als in der Familie oder bei Freunden, die sie vor dem Lager kannten. Sind sie

---

20 Pigoń: Z prnędziwa (Anm. 14), S. 204f.
21 Orwid: Uwagi o przystosowaniu (Anm. 13); Orwid: Socjopsychiatrycznc (Anm. 13).
22 Leśniak: Zmiany osobowości (Anm. 12); Leśniak: Poobozowe zmiany (Anm. 12).

„unter sich", d. h. mit den Lagerkameraden zusammen, so kommt plötzlich Leben in sie, sie zeigen Spontaneität, alle gesellschaftlichen Hierarchien und damit verbundenen Formen verschwinden und machen einem ganz eigenen Lagerhumor Platz. Nicht alle ehemaligen Häftlinge halten Kontakt mit den alten Kameraden; manche meiden diesen Kontakt und vermeiden überhaupt alle Erinnerungen an dieses Thema. Das sind überwiegend jene, die das Lager noch nicht „verdaut" haben; die Lagererlebnisse sind für sie noch so schmerzlich, daß sie nicht an sie zurückdenken möchten.[23] Jeder Mensch hat „Inseln" der Erinnerung, auf die er gern selbst zurückkommt oder die ganz unwillkürlich immer wie aus dem Vergessen auftauchen. Es sind verschiedenartige Inseln, größere und kleinere, schöne und häßliche. Sie erscheinen in Abhängigkeit von der Stimmung und der jeweiligen Situation, aber manchmal scheinbar auch ohne jeden Grund. Für die ehemaligen Häftlinge sind die Lagererlebnisse nun keine kleine Insel, sondern ein riesiges Archipel, das durch seine Größe alle anderen Inseln verdeckt hat. Nach dem Lager ist dieses Archipel zum wichtigsten Bezugssystem im Leben der Häftlinge geworden.[24] Es hat ihre Lebenseinstellung, ihre Wertehierarchie, ihr Verhältnis zu den Menschen geändert, es beeinflußt ihre Lebensziele, und es kehrt mit qualvoller Regelmäßigkeit in den Träumen zurück. Man kann es nie mehr verlassen.

Auf dem zweiten Gesamtpolnischen Kongreß der ZBoWiD-Ärzte (vom 28.–29. Mai 1968) wurde die Forderung erhoben, „das sog. KZ-Syndrom, das in der wissenschaftlichen Welt unstrittig anerkannt ist, wegen seiner Eigenart und klinischen Besonderheit in die Gruppe der internationalen Krankheits-Klassifizierung aufzunehmen und mit einer statistischen Nummer zu versehen, was u. a. für das ärztliche Gutachterwesen erhebliche Bedeutung hätte. Da die Nomenklatur dieses Syndroms nicht einheitlich ist, ist die Festlegung und Vereinheitlichung der entsprechenden Terminologie den Fachleuten, d. h. den Ärzten des ZBoWiD und beratenden Linguisten anzuvertrauen."[25]

Will man die vom Lager verursachten Krankheiten analysieren, so muß man bis zum Lageraufenthalt selbst zurückgehen. Drei Faktoren spielen hier eine wichtige Rolle, wie in diesem Aufsatz zu zeigen versucht wurde: die Spannweite der Erlebnisse („Hölle" und „Himmel" des Lagers), die psychophysische Einheit, die in Extremen des Lebens im Lager auf dramatische Weise manifest wurde, und eine Art von Autismus, der darauf beruhte, daß man einen Halt in sich selbst fand, um

---

23 Orwid: Uwagi o przystosowaniu (Anm. 13); Orwid: Socjopsychiatrycznc (Anm. 13).
24 Orwid: Uwagi o przystosowaniu (Anm. 13); Orwid: Socjopsychiatrycznc (Anm. 13).
25 Zenon Jagoda, Jan Masłowski: Drugi zjazd lekarzy ZBoWiD. Polska medycyna wobec problematyki okupacyjnej [Der zweite Ärztekongreß des ZBoWiD. Die polnische Medizin und Fragen der Okkupation]. Przegląd Lekarski 1 (1969), S. 184–188.

das Lager zu überleben. Die Eigenart der Nazi-Konzentrationslager schlägt sich auch in der Spezifik der von ihnen verursachten Krankheiten nieder. Trotz aller Gemeinsamkeiten sind sie nicht identisch mit den Veränderungen, die man nach dem Aufenthalt in Kriegsgefangenen-Lagern (der sog. „Stacheldrahtkrankheit") oder in anderen Typen von Konzentrationslagern findet, und daher muß der Terminus des „KZ-Syndrom" zumindest vorläufig als passendste Definition gelten.

Weitere im Literaturverzeichnis aufgeführte Literatur

Julian Gątarski: Badania elektroencefalograficzne u osób urodzonych lub przebywających w dzieciństwie w hitlerowskich obozach koncentracyjnych [Elektroenzephalographische Untersuchungen an Personen, die in Nazi-Konzentrationslagern geboren wurden oder in ihrer Kindheit dort gefangen waren]. Przegląd Lekarski 1 (1966), S. 37–38.

Stanislaw Pigón: Wspominki z obozu w Sachsenhausen (1939–1940) [Erinnerungen aus dem Konzentrationslager Sachsenhausen (1939–1940)], Przegląd Lekarski 1 (1966), S. 156–171.

Wanda Półtawska: Z badán nad, ‚dziećmi oświęcimskimi' (Uwagi ogólne) [Aus den Forschungen über die ‚Auschwitz-Kinder' (Allgemeine Anmerkungen)]. Przegląd Lekarski 1 (1965), S. 21–24.

Wanda Półtawska: Stany hipermnezji napadowej (Na marginesie badań tzw. ‚Dtieci oświęcimskich') [Paroxysmale Hypermnesie-Zustände (Zu den Untersuchungen der sog. ‚Auschwitz-Kinder')]. Przegląd Lekarski 1 (1967), S. 89–93.

Wanda Półtawska: Andrzej Jakubik, Józef Sarnecki, Julian Gątarski: Wyniki badán psychiatrycznych osób urodzonych lub więzionych w dzieciństwie w hitlerowskich obozach koncentracyjnych [Ergebnisse der psychiatrischen Untersuchung von Personen, die in Nazi-Konzentrationslagern geboren wurden oder in ihrer Kindheit dort gefangen waren]. Przegląd Lekarski 1 (1966), S. 21–36.

Józef Sarnecki: Konflikty emocjonalne osób urodzonych lub więzionych w dzieciństwie w hitlerowskich obozach koncentracyjnych [Emotionale Konflikte bei Personen, die in Nazi-Konzentrationslagern geboren wurden oder in ihrer Kindheit dort gefangen waren]. Przegląd Lekarski 1 (1966), S. 39–46.

Hier sind lediglich wissenschaftliche Arbeiten aufgeführt, die aus der Psychiatrischen Klinik der Medizinischen Akademie Krakau hervorgegangen sind; dort wird auf die weitere Literatur verwiesen.

Editorische Notiz

Der hier abgedruckte Text ist eine deutsche Übersetzung des polnischen Textes „KZ-syndrom. Próba syntezy", der 1970 in der polnischen Zeitschrift Przegląd

Lekarski und dann 1994 erstmalig auf Deutsch erschienen ist: Antoni Kepinski: Das sogenannte KZ-Syndrom. Versuch einer Synthese. In: Hamburger Institut für Sozialforschung (Hg.): Die Auschwitzhefte. Texte der polnischen Zeitschrift ‚Przegląd Lekarski' über historische, psychische und medizinische Aspekte des Lebens und Sterbens in Auschwitz 2 (1994), S. 7–13. Die hier erneut abgedruckte Ausgabe der deutschen Übersetzung orientiert sich an der editorisch bearbeiteten Übersetzung in „Die Auschwitzhefte" von 1994. Beibehalten wurde auch die alte Rechtschreibung. Folgende Änderungen wurden im Literaturverzeichnis durchgeführt: Literaturangaben, die im Text zugeordnet waren, wurden in Fußnoten umgewandelt. Weiterführende Literatur aus dem Literaturverzeichnis findet sich am Ende des hier abgedruckten Textes unter „Weitere im Literaturverzeichnis aufgeführte Literatur".

Der Begriff der Psychopathie und das Wertesystem

Antoni Kępiński

Der Begriff „Psychopathie" wird in der zeitgenössischen Psychiatrie seltener gebraucht als noch vor einigen Jahrzehnten. Das heißt nun keineswegs, dass dieses Problem in der Psychiatrie weniger aktuell ist; der Welt mangelt es nicht an Psychopathen, man nennt sie heute nur anders. In der Psychiatrie gibt es Moden für gewisse Begriffe und die einst populäre Bezeichnung „Psychopathie" (oder „Neuropsychopathie") wird heute oft durch „chronische Neurose", „Neurose des Charakters", „vegetative Dystonie", „verfestigte Persönlichkeitsstörungen", „emotionale Unreife" usw. ersetzt. Der Wandel in der Terminologie entstand wahrscheinlich unter dem Einfluss von psychodynamischen Schulen, die der Entwicklungsdynamik und den gesellschaftlichen Einflüssen mehr Gewicht beimaßen, während die einst populären konstitutionellen Schulen Wert auf die Unveränderlichkeit des menschlichen Wesens legten, hervorgerufen durch das Wirken genetischer Faktoren.

Unveränderlichkeit wird gewöhnlich mit genetischen Einflüssen, Veränderbarkeit aber mit Umwelteinflüssen assoziiert, wenn man von der nicht ganz zutreffenden Annahme ausgeht, dass die Umwelt veränderlicher ist als der genetische Plan. Indessen ist der genetische Plan eher sehr plastisch, er wird durch die Einwirkung der Umwelt modelliert – manche Gene werden gehemmt, andere aktiviert. Die Umwelt kann dagegen durchaus wenig plastisch (formbar) sein. Zum Beispiel können bestimmte Gesellschaftsnormen überhaupt nicht an veränderte Lebensbedingungen angepasst sein, es ist allgemein zu spüren, dass sie nicht länger aktuell sind, ändern kann man sie jedoch nicht; erst ein heftiger Umsturz zerstört die alte Struktur, und an ihrer Stelle schafft er eine neue, die in der Regel besser an die veränderten Lebensbedingungen angepasst ist.

Das Wesen des Lebens besteht in der Dialektik zwischen Veränderbarkeit und Unveränderlichkeit. Das Leben beruht auf stetigem Wechsel; dies geht beispielsweise aus seinem metabolischen Charakter hervor – lebende Wesen sind sogenannte offene Systeme, d.h. sie existieren dank einem [5] beständigen energetisch-informationellen Metabolismus mit der Umwelt, ohne die sie nicht existieren können.[1] Vom methodologischen Standpunkt aus gesehen ist die Betrachtung der Struktur und Funktion eines Lebewesens ohne Bezug zu seiner Umwelt also fehlerhaft. Leider müssen wir oft dennoch so vorgehen, da wir nicht in der Lage sind, ein Lebewesen und seine Umwelt auf einen Blick zu erfassen. Wir sondern es von der Ganzheit ab, weil wir der Meinung sind, dass wir es so leichter beobachten können.

Der zweite Fehler, der aus der Unvollkommenheit der menschlichen Geisteskraft hervorgeht, ist die Neigung zur Fixierung (Bewegungslosigkeit) oder – drastischer ausgedrückt – zur „Tötung" des Observationsgegenstandes.

Ein Kind, das sich für einen Schmetterling interessiert, versucht vor allem, ihn zu fangen, ihn bewegungslos zu machen; neben dem Willen zu Besitz und zu Macht spielt hier die Neugier eine besondere Rolle. Und diese wird am besten dann befriedigt, wenn man den Beobachtungsgegenstand in der Hand hält, wenn man Macht über ihn besitzt. Darüber hinaus ist es einfacher, ein regloses Objekt zu beobachten als eines, das sich bewegt. Das Observieren von Bewegung ist eine weitere Stufe beim Erkennen unserer Umwelt, sie ist etwas schwieriger.

Zuerst perzipieren wir die Welt in ihrer unveränderten Form, erst später in der Veränderung. Das Kind macht zuerst den Schmetterling bewegungsunfähig, oft auf recht grausame Art, d.h. indem es ihn tötet, und erst später versucht es zu beobachten, wie er sich in der Bewegung verhält; da das Observationsobjekt oft nicht mehr lebt, verleiht ihm das Kind künstlich Bewegung, z.B. durch das Bewegen des Schmetterlings oder indem es seine Flügel bewegt usw. Das Medizinstudium, das sich mit der Beobachtung eines so komplizierten Gegenstandes wie dem Menschen beschäftigt, beginnt mit der Observation der Toten (Anatomie, Histologie), man geht von der berechtigten Annahme aus, dass die Observierung eines bewegungslosen Gegenstands (also eines Toten, denn die Bewegung ist das Merkmal des Lebens) einfacher ist als die eines Gegenstandes in der Bewegung.

Bei der Beobachtung unserer Mitmenschen – und diese bilden den zentralen Gegenstand unseres psychischen Lebens, weil unsere Umwelt vor allem unser soziales Umfeld ist – versuchen wir ebenfalls, den Observationsgegenstand zu fixieren. Bereits beim ersten Kontakt bestimmen wir ihn mit Hilfe verschiedener Werteskalen: schön – hässlich, klug – dumm, gut – böse, sympathisch – unsympathisch, [6] sanft – ungestüm usw., als könne der gleiche Mensch nicht einmal schön sein und ein anderes Mal hässlich, abhängig von seinem Gefühlszustand und davon, mit welchen Gefühlen ihn jemand betrachtet; mal klug, mal dumm,

---

1 Zu Kępińskis Theorie des Metabolismus vgl. ausführlicher: Antoni Kępiński: Melancholia. Warszawa 1974, S. 156.

abhängig von der schwierigen Situation, in der er sich gerade befindet; mal gut, mal böse usw. Der Kontakt zu anderen Menschen erfordert jedoch eine sofortige Orientierung, d. h. die Einnahme einer Haltung „zu" oder „von"; man kann gegenüber einem anderen Menschen keine neutrale Haltung einnehmen, weil das soziale Umfeld emotional zu sehr in Anspruch nimmt, um sich angesichts des anderen neutral verhalten zu können.

Zwar sagt man oft „in Bezug auf ihn bin ich gleichgültig", „neutral", „unparteiisch" usw., dennoch stimmt eine solche Behauptung nicht mit der subjektiven Realität überein. Gegenüber einem „uns gleichgültigen", „neutralen" Menschen hegen wir in Wirklichkeit abweisende Gefühle, weil wir uns bemühen, ihn wie einen gleichgültigen Gegenstand zu behandeln, wir wollen an ihm vorbeigehen. Indem wir den Kontakt vermeiden, nehmen wir grundsätzlich die Haltung „von" ein. Deshalb versucht ein Mensch schon in den jüngsten Jahren seines Lebens, die ihn umgebenden Menschen zu klassifizieren, damit er sich ihnen sofort annähern bzw. vor ihnen fliehen kann. Schon ein Säugling streckt bestimmten Personen seine Händchen entgegen und lacht sie an, vor anderen wiederum schreckt er angstvoll zurück und schreit.

Klassifikationskriterien sind sehr vielfältig und ändern sich im Laufe des Lebens, sie sind auch von der Situation und dem aktuellen Bedarf eines gegebenen Menschen abhängig. Wenn man Hunger hat, ist die netteste Person eben die, die einem zu essen gibt usw. Bei der Klassifizierung eines Menschen bedient sich ein somatisch orientierter Arzt anderer Kriterien als ein Psychiater, Mitarbeiter der Justiz verwenden andere Kriterien als Künstler usw. Die Kriterien sind also auch von dem Ziel, das wir beim Kontakt mit anderen Menschen haben, abhängig.

Die Klassifikation ist der erste Schritt beim Erkunden der uns umgebenden Welt. Ein Kind, das am Strand Muscheln sammelt, versucht diese nach Größe, Form, Farbe usw. zu klassifizieren. Jede Wissenschaft beginnt mit einem Klassifizierungssystem und ein solches System ruft oft Diskussionen hervor, besonders in recht jungen Wissenschaften, die noch keine ausreichenden theoretischen Grundlagen haben. Wenn wir klassifizieren, dann gehen wir von der Unveränderlichkeit des Lebens aus. Das Merkmal der Klassifizierung muss relativ unveränderbar sein. Es wäre z. B. schwierig, Menschen gemäß ihrer Größe zu klassifizieren, wenn diese sich täglich ändern würde. Wenn wir also einen Menschen klassifizieren wollen und über ihn sagen „das ist ein anständiger Mensch" oder „er ist ein Schuft", „gut aussehend" [7] oder „hässlich", „reich" oder „arm" usw., dann gehen wir von einem konstanten Wert dieses Merkmals aus, obwohl jemand in einer Situation ehrlich und in einer anderen unredlich sein kann, für den einen kann er reich sein, für die anderen arm, für den einen kann er schön sein, für den anderen hässlich usw.

Das Evangelium des Hl. Johannes beginnt mit den Worten *in principio erat Verbum* (am Anfang war das Wort). Bei den polynesischen Völkern wird die Existenz eines Gegenstandes erst mit der Vergabe einer Bezeichnung Realität; wenn ein Gegenstand keine Bezeichnung hat, dann existiert er für sie nicht. Die magische Wirkung eines Wortes besteht unter anderem darin, dass es die Kraft *fiat* (es werde) besitzt. In unserer Vorstellung von der uns umgebenden Welt können unter dem Einfluss des Wortes Gegenstände entstehen, die in dieser Welt nicht real existieren. Unser informationeller Metabolismus hat einen sozialen Charakter. Weil in der Kommunikation zwischen den Menschen das Wort die wichtigste Rolle spielt, bedeutet „sozial" für Menschen praktisch gesehen „wörtlich". Unser Weltbild ist also ein wörtliches, begriffliches Bild. In ihm existieren vor allem Dinge, die eine eigene Bezeichnung besitzen. In den Wissenschaften, sogar in den exakten Wissenschaften, existierten und existieren wahrscheinlich immer noch – nur ist uns das nicht immer bewusst – viele rein wörtliche (begriffliche) Gegenstände, die in der Realität nicht existieren, aber für real gehalten werden, weil das Wort existiert (z. B. in der Chemie und der Physik „Phlogiston", „Äther"). In der Psychologie und Psychiatrie, also in Wissenschaften, die sich vor allem mit subjektiven Aspekten der Realität befassen – d.h. damit, wie ein Mensch sich selbst und seine Welt erlebt –, ist das Überprüfen der Realität eines Terminus manchmal sehr schwierig, weil er sich auf ein subjektives Realitätsbild stützt. Ich überprüfe etwas anhand der eigenen Erfahrung. Ich kann z. B. nie erfahren, was Liebe, Angst, Hass, Schönheit usw. bedeutet, wenn ich diese selbst nicht erlebt habe.

In dieser Situation können „wörtliche" Gegenstände leicht entstehen, d.h. solche, die dank dem *fiat* des Wortes existieren, die durch das Wort geschaffen wurden. Aufgrund dieser fiktiven Gegenstände entsteht manchmal der Eindruck, dass Psychologie und Psychiatrie äußerst geheimnisvoll und kompliziert sind, obwohl sie in Wirklichkeit einfach und klar sein sollten, weil sie die grundlegenden menschlichen Angelegenheiten betreffen.

Tendenzen zur Klassifikation resultieren aus der Notwendigkeit einer Ordnung. Die Welt, in der wir uns bewegen, darf keine chaotische sein, wir versuchen ihr unsere eigene Ordnung aufzuzwingen, die allerdings nicht nur unsere, sondern auch die unseres Umfelds ist. [8] Im informationellen Metabolismus kollidiert unsere Ordnung mit der Ordnung des Umfelds, das Weltbild ist die Resultante beider Ordnungen. Die uns umgebende Welt kann auf verschiedene Weisen klassifiziert werden. Die Art der Klassifizierung hängt von der aktuellen Wertehierarchie, von dem Ziel unseres Kontakts mit der Umwelt ab. Menschen werden von einem Porträtmaler, Psychiater oder Polizisten usw. jeweils anders klassifiziert. Jeder von ihnen setzt sich andere Ziele, wenn er mit Menschen in Kontakt kommt, jeder von ihnen hat eine andere Wertehierarchie. Menschliche Merkmale, die für einen Polizisten relevant sind, können für den Künstler irrelevant sein usw.

In der Wertehierarchie des Psychiaters ist es das Wichtigste, denjenigen psychisch Leidenden Hilfe zu leisten, denen er im beruflichen Rahmen begegnet. Das Wort Psychopathie bedeutet psychisches Leiden (*pathos* – Leiden). Es sollte sich also auf alle psychiatrischen Patienten beziehen, dennoch wird es für die Gruppe von Kranken benutzt, bei denen sich das Leiden seit jungen Jahren verfestigt und noch nicht über die Grenze „der gemeinsamen Welt" hinausgeht, d.h. keinen psychotischen Charakter aufweist. Die populäre Definition der Psychopathie, die der herausragende deutsche Psychiater Kurt Schneider[2] vor Jahren vornahm, unterstreicht dieses Moment des Leidens; ein Psychopath ist ein Mensch, der selbst leidet und (oder) Leiden bei Anderen hervorruft; sein psychopathischer „Dorn" richtet sich gleichzeitig nach innen und nach außen. Diese Definition erfasst jedoch zugleich das grundlegende Ziel der Psychiatrie, das, was in der Wertehierarchie jedes einzelnen Psychiaters am wichtigsten ist: Menschen, die selbst leiden und in ihrem Umfeld Leiden hervorrufen, zu untersuchen und zu heilen.

Wie bereits erwähnt, ist das charakteristische Merkmal, das die Psychopathie von anderen psychischen Leiden unterscheidet, die Verfestigung von Leiden, die Unveränderlichkeit. Der psychopathische „Dorn" ist gleichsam erstarrt, als wäre er dem allgemeinen Lebensrhythmus entglitten: den Zerstörungs- und Aufbauprozessen, den Todes- und Wiedergeburtsrhythmen. Einerseits stellt die Dialektik der Veränderbarkeit und der Unveränderlichkeit des Lebens die Konsequenz des Sterbe- und Wiedergeburtsrhythmus dar, andererseits ist sie die Folge perseverierender Tendenzen, d.h. sie ist die ständige Wiederholung immer gleicher Handlungsstrukturen. In der Psychopathie gewinnen die perseverierenden Tendenzen die Oberhand über die Tendenzen zur Zerstörung und Änderung von Handlungsstrukturen. [9] Perseverierende Tendenzen resultieren oft aus der organischen Verletzung des Zentralnervensystems. Das legt die Frage nahe, inwiefern die Psychopathie durch diese Änderungen bedingt ist. Prof. Tadeusz Bilikiewicz war der erste in Polen, der auf dieses Problem hinwies. Seine Untersuchungen, aber auch die seiner Schüler, wiesen in vielen Fällen der Psychopathie auf eindeutige organische Veränderungen des Zentralnervensystems hin. So entstand der Begriff der Charakteropathie, der in der polnischen Psychiatrie allgemein gebräuchlich ist.[3]

---

2   Kurt Schneider: Die psychopathischen Persönlichkeiten. Leipzig, Wien 1928, S. 3.
3   Tadeusz Bilikiewicz: Psychiatria kliniczna. Wyd. V poprawione i uzupełnione. Warszawa 1973, S. 652.

Daher ist also in der Psychopathie das dialektische Gleichgewicht zwischen der Veränderbarkeit des Lebens und seiner Unveränderlichkeit in Richtung der Unveränderlichkeit gerückt. Infolge dessen unterliegt die besonders charakteristische Unvorhersehbarkeit des menschlichen Lebens, die aus dem außergewöhnlichen Reichtum an menschlichen Handlungsstrukturen resultiert, in der Psychopathie einer Reduktion. Man kann oft zutreffend vorhersehen, wie sich ein Psychopath in einer gegebenen Situation verhalten wird, da seine Handlungen und die Art seines Erlebens sich öfter als bei den Menschen wiederholen, die keine psychopathischen Merkmale aufweisen. Das Element der Unveränderlichkeit weist jedoch jeder Menschen auf, nur ist es nicht in einem solchen Maße ausgeprägt, wie dies bei einem Psychopathen der Fall ist. Anhand dieses Merkmals können Menschen nach verschiedenen Persönlichkeitstypen klassifiziert werden. In diesem Verständnis wären Psychopathien nur stärker markierte und verfestigtere Varianten von Persönlichkeitstypen verschiedener Art.

Der Persönlichkeitstyp ist das, was die Menge an Möglichkeiten zur Bildung verschiedenster Handlungsstrukturen beschränkt. Z. B. verhält sich ein von Natur aus schüchterner Mensch nicht wie eine selbstbewusste, hochmütige Person usw. Selbst wenn er wollte, würde er es nicht schaffen. Der Prozess der Entscheidungsbildung formt sich bei ihm so, dass er aus vielen Verhaltensmustern in der Regel, oft automatisch, diejenigen auswählt, die sich durch Schüchternheit und Unsicherheit charakterisieren. Adversative Handlungsstrukturen werden unterdrückt, sie zeigen sich als Jungscher „Schatten" der Psyche eines gegebenen Menschen, der sich in Träumen, unter alkoholischer Benommenheit, in Psychosen oder sogar in Ausnahmesituationen offenbaren kann. Ein sonst schüchterner Mensch zeigt sich dann unerwartet wagemutig.

Jedes Merkmal hat ein entgegengesetztes Merkmal. Die Merkmale [10] des Charakters, der Persönlichkeit, aber auch psychopathische Merkmale bestehen aus Handlungsstrukturen mit einem größeren Koeffizienten der Wahrscheinlichkeit ihrer Realisierung. Ein schüchterner Mensch ist eine Person, bei der die Handlungsstrukturen, die sich durch Schüchternheit und Unsicherheit charakterisieren, leichter realisierbar sind als die Strukturen mit entgegengesetzter Charakteristik. Ein schüchterner Mensch kann potenziell sehr selbstbewusst sein, er realisiert sich aber in einer schüchternen Form. Eine wesentliche Sache ist hier die Entscheidung, welche Handlungsstruktur gewählt wird. Was einmal realisiert wurde, hat bei der nächsten Entscheidungswahl größere Chancen, erneut realisiert zu werden, als das, was nicht gewählt wurde. Jede Entscheidung schränkt die Menge an Möglichkeiten ein, denn die nächste Entscheidung folgt meist den Spuren der vorherigen (in der Neurophysiologie nennt man diesen Prozess „den Weg ebnen").

Der Begriff der Psychopathie und das Wertesystem   193

Wenn man eine Schachpartie beginnt, hat man am Anfang eine fast unbegrenzte Menge verschiedener Züge und Kombinationen zur Verfügung. Mit jedem Zug jedoch reduzieren sich diese Möglichkeiten, bis schließlich nur eine übrig bleibt: das Matt.

Darauf, dass der Prozess der Entscheidungsbildung sich in einer bestimmten Richtung entwickelt, weswegen sich gewisse Persönlichkeitsmerkmale abzeichnen und andere verdeckt bleiben, hat zweifellos der genetische Plan Einfluss, aber auch die Umweltbedingungen, die die Bildung anderer Entscheidungen ausschließen können. Letztendlich hat auch die Entscheidung selbst Einfluss. Jede Entscheidung verringert die Chance, eine zuvor abgelehnte Verhaltensvariante zu wählen. Es sind daher drei Faktoren, die die Bildung unserer Persönlichkeit beeinflussen: Genetik, Umwelt sowie der freie Wille (die Entscheidung). Der Letztere sorgt dafür, dass wir bis zu einem gewissen Maße für das verantwortlich sind, was wir aus uns gemacht haben. Die Form unserer Persönlichkeit hängt im gewissen Maße von uns selbst ab.

Es gibt verschiedene Unterteilungen von Persönlichkeitstypen und verschiedene Unterteilungen von Psychopathietypen. Es besteht eine gewisse Abhängigkeit zwischen diesen beiden Klassifikationssystemen. Die Typologie der Persönlichkeit ist breiter angelegt, sie umfasst verschiedene Verhaltensmerkmale und Aspekte des menschlichen Erlebens. Die Typologie der Psychopathie dagegen ist etwas enger, weil sie sich auf die Merkmale konzentriert, die den Grund für das Leiden eines gegebenen Menschen und (oder) das seines Umfelds darstellen. Die Typologie der Psychopathie kann jedoch als eigentümliche Typologie der verschärften Persönlichkeitsmerkmale betrachtet werden.

In zwischenmenschlichen Kontakten bedarf es einer schnellen Orientierung, man muss, wie bereits erwähnt, sofort einschätzen, mit wem man es zu tun hat, denn davon hängt die Einnahme [11] der Haltung „zu" oder „von" sowie die Wahl bestimmter Verhaltensformen ab, die am besten zu der beobachteten Person passen. Wie bereits erwähnt, ist die Wertehierarchie von den Zielen abhängig, die wir uns im gegebenen Kontakt setzen. Wir klassifizieren eine Person auf die eine Art, wenn es uns darum geht, unsere Zeit angenehm verbringen zu wollen, und auf eine andere, wenn wir wollen, dass sie ihre Arbeit gut erledigt usw. Die Aufgabe eines Psychiaters ist wie die eines jeden Arztes, das Leiden des Kranken zu mindern. In der Psychiatrie bedeutet diese Hilfe aber in einem größeren Umfang als in den somatischen Disziplinen der Medizin die direkte Einwirkung eines Menschen auf einen anderen Menschen; diese Einwirkung soll, wie bereits hervorgehoben wurde, positiv sein und dem Kranken helfen; man bezeichnet dies als psychotherapeutische Wirkung. Auch wenn dem Kranken in der Psychiatrie dank der entstandenen Psychopharmakologie mit zahlreichen chemischen Mitteln geholfen werden kann, so bleibt der psychotherapeutische Einfluss dennoch der wichtigste Teil der Therapie.

Die psychotherapeutische Einflussnahme muss adäquat zur Persönlichkeit des Patienten sein, anderenfalls bleibt der beabsichtigte Erfolg aus. Man muss einem Psychastheniker anders begegnen als einem Hysteriker, einem Schizoiden oder einem Anankasten usw. Ein Psychiater muss die Persönlichkeit seines Patienten schnell klassifizieren und sich ihr entsprechend verhalten. Bei einer gewissen Erfahrung macht er dies oft fast automatisch, ohne besonders über die Methode der Klassifikation nachzudenken. Diese Leichtigkeit der Klassifizierung resultiert vermutlich daraus, dass ein Psychiater überwiegend mit verschärften und verfestigten Persönlichkeitsmerkmalen konfrontiert ist, bei seinen Patienten wandelt sich der Persönlichkeitstypus in den Psychopathietypus.

Es gibt viele Möglichkeiten, Menschen nach dem Persönlichkeitstyp zu klassifizieren. Die Wahl des einen oder anderen Klassifikationssystems hängt von vielen Faktoren ab, die nicht immer objektiv oder wissenschaftlich sind. Die Wahl kann z. B. vom Persönlichkeitstyp des behandelnden Arztes abhängen. In der Regel achtet dieser vor allem auf die Persönlichkeitsmerkmale, die er selbst im Überfluss besitzt, d. h. ein Psychastheniker achtet auf psychasthenische Merkmale, ein Hysteriker auf hysterische usw. Die Wahl ist aber auch von dem sogenannten Zeitgeist abhängig. Bis vor kurzem, noch zu Beginn des 20. Jahrhunderts, achtete man in der Klassifikation der Psychopathie und der Persönlichkeitstypen vor allem auf die von der Durchschnittsnorm abweichenden Merkmale. Das Maß an Absonderlichkeit war das Hauptkriterium der Klassifikation. Es war ein Zeitalter, in dem die gesellschaftliche Normen und Muster fest [12] verankert waren, man konnte sie nicht ungestraft brechen. Jeder Versuch, anders zu leben als dies die gesellschaftlichen Normen vorsahen, wirkte schockierend auf das Umfeld, und ein Mensch, der dies versuchte, erhielt das Etikett des Psychopathen.

Seit dieser Zeit hat sich im gesellschaftlichen Leben viel geändert, die Autorität gesellschaftlicher Normen wurde sichtlich erschüttert. Die Toleranz gegenüber Verhaltensformen, die von der Norm abweichen, wurde deutlich größer, weil man im Allgemeinen gar nicht weiß, wie die Norm ist. Absonderlichkeit war nicht mehr das höchste Kriterium der Klassifikation, weil oft schwer zu sagen ist, was absonderlich ist und was nicht. Darüber hinaus erschwert die gesellschaftliche „Verdichtung", d. h. die Beschränkung des freien Raumes eines Menschen, die Abhängigkeit von vielen Menschen und Institutionen, das ständige Sich-reiben eines Menschen an anderen usw., wahrscheinlich die Entstehung psychopathischer Absonderlichkeiten.

Psychopathische Merkmale entwickeln sich, wie es scheint, unter ruhigen und stabilen gesellschaftlichen Bedingungen üppiger. In sogenannten heißen Zeiten (z. B. während eines Krieges) dominieren in der Gesellschaft zunehmend Psychopathen; Ernst Kretschmer, einer der Klassiker der Psychiatrie, bemerkte dazu: „Die Psychopathen gibt es immer, aber in den kühlen Zeiten sind wir ihre Experten, und in den heißen Zeiten beherrschen sie uns"[4]. Ein Psychopath muss also mehr Freiraum haben, um seine Absonderlichkeit in Ruhe pflegen zu können.

Heute hat in der psychologischen und psychiatrischen Terminologie der Terminus „unreife Persönlichkeit" oder „emotionale Unreife" in Bezug auf die Klassifikation der Persönlichkeitstypen den ersten Platz inne. Ein Terminus, der schwer zu definieren ist, weil man nicht weiß, wann der menschliche Reifeprozess abgeschlossen ist; es gibt Menschen, die behaupten, dies geschehe erst mit dem Moment des Todes. Man weiß auch nicht, welche Merkmale die Reife eines Menschen bestimmen. Als Merkmale der Unreife werden meist genannt: ein Übergewicht der Haltung des „Nehmens" zum Nachteil des „Gebens", besonders im Bereich der Gefühle, sowie ein fehlendes Verantwortungsgefühl. Wie man unschwer vermuten kann, hängt die Wahl dieser Merkmale überwiegend von den zeitgenössischen gesellschaftlichen Bedingungen ab. Diese erschweren die Einnahme einer schöpferischen Haltung und die volle Übernahme von Verantwortung. Aus diesem Grunde überwiegt heute die Konsumhaltung, während das Verantwortungsgefühl im Dickicht gesellschaftlicher und wirtschaftlicher Beziehungen zerfließt.

Die obigen Bemerkungen sollen die Tatsache veranschaulichen, dass die wissenschaftliche Objektivität [13] der Klassifikationssysteme von Persönlichkeits- und Psychopathietypen eine eher problematische Angelegenheit ist und man sie ebenso wenig von den Bedürfnissen und der Persönlichkeit des Untersuchenden trennen kann wie von den gesellschaftlichen Bedingungen, in denen er lebt.

In der Psychiatrie und Psychologie existieren zahlreiche Systeme zu Klassifikation der Persönlichkeit. In der Regel versucht jeder wichtigere Autor sein eigenes System zu erstellen. In der täglichen psychiatrischen Arbeit (in der klinischen Psychologie) aber bedient man sich in Bezug auf die Klassifikation von Persönlichkeit und Psychopathie meist einer gemeinsamen und recht einheitlichen Sprache. Dieses „allgemeine" Klassifikationssystem ist zumeist eine Zusammensetzung verschiedener „wissenschaftlicherer" Systeme, und wahrscheinlich ist es das beste System, weil es seine Aufgabe in der täglichen psychiatrischen oder psychologischen Praxis erfüllt. Deshalb stützt sich der hier vorgestellte Versuch der Klassifizierung auf dieses System. Auf eine Darstellung der einschlägigen Fachliteratur

---

4 Ernst Kretschmer: Ludzie genialni. Warszawa 1938, S. 26.

wird verzichtet, da ihre Fülle meine Möglichkeiten auch der kürzesten Zusammenfassung übersteigt.[5] Die diesbezüglichen Fragestellungen werden übrigens in jedem Lehrbuch zur Psychologie und Psychiatrie besprochen.

Die Klassifizierung unserer Mitmenschen erfolgt gleichsam in zwei Etappen. In der ersten (d. i. die Bewertung auf den ersten Blick) achtet man auf den allgemeinen Charakter der Bewegungen eines gegebenen Menschen,[6] ob die Bewegung nach außen oder nach innen gerichtet ist (die jungsche Extraversion und Introversion, die bleulersche syntonische und autistische Haltung, Kretschmers zyklothymer und schizothymer Typus). In der zweite Etappe achtet man auf die Wertehierarchie des Menschen, auf das, was in seinem Leben das Wichtigste ist, also auf die Meinung des Umfelds bei einem Hysteriker und Psychastheniker, auf Befehle und Verbote bei einem Anankasten (obsessiver Persönlichkeitstypus), auf die eigene Erlebniswelt bei einem Schizoiden, auf die den zyklothymen (oder syntonischen) Menschen umgebende Welt usw.

Der Mensch drückt sich über seine Bewegung aus, mit der Bewegung im weitesten Sinne, die alle Erscheinungen des äußeren Verhalten eines Menschen umfasst, also die Körperhaltung, Mimik, Ausdrucksweise, die Art sich zu kleiden usw. Ein erfahrener [14] Psychiater oder klinischer Psychologe kann oft nur aufgrund der Beobachtung von Körperhaltung, Mimik, Stimmlage oder der Art, sich zu kleiden einen Menschen sehr treffend charakterisieren. Nicht selten ist diese auf den ersten Blick vorgenommene Klassifikation bedeutend besser als die sogenannte wissenschaftliche Klassifikation, die sich auf eine Fülle verschiedener psychologischer Persönlichkeitstests stützt. Diese Tests sind allerdings nicht ohne Bedeutung; oft weisen sie auf Persönlichkeitsmerkmale hin, die sich einer direkten Beobachtung entziehen. Für die tägliche Arbeit ist jedoch die Klassifikation „auf den ersten Blick" praktischer.

So, wie im Leben eines jeden Menschen die erste Entscheidung beim Kontakt mit der umgebenden Welt die Einnahme einer grundlegenden emotionalen Haltung („zu" oder „von") betrifft, achten wir auch bei der Einschätzung eines anderen Menschen zuerst darauf, welche Haltung er uns gegenüber einnimmt;

---

5   Das vorliegende Buch verfasste der schwer kranke Autor in seinen letzten Lebensmonaten.

6   Wie aus seinen Randbemerkungen zum handschriftlichen Manuskript an dieser Stelle hervorgeht, meint Kępiński hier Gesten, Mimik, das Sprechen. Mit dem Aspekt der Expression des Menschen befasste er sich im 1962 verfassten, noch unveröffentlichten Werk „Metoda badania psychiatrycznego" [Anmerkung des Übersetzers: „Metoda badania psychiatrycznego" („Die Methode der psychiatrischen Untersuchung") das als „Poznanie chorego" („Das Erkennen des Kranken") erscheinen wird].

dabei identifizieren wir uns oft selbst mit der ihn umgebenden Welt. Wenn er uns gegenüber eine zurückhaltende Haltung einnimmt, dann neigen wir zur Annahme, dass er eben diese Haltung auch gegenüber der ganzen Welt einnimmt. Diese Hypothese ist eher falsch, da ein und derselbe Mensch gegenüber der einen Personengruppe syntonisch sein kann, gegenüber anderen Menschen jedoch autistisch. In der Regel aber wiederholen sich die grundlegenden emotionalen Haltungen, ihr Perseverationsfaktor ist hoch. Und falls wir bei einem Menschen ein Übergewicht der Haltung „von" oder „zu" beobachten, so tritt dieses Übergewicht ungeachtet der aktuellen Situation auf, auch wenn man die aktuelle Situation beim Versuch, einen Menschen nach seiner Persönlichkeit zu klassifizieren nicht vergessen sollte.

Die grundsätzliche Entscheidung „zu" oder „von" hat Einfluss auf die gesamte Motorik eines Menschen und auf sein Verhältnis zu der ihn umgebenden Welt. Im Falle einer Dominanz der „zu"-Haltung wendet sich der betreffende Mensch der ihn umgebenden Welt zu, er geht ihr entgegen. Er hat das Gefühl, einen Freiraum vor sich zu haben, in dem er seine Aktivitätspläne realisieren kann. Deshalb werden bei ihm die realisierten Handlungsstrukturen die potenziellen überwiegen; eine solche Person ist realistisch, der Wahrscheinlichkeitsfaktor für die Realisierung von Handlungsstrukturen ist hoch. Ein solcher Mensch ist emotional mit dem Umfeld verbunden, er steht im Einklang (Syntonie) mit ihm, was den Eindruck von Wärme sowie einem netten und ungehinderten Kontakt vermittelt.

Die Gefahr eines extravertierten Lebensstils besteht darin, dass eine Person, die sich zu sehr mit ihrem Umfeld beschäftigt, bis zu einem gewissen Grad ihre Individualität verliert, in extremen Fällen [15] kann es zur Entstehung einer Persönlichkeit kommen, die Erich Fromm in seinen Werken als *marketing personality* beschreibt (eine „Marketing"-Persönlichkeit ist eine Persönlichkeit, für die die populären Merkmale eines gegebenen Umfelds die wichtigsten Merkmale sind). Ein Übergewicht der „zu"-Haltung hängt laut Kretschmer in aller Regel mit einem kugelförmigen Körperbau (pyknischer Typ) zusammen, mit der Neigung zu Infarkterkrankungen und Hypertonie, Diabetes sowie zu bipolaren Störungen. Noch weiß man nicht, warum gerade ein solcher Körperbau und gewisse somatische sowie psychische Erkrankungen mit der „zu"-Haltung korrelieren.

Wenn bei einem Menschen die „von"-Haltung überwiegt, zieht er sich von den Kontakten zu seiner Umwelt zurück, er verschließt sich vor der Umgebung. Seine innere Welt ist ihm wichtiger als die Außenwelt. Die Außenwelt dient bisweilen als Terrain, in dem man seine eigenen Pläne und Träume realisiert, man steht nicht im emotionalen Kontakt zu ihr, die Grenze zwischen dem „Ich" und der es umgebenden Welt ist oft nicht überschreitbar, die Betroffenen sind von ihrem Umfeld durch eine „Glasscheibe" getrennt, von Ihnen geht Kälte aus, sie schaffen keine warme Atmosphäre, die typisch ist für Menschen des Gegenrings (zyklothymen, syntonischen, extrovertierten).

Die emotionale Grundhaltung spiegelt sich in der Motorik wider. Überwiegt die „zu"-Haltung, so stimmen die Bewegungen (Gestik, Haltung, Ausdrucksweise, Mimik usw.) mit der Außensituation überein; sie sind demgemäß harmonisch und ziehen keine Aufmerksamkeit auf sich. Diese Übereinstimmung der Bewegungen mit der Außenwelt kann man generell bei allen Tieren beobachten, für sie ist die Syntonie die Regel, und nicht lediglich das Merkmal eines Typs, wie bei den Menschen.

Überwiegt dagegen die „von"-Haltung (nach innen gerichtet) sind die Bewegungen kantig, sie fallen in der Umgebung auf, sind dieser nie gänzlich angepasst, man spürt die Trennung zwischen der Person und ihrer Umgebung deutlich.

Die Verfestigung einer vorrangigen „zu"- oder „von"-Haltung in Bezug auf das Umfeld wird durch viele Faktoren bedingt, die vor allem genetischer Natur sind. Ferner spielen viele frühe Umweltfaktoren eine Rolle – das Gefühlsklima der Kindheit führt leicht zur Verfestigung einer der beiden Haltungen. Man sollte auch nicht vergessen, dass sich zwischen dem Individuum und seiner sozialen Umwelt eine Beziehung von der Art eines Teufelskreises heraus gestaltet, der dazu führt, dass eine der Haltungen größere Chancen hat, sich zu verfestigen. Überwiegt bei einem Individuum die „zu"-Haltung, so nimmt die Umgebung ihm gegenüber in aller Regel ebenfalls eine solche Haltung ein, was wiederum die „zu"-Haltung des Individuums verstärkt. Überwiegt dagegen [16] die „von"-Haltung, so wendet sich die Umgebung generell vom Individuum ab, was folglich die entsprechende Haltung auf Seiten des Individuums verstärkt.

Es ist leichter, mit einer Person in Kontakt zu treten, bei der die „zu"-Haltung überwiegt; das Negative dieser Art von Kontakten ist, dass diese im Allgemeinen recht oberflächlich sind; die Person lebt zu sehr mit der äußeren Welt, deshalb kann sich ihre innere Welt weder voll entwickeln noch die Merkmale einer vollständigen Individualität und Originalität annehmen. Mit Menschen, die die „von"-Haltung ausstrahlen, lässt sich viel schwerer Kontakt aufnehmen, aber wenn es gelingt, das erste Eis zu brechen, wenn sie einem Vertrauen schenken, wird oft der Blick auf eine außergewöhnliche, manchmal verwickelte und komplizierte Erlebniswelt frei.

Ein Psychiater muss darauf achten, nicht mit der gleichen Haltung auf das Verhalten des Kranken zu antworten; dies bezieht sich auf die negative Haltung des Kranken; wenn ein Patient einem Arzt die „von"-Haltung demonstriert, oft wegen der für den Kranken freilich nicht angenehmen psychiatrischen Untersuchungen, dann sollte der Psychiater keine analoge Haltung (also „von") gegenüber dem Patienten einnehmen, denn dies würde den Graben zwischen ihm und den Patienten vertiefen. Er sollte vielmehr versuchen, die „zu"-Haltung einzunehmen; deshalb ist es in der Psychiatrie so wichtig, dass der Arzt seine Patienten mag und dass er sich ihnen annähern will.

Die zweite Etappe der Klassifizierung ist komplizierter. Denn jeder Mensch hat eine andere Wertehierarchie; diese Hierarchie kann sich aber auch mit dem Alter verändern und ist von den Umweltbedingungen abhängig, sie ist also erheblich variabler und vielfältiger als das Übergewicht der „zu"- oder „von"-Haltung. Wahrscheinlich spielen in ihrer Entstehungsgeschichte die Umweltfaktoren eine größere Rolle als die genetischen Aspekte. Die Wertehierarchie spielt bei der Formung einer Entscheidung eine maßgebliche Rolle. Die Handlungsstrukturen, die in der Wertehierarchie eines gegebenen Menschen hoch angesiedelt sind, haben eine größere Chance, im Moment der Entscheidung gewählt zu werden, und vor allem sie werden realisiert. Der Wahrscheinlichkeitsfaktor der Realisierung ist höher als bei den Strukturen, die in der Wertehierarchie weiter unten stehen. Nicht selten jedoch passiert es, dass man sich ganz anders verhält, als man sich hätte verhalten wollen. Anders ausgedrückt und mit Ovid gesprochen: *„video meliora proboque, deteriora sequor"* („Ich sehe das Bessere und lobe es, dem Schlechteren folge ich.").

Es wäre daher zu vermuten, dass im Menschen zwei Wertehierarchien existieren, die ideale – „so möchte ich sein" – und die reale – „so bin ich wirklich". Bei der Entscheidungsformung spielt die zweite Wertehierarchie die relevantere Rolle. Oft [17] strengen wir unseren Willen an, um gut, edelherzig, mutig usw. zu sein, aber in der endgültigen Entscheidung wählen wir eine Verhaltensweise, die unseren Idealen widerspricht. Der Prozess der Entscheidungsformung ist ein äußerst kompliziertes Phänomen, er dringt nur zu einem Bruchteil zu unserem Bewusstsein vor, wir empfinden dies als Unschlüssigkeit, Willensanstrengung usw.

Im Bereich des Bewusstseins befindet sich auch die ideale Wertehierarchie – so sähen wir uns gern. Die letztendliche Wahl der Handlungsstruktur hängt jedoch weniger vom bewussten Teil des Entscheidungsprozesses ab, als von denen seiner Mechanismen, die sich unterhalb der Bewusstseinsschwelle befinden. In Folge häufigen Wiederholens werden viele Entscheidungen automatisch getroffen, ohne Beteiligung des Bewusstseins; auch das Funktionieren biologischer Grundbedürfnisse geschieht meist unterhalb der Bewusstseinsschwelle. Wenn beispielsweise jemand das Rauchen aufgeben will, so steht dieses Ziel aktuell an erster Stelle seiner idealen (bewussten) Wertehierarchie – doch bis zu diesem Moment war er ein leidenschaftlicher Raucher, d.h. wenn er die Wahl hatte, zu rauchen oder nicht zu rauchen, wählte er immer ersteres. In seiner realen Wertehierarchie – die vorwiegend auf der Basis sich ständig wiederholender, also vorwiegend automatisierter und das Bewusstsein nicht erreichender Wahlen realisiert wird – stand das Zigarettenrauchen an erster Stelle.

Wenn eine solche Person sich nun, aus welchen Gründen auch immer, entscheidet, das Rauchen aufzugeben, kommt es zum Kampf zwischen der idealen, d.h. der bewussten, Wertehierarchie und der realen Hierarchie, deren sich die Person oft nicht bewusst ist. Und es kommt vor, dass sich ein Mensch, obwohl er das Rauchen sehr gerne aufgeben möchte, letztendlich dafür entscheidet zu „rauchen".

Ein anderer Mensch beschließt, gegenüber anderen Menschen gutmütig zu sein, altruistisch, aber er war immer eher ein Egoist und ein selbstsüchtiger Mensch, und entgegen seinem edlen Vorhaben bleibt er es auch weiterhin, denn die reale Wertehierarchie ist gewöhnlich stärker als die ideale.

Ein hungriger Mensch, der mit anderen Dingen beschäftigt ist, muss nicht unbedingt an seinen Hunger denken oder kann versuchen, den Gedanken an ihn zu verdrängen. In seiner aktuellen, bewussten Wertehierarchie nimmt etwas anderes die Spitzenposition ein; in der realen, unterbewussten Hierarchie jedoch bleibt das wichtigste Ziel die Befriedigung des Hungergefühls. Und seine endgültige Wahl in Bezug auf die Aktivitätsform ist letztendlich durch sein biologisches Grundbedürfnis determiniert.

Existierte beim Menschen nur *eine* Wertehierarchie, so stellte sich der Entscheidungsprozess einfach dar, [18] es gewännen stets die Handlungsstrukturen, die in der Wertehierarchie höher stünden. Der Mensch wäre kein pascalsches „Ding des Widerspruchs", sondern ein monolithisches Geschöpf, das einem gut programmierten Automaten ähnelt.

Allgemein betrachtet lässt sich eine Neurose als das Unvermögen ansehen, eine Wahl zu treffen, wie beim Pawlowschen Hund, der sich nicht zwischen Kreis und Ellipse entscheiden konnte. Im Falle der Neurose ist die Diskrepanz zwischen der idealen und der realen Wertehierarchie so groß, dass sie das Treffen einer Wahl erschweren kann. Deshalb hat jemand, der an einer Neurose leidet, oft das Empfinden, dass er sich in einer Sackgasse befindet, ohne Ausweg, dass er sich im Kreise dreht und auf der Stelle tritt. Normalerweise aber bestehen zwischen beiden Hierarchien Verbindungen, die eine beeinflusst die andere. Die endgültige Entscheidung ist das Ergebnis des Wirkens beider. Deshalb können wir auf unser eigenes Verhalten einwirken und es bis zu einem gewissen Grade unserem Willen (der idealen Wertehierarchie) gemäß gestalten. Das Verhalten eines Menschen ist nicht nur das Resultat seiner Gewohnheiten, seiner biologischen Bedürfnisse usw., also von Faktoren abhängig, die sich in der realen, zum überwiegenden Teil, unbewussten Wertehierarchie befinden, sondern auch das Ergebnis seiner bewussten Bestrebungen, seiner Ideale, seiner Kulturmuster usw., d. h. der idealen (bewussten) Wertehierarchie.

Bei der Bildung der bewussten Wertehierarchie spielen Faktoren sozialer und kultureller Natur eine nicht unwesentliche Rolle. Der Mensch korrigiert unter dem Einfluss seines sozialen Umfelds, das die Rolle einer Rückkopplung (eines sozialen Spiegels) innehat, fortwährend sein Wertesystem, er versucht, es zu perfektionieren. Und dieses bewusste, überwiegend idealisierte Bild seines Selbst beeinflusst in gewissem Maße die Formung von Entscheidungen, sodass diese nicht ausschließlich automatisch und unbewusst sind. Darauf basiert das Zusammenwirken von idealer und realer Wertehierarchie.

Bewertet er sich selbst, so sieht der Mensch vor allem eine ideale Wertehierarchie, denn diese ist bewusst und somit der Introspektion zugänglich. Seine reale Wertehierarchie nimmt er dagegen oft nicht wahr, weil sie größtenteils unterhalb der Bewusstseinsschwelle liegt und damit der Introspektion nicht zugänglich ist. Beobachtet man hingegen das Verhalten eines anderen Menschen, sieht man vor allem, was der Andere wirklich wählt, und nicht das, was er wählen würde, d. h. man sieht seine reale Wertehierarchie. Das ist der Grund für die häufig anzutreffende Diskrepanz zwischen dem, wie man sich selbst sieht, und dem, wie die anderen einen sehen. Ein Psychiater versucht, beide Wertehierarchien wahrzunehmen, [19] aus den Gesprächen mit dem Kranken erhält er ein deutlicheres Bild seiner idealen Wertehierarchie, weshalb er seine Patienten gewöhnlich nicht so kritisch betrachtet, wie das die Menschen tun, die vor allem mit seiner realen Wertehierarchie zu tun haben.

Kierkegaard beschreibt die oben dargelegte Diskrepanz zwischen der idealen und realen Wertehierarchie anschaulich und prägnant: „Ein Denker errichtet ein ungeheures Gebäude, ein System, welches das ganze Dasein und die Weltgeschichte usw. umfasst – und wenn man sein persönliches Leben betrachtet, dann entdeckt man mit Erstaunen das Entsetzliche und Lächerliche, dass er selbst diesen ungeheuren, hochgewölbten Palast nicht persönlich bewohnt, sondern eine Hundehütte."[7]

Wie man leicht vermuten wird, ist die Spaltung zwischen der idealen und der realen Wertehierarchie bei den Extrovertierten geringer als bei den Introvertierten.

---

7   Sören Kierkegaard: Bojaźń i drżenie. Choroba na śmierć. Warszawa 1969, S. 183.
    [Anmerkung des Übersetzers: Das Zitat im polnischen Originaltext unterscheidet sich an manchen Stellen vom deutschen Zitat, das Kierkegaards *Furcht und Zittern*, Hamburg 2010 entnommen wurde. Im vorliegenden polnischen Original kommen folgende zusätzliche Ausdrücke vor, die allerdings den Sinn des angeführten deutschen Zitats nicht verändern: „sowie alle ähnlichen Dinge", „Scheune" und „Pächterkabäuschen"].

Ein Extrovertierter lebt mehr mit der ihn umgebenden Welt, seine Wertehierarchie ist in höherem Maße an diese angepasst als dies beim Introvertierten der Fall ist, der in sich eingeschlossen ist, getrennt von der Außenwelt, und sein Verlangen nach Kontakt mit der Realität durch das Errichten oft sehr komplizierter und idealisierter Wertesysteme kompensiert, denen er im täglichen Leben gar nicht gerecht werden kann.

Zwischen dem realen und dem idealen Wertesystem existiert eine Zeitdifferenz. Auf der Zeitachse besetzt das reale System die Abschnitte der Vergangenheit und der Gegenwart, das ideale System dagegen den Abschnitt der Zukunft. In der idealen Werthierarchie sieht man sich in der Zukunft, „so möchte ich sein", „dies sollte für mich wichtig sein" usw.; in der realen Wertehierarchie sieht man sich in der Gegenwart und Vergangenheit: „so bin ich wirklich", „das war tatsächlich wichtig für mich" usw. Im Leben muss man ständig vorwärts gehen, man kann nicht anhalten oder zurückgehen, unsere Anstrengungen konzentrieren sich vor allem auf die Zukunft. Und weil das Bewusstsein beleuchtet, was am schwierigsten ist, was das ganze Engagement des Nervensystems erfordert, ist der Abschnitt der Zukunft stärker beleuchtet als der der Vergangenheit.

Von der Vergangenheit bleibt vor allem das im Bewusstsein, was mit Gegenwart und Zukunft zusammenhängt. Viele vollzogene Handlungsstrukturen, also vergangene, [20] unterliegen infolge von Wiederholung der Automatisierung, sie erreichen das Bewusstsein nicht länger; die Umgebung achtet hingegen vor allem auf sie, und sei es nur deshalb, weil sie alt sind und weil sie sich ständig wiederholen. Deshalb nimmt ein Mensch oft nicht wahr, was die Umgebung in ihm sieht. Er sieht vor allem seine ideale Wertehierarchie, Ziele, die er gerne erreichen würde, doch seine reale Wertehierarchie sieht er oft nicht, d.h. die Kriterien, gemäß denen er die eine und keine andere Entscheidung traf, Kriterien, die durch seine genetische Konstitution, durch die Lebensbedingungen und durch getroffene Entscheidungen bedingt sind, die er nicht rückgängig machen kann. Und jede diese Entscheidung verringert – wie bereits erwähnt – den Bereich der menschlichen Möglichkeiten.

Der Reichtum der Wertesysteme ist abhängig von der Möglichkeit, Handlungsstrukturen hervorzubringen. Diese ist beim Menschen größer als bei den Tieren. Es gibt eine umgekehrte Korrelation zwischen dem Wahrscheinlichkeitsfaktor der Realisierung von Handlungsstrukturen und ihrer Menge. Wenn es wenige Strukturen gibt, haben fast alle die Chance zur Realisierung, ihr Wahrscheinlichkeitsfaktor ist hoch. Gibt es jedoch sehr viele, wie beim Menschen, bei dem die Zahl wahrscheinlich vorstellbare Werte übersteigt, so neigt sich das Verhältnis zwischen den realisierten und den potenziellen Strukturen deutlich zu Gunsten der letzteren, der Wahrscheinlichkeitsfaktor für die Realisierung von Handlungsstrukturen ist niedrig. Deshalb bemerkt man, wenn man Tiere beobachtet, keine inneren Widersprüche, die man dagegen beim Menschen auf Schritt und Tritt beobachtet. Tiere leben wahrscheinlich nur nach einem, dem realen Wertesystem.

Das Wertesystem setzt sich aus vielen Faktoren zusammen, die man in drei Schichten unterteilen kann: eine biologische, eine emotionale und eine soziokulturelle. Die biologische Schicht umfasst alles das, was man unter dem Begriff der biologischen Programmierung versteht, womit der Mensch auf die Welt kommt und was er nur im geringen Umfang steuern kann. Darunter fallen zwei biologische Gesetze: Selbsterhaltung und die Erhaltung der Gattung. Je nach dem, wie fest diese beiden Gesetze im Leben eines Individuums verankert sind, ist von dessen stärkerer bzw. geringerer Lebensdynamik zu sprechen. Die biologische Schicht ist in der Regel am stärksten, und wenn es zu einer Konfrontation zwischen den einzelnen Schichten kommt, hat meist sie die Oberhand. Auch der größte Philosoph denkt an Brot, wenn er Hunger spürt, und nicht an philosophische Systeme. In jeder bewusst gewordenen Bedrohung des Lebens [21] kommt die Angst vor dem Tod auf, auch wenn in den Wertesystemen eines gegebenen Menschen andere Werte wichtiger als Leben wären usw.

Die emotionale Schicht umfasst unsere emotionale Beziehung zur Umgebung, vor allem zum sozialen Umfeld: Was ist mir das Wichtigste? Soll ich lieben oder geliebt werden, soll ich Menschen beherrschen oder den Kontakt mit ihnen als Vergnügen betrachten oder vielleicht als eine mehr oder minder leidige Verpflichtung? Soll ich die Menschen so akzeptieren, wie Gott sie schuf, oder soll ich versuchen, ihre Natur zu verbessern? Soll ich die Menschen als Mittel zum Zweck oder zur Überwindung eines Hindernisses benutzen? Oder soll ich sie vielleicht wie ein neugieriges Kind betrachten und versuchen, an jedem Einzelnen etwas Neues und Interessantes zu erblicken usw.? In dieser Schicht entscheidet jedoch das emotionale Verhältnis zu anderen Menschen (Übergewicht der Haltung „zu" oder „von").

Charakteristisch für diese Schicht der Wertehierarchie ist die Bildung von Komplexen, sozusagen emotionaler Kristallisationsherde, um die herum sich unsere emotionalen Beziehungen zum Umfeld konzentrieren. Wie in einer Linse konzentrieren sich hier die Handlungsstrukturen und unterliegen einer für den gegebenen Komplex eigenartigen Entstellung. Oft bildet sich ein solcher Komplex um sogenannte bedeutende bzw. Schlüsselpersonen aus der Kindheit, das heißt, um die Mutter, den Vater, Bruder oder Schwester usw.; die emotionale Beziehung zu diesen Personen gestaltet die emotionalen Beziehungen, die sich im weiteren Leben im Kontakt zum sozialen Umfeld entwickeln. Auf diese Weise sieht der

Mensch (im emotionalen Sinne) die ihn umgebende Welt durch seine emotionale Beziehung zu einer wichtigen Person aus früheren Entwicklungsphasen. Das Ausstrahlen von Emotionen aus dem Komplexherd kann die ganze Welt umfassen; das passiert öfter mit dem Gefühlskomplex in Bezug auf die Mutter, eine bestimmte Personengruppe oder eine gewisse Situationen (z. B. können die Gefühle für die Mutter auf alle Frauen übertragen werden, mit denen ein Mensch emotional verbunden ist; die Gefühle für den Vater können auf Vorgesetzte oder das gesellschaftliche Normensystem übertragen werden; die Gefühle für die Geschwister auf alle potenziellen und realen Gegner im Leben usw.) Der Gefühlskomplex kann in Verbindung mit einer Verletzungssituation in der Kindheit entstehen, z. B. mit der emotionalen Zurückweisung durch einen Elternteil, mit dem Gefühl, nicht geliebt oder gebraucht zu werden, dem Gefühl, sich nicht auf die Eltern verlassen zu können, oder dem Gefühl, dass man nichts taugt, nichts kann usw. [22] Solche verfestigten Gefühlshaltungen beeinflussen den Prozess der Entscheidungsformung. Dieser Einfluss findet meist unterhalb der Bewusstseinsschwelle statt. Ein Mensch weiß z. B. selbst nicht, warum er immer auf die gleiche Weise Beziehungen zu seinen erotischen Partnerinnen zerstört oder immer wieder Konflikte mit dem Chef provoziert. Erst die Analyse seiner Kindheitserlebnisse kann zeigen, dass seine Beziehungen zu Frauen sich nach dem Verhältnis zu seiner Mutter modellieren, und das Verhältnis zu seinem Chef eine Spiegelung der Beziehung zu seinem Vater ist.

Komplexe entstehen in verschiedenen Lebensphasen, nicht nur in der Kindheit, und oft verzerren sie aufgrund der Verfestigung von emotionalen Haltungen den weiteren Verlauf des Lebens. Beispiele dafür können z. B. schlechte Ehen, Misserfolge bei der Arbeit, Kriegserlebnisse oder Erfahrungen aus Konzentrationslagern usw. sein.

Komplexe kann man zur Gruppe der Problembereiche zählen, die mit der Psychopathie in Zusammenhang stehen, denn ihr Wesen ist die Verfestigung. Die Verfestigung von Gefühlshaltungen hat viel größere Bedeutung, wenn sie in der Kindheit geschieht, als wenn sie in einem späteren Lebensabschnitt stattfindet. Die in der Kindheit verfestigte emotionale Haltung hat nämlich die Chance, auf eine größere Zahl an Entscheidungen einzuwirken als eine in späteren Lebensjahren verfestigte Haltung. Infolge von Wiederholungen der gleichen Faktoren, die auf den Entscheidungsprozess einwirken, unterliegt deren Wirken letztendlich der Automatisierung und vollzieht sich unterhalb der Bewusstseinsschwelle. Deshalb wundert man sich oft, dass man so und nicht anders handelt, obwohl man oft gern anders gehandelt hätte.

Beide Schichten der Wertehierarchie – die biologische und die emotionale – befinden sich meist unterhalb der Bewusstseinsschwelle, denn sie beziehen sich auf die Vergangenheit; es sind historische Schichten, wobei die Geschichte einsetzen kann, noch ehe das Individuum geboren wurde – ein genetischer Plan, der die evolutionären Anstrengungen der ganzen belebten Welt beinhaltet. Die Schichten verfestigen sich aufgrund fortwährender Wiederholungen. Wir wählen bestimmte Formen der Interaktion mit dem Umfeld, weil sie schon von unseren menschlichen und tierischen Vorfahren gewählt wurden, und so haben wir in den ersten Jahren unseres Lebens gelernt zu wählen, als sich unser informationeller Metabolismus mit der Umwelt formte. Diese Wertehierarchie ist uns mehr gegeben als wir sie ausgearbeitet haben, es fällt uns schwer, sie zu verändern, weil sie so stark mit unserer Natur verknüpft ist.

Der Mensch ist aber nie vollständig durch seine Vergangenheit determiniert, sein Bestreben nach neuer Form kann ihn in der Zukunft [23] im großen Maße vom Ballast der Vergangenheit befreien. Der alte Mensch stirbt, geboren wird ein neuer. Wir wissen nicht, wie weit die menschliche Freiheit reicht und in welchem Maße sich der Mensch von seiner Verhaftung im biologischen Erbe sowie von früher erworbenen Entscheidungsstereotypen lösen kann. Im Vergleich mit der Tierwelt ist die menschliche Freiheit sehr umfangreich, was aus den außerordentlichen Möglichkeiten zur Bildung von Handlungsstrukturen beim Menschen resultiert, und damit auch aus der Möglichkeit zur Bildung sehr verschiedenartiger Entscheidungen.

Der Grad des Reichtums (die Ausstattung mit Handlungsstrukturen) korreliert mit dem Maß an Freiheit; Tiere, die über ein armes Nervensystem verfügen, haben keine große Wahlmöglichkeiten, ihr Entscheidungsbereich ist begrenzt, weshalb sie sich nicht von genetisch und in frühen Entwicklungsphasen verfestigten Wertesystemen befreien können. Sie können lediglich auf eine bestimmte Weise entscheiden, da sie keine anderen Möglichkeiten haben. Diese Beschränkung des Entscheidungsbereiches beschreibt man gewöhnlich mit dem Begriff Instinkt und hebt damit die Überlegenheit des Menschen hervor, da nur er der glückliche Besitzer eines freien Willens sein soll, d. i. die Fähigkeit, bewusste Entscheidungen zu treffen, die Tiere angeblich nicht besitzen.

Der Unterschied zwischen dem Tier und dem Menschen ist hier eher quantitativer Natur. Es gibt keinen Grund zur Annahme, dass Tieren den bewussten Teil des Wertungs- und Entscheidungsprozesses gar nicht besitzen; dieser Teil ist lediglich erheblich kleiner als beim Menschen. Beim Menschen wiederum verläuft der Wertungs- und Entscheidungsprozess nicht ausschließlich bewusst, ganz im Gegenteil, größtenteils erfolgt er unterhalb der Bewusstseinsschwelle und auf Basis verschiedenartiger Automatismen; aber zutiefst von der Überlegenheit des Menschen überzeugt, beschreibt man seine Wahlen in der Regel nicht als instinktiv.

Die Fähigkeit zur Wahl ist ein grundlegendes Merkmal aller Selbststeuerungsgeräte, sowohl der technischen als auch der biologischen. Bei den technischen Geräten ist das Wertesystem, auf Grundlage dessen die Entscheidung für die eine oder die andere Verhaltensweise (Handlungsstruktur) getroffen wird, programmiert, d.h. vom Konstrukteur im Voraus festgelegt. In den biologischen Selbststeuerungsgeräten gestaltet es sich dagegen sowohl dank dem phylogenetischen (Vererbung) als auch dem ontogenetischen (Erfahrungen, die ein Lebewesen im Laufe seines Lebens macht) Gedächtnis. Darüber hinaus existiert in ihm ein Teil, der weder durch die Gattungs- noch durch die Individualgeschichte determiniert ist, [24] ein Feld der Freiheit und der Unvorhersehbarkeit, das die Zukunft berührt. Dieses Feld ist umso breiter, je mehr Möglichkeiten zur Bildung von Handlungsstrukturen in einem gegebenen Organismus existieren; nur dann können sich diese von der Konkretheit des Lebens lösen und sich frei in Raum und Zeit bewegen. Nur ein Nervensystem, das über ein großes Potenzial zur Bildung von Handlungsstrukturen verfügt, kann sich den Luxus leisten, sich von den konkreten Bedürfnissen des Organismus zu lösen, den Luxus, eine abstrakte Haltung einzunehmen. Diese Möglichkeit des Loslösens ist, so scheint es, das Wesen der Freiheit.

Es scheint, als gehöre der Begriff Wertesystem bzw. -hierarchie zu den eher abstrakten Begriffen, die mit den Funktionen des Organismus nicht direkt verbunden sind. Eine solche Überzeugung ist auf einen Mangel an den erforderlichen Informationen über das Funktionieren eines solchen Systems zurückzuführen. Momentan kann man lediglich rein hypothetisch annehmen, dass es ein solches System geben muss, wenn ein Entscheidungsprozess existiert. Denn der Entscheidungsprozess ist, wie bereits hervorgehoben wurde, ein grundlegendes Merkmal jedes einzelnen Selbststeuerungsgeräts, also auch einer lebenden Zelle. Eine Zelle entscheidet selbst, ob sie einen Impuls annimmt oder nicht, ob sie ihren Metabolismus beschleunigt oder verlangsamt, ob sie den Reproduktionsprozess durchführt oder damit wartet usw. Besonders die Tätigkeit einer Nervenzelle konzentriert sich auf den Entscheidungsprozess. Von den vielen Informationen, die zu ihr gelangen, nimmt sie manche an, andere dagegen weißt sie zurück, mal nimmt sie gegenüber diesen Informationen eine positive (Depolarisation), mal eine negative (Hyperpolarisation) Haltung ein; eine Nervenzelle muss hunderten von Informationen, die sie von verschiedenen Rezeptoren und anderen Neuronen erreichen, eine eindeutige Antwort geben: „ja" oder „nein" usw.

Sind diese Entscheidungen das Ergebnis eines Zufalls und stützen sie sich ausschließlich auf die Wirkung des Gesetzes der großen Zahlen (statistische Gesetze) oder setzen sie sich nach einer eigentümlichen, uns unbekannten Wertehierarchie zusammen, die bereits im Zellstadium verbindlich ist? Warum erreichen von tausenden Signalen, die in unsere Netzhaut oder andere Rezeptorflächen gelangen, nur bestimmte Signale unser Bewusstsein und andere werden sofort oder auf dem Weg zu höheren Nervenzentren zurückgewiesen? Man sagt, dass nur die für uns wichtigen Signale in unser Bewusstsein gelangen, aber was bedeutet das Wort „wichtig" und wovon hängt es ab, dass manche Signale wichtiger sind und andere weniger wichtig? Dies ist nichts anderes als die Wertehierarchie. Sie ist dafür verantwortlich, dass wir die uns umgebende Welt auf eine bestimmte Art wahrnehmen und auf eine bestimmte Weise auf sie reagieren. [25] Man kann die Wertehierarchie bis zu einem gewissen Grade mithilfe chemischer Mittel oder neurochirurgischer Eingriffe verändern, aber man weiß bis heute nicht, was ihr Wesen ist. Solange man die neurophysiologischen und neurochemischen Mechanismen nicht versteht, die das Funktionieren des Wertesystems bedingen, hat dieses System den Charakter einer für die Erklärung des Entscheidungsprozesses notwendigen Arbeitshypothese.

In unser Bewusstsein dringen Entscheidungen und die mit ihnen verbundenen Wertesysteme, die auf der höchsten Integrationsschicht agieren, d.h. sie umfassen das Nervensystem in seiner Ganzheit. Diese Schicht der Ganzheit entsteht allerdings aus den niedrigeren Stufen, die nur die Aktivität von Teilen oder sogar einzelnen Zellen des Nervensystems umfassen, und dies alles geschieht unterhalb der Bewusstseinsschwelle. Das Empfinden eines freien Willens gehört zu den bewussten psychischen Akten, man nimmt, wahrscheinlich zu Unrecht, an, dass dieses Empfinden ausschließlich ein Attribut des Menschen ist. In Wirklichkeit aber existiert in jeder Entscheidung, auch auf der Ebene der Einzelzelle, ein gewisser Grenzbereich der Unvorhersehbarkeit, ein Grenzbereich der Freiheit, der, wie es scheint, sich nicht in die feste Bahn von Kausalgesetzen zwingen lässt; es ist möglich, dass hier statistische Gesetze herrschen, man kann aber auch nicht ausschließen, dass sogar auf der niedrigsten Integrationsschicht ein Wertesystem funktioniert, das uns völlig unbekannt und schwer verständlich ist, weil wir an globale Systeme gewöhnt sind, die die Funktionen des ganzen Systems umfassen und wenigstens teilweise unser Bewusstsein erreichen.

Es hängt von unseren Entscheidungen ab, und somit von unseren Wertesystemen, wie wir uns im Laufe des Lebens entwickeln, wie wir die uns umgebende Welt perzipieren und wie wir auf sie reagieren. Jeder Mensch nimmt seine Welt anders wahr und reagiert auch anders auf sie, man kann also annehmen, dass auch jeder über ein anderes Wertesystem verfügt, da die Art der Entscheidung von einem selbst abhängt. Es scheint also, als seien die Unterschiede zwischen den Menschen grundsätzlich auf Unterschiede in ihren Wertesystemen zurückzuführen, auf deren Grundlage Entscheidungen gebildet werden. Jede Entscheidung ist wiederum ein Schritt in eine bestimmte Richtung, sie ist das Aushöhlen eines Weges im unendlichen Chaos der Möglichkeiten zur Bildung verschiedenster Handlungsstrukturen.

Deshalb schien es zielführend zu sein, verschiedene Persönlichkeits- und Psychopathietypen als Ergebnis der Verfestigung bestimmter Wertehierarchie zu besprechen.

Es gibt verschiedene Arten von „Entscheidungen", und man kann zwischen ihnen kein Gleichheitszeichen setzen; eine Entscheidung auf der [26] neurophysiologischen Ebene ist etwas anderes als eine auf der psychologischen Ebene; eine automatisierte Entscheidung, die unterhalb der Bewusstseinsschwelle getroffen wurde (z. B. Entscheidungen, die mit dem Gehen, Sprechen, Schreiben und anderen automatisierten Aktionen einhergehen), hat einen anderen Charakter als eine bewusste Entscheidung, der sogenannte Akt des freien Willens. Alle Entscheidungsarten haben jedoch ein gemeinsames Merkmal, sie sind ein Wahlakt zwischen wenigstens zwei Möglichkeiten. Um diese Wahl zu treffen, muss es ein bestimmtes Wertesystem (Hierarchie) geben. Das, was in der Hierarchie höher ist, hat größere Chance gewählt zu werden.

In aller Regel ist uns klar, was eine Wertehierarchie auf der psychologischen Ebene ist. Für jeden von uns sind manche Angelegenheiten wichtiger als andere, ihre Relevanz ändert sich in Abhängigkeit von der Situation, es gibt aber auch bestimmte Dinge, die stets den ersten Platz in der Hierarchierelevanz belegen. Schlechter ist es um die Beschreibung der Wertehierarchie auf der Ebene der automatisierten Funktionen bestellt; warum wählen wir z. B. beim Gehen die eine und nicht die andere Beinbewegung? Generell gilt hier das Prinzip der Wirtschaftlichkeit, gewählt werden einfachste Bewegungen, die am besten an die Situation angepasst sind. Wenn die Bewegungen unnötig sind, entbehrlich – z. B. wenn man beim Gehen gleichzeitig die Arme hoch streckt, den Kopf dreht, die Füße seitlich stellt statt sie nach vorne zu bewegen usw. –, dann ruft dieser Gang einen merkwürdigen, bizarren Eindruck hervor. Das gleiche gilt für die etwas komplizierteren Verhaltensformen, aber auch für die automatisierten, z. B. für unsere emotionalen Reaktionen. Wenn man z. B. in einer Situation lacht, in der man eher weinen sollte, oder wenn man umgekehrt ein trauriges Gesicht hat, wenn anderen lachen, wenn man Grimassen schneidet, die einer Situation nicht angemessen sind, wenn die Mimik oder die Gestik zu spärlich oder zu üppig sind, so ruft das Verhalten eines Menschen in seiner Umgebung den Eindruck von Ungewöhnlichkeit und Absonderlichkeit hervor.

Die Wertehierarchie in automatisierten Funktionen formte sich daher gemäß dem Prinzip der Anpassung an die Situation. Gewählt würden die Aktivitätsformen (Handlungsstrukturen), die in einer gegebenen Situation am ehesten zum Erfolg führen. Im Falle des Gehens wären dies Bewegungen, die auf die einfachste und schnellste Weise zum entsprechenden Ziel führen und die sich der Schwerkraft widersetzen; im Falle emotionaler Reaktionen wären es die Mimik, die Gestik, die Sprechensweise usw., die unsere inneren Erlebnisse am besten ausdrücken, und diese wiederum sollten der äußeren Situation angepasst sein. [27] Das Prinzip der Wirtschaftlichkeit besteht darin, dass während der ontogenetischen Evolution (Individualentwicklung) einer Funktion alle überflüssigen, nicht zielführenden Handlungsstrukturen eliminiert wurden. Falls das nicht geschehen ist, heißt das oft, dass der Eliminierungsprozess in irgendeinem Entwicklungsmoment behindert wurde. Eine solche Behinderung kann durch innere oder äußere Einflusse verursacht werden. Zum Beispiel können Bewegungen aufgrund einer angeborenen Hüftluxation oder des Tragen von zu engem Schuhwerk beim Gehen unbeholfen und ungeschickt sein. Die Wahl einer entsprechenden Bewegungsform muss in solchen Fällen die erschwerten inneren (Luxation) oder äußeren Bedingungen (enges Schuhwerk) berücksichtigen. Jede Bewegungsentscheidung muss mit diesem Problem fertig werden. Man kann dies als eine Art Komplex verstehen, aber auf einem niedrigeren Integrationsniveau.

Im täglichen Leben erkennen wir die charakteristischen Persönlichkeits- oder Psychopathiemerkmale eines Menschen aufgrund seiner Mimik, seiner Gestik, seiner Aussprache usw. oft auf den ersten Blick, d. h. aufgrund von meist automatisierten Funktionen. Ein andauernd verachtender, entmutigender, beängstigender, zorniger oder unterwürfiger usw. Gesichtsausdruck erlaubt uns bisweilen, die psychische Befindlichkeit eines Menschen sofort treffend zu interpretieren.

Analog zu den Fortbewegungsfunktionen, bei denen sich eine innere oder äußere Behinderung auf jede Bewegungsentscheidung auswirkt, unterliegen auch im Falle emotionaler Reaktionen die emotionalen Entscheidungen infolge der einen oder der anderen Faktoren innerer und (oder) äußerer Natur einer Störung, weswegen sich ihre Anpassung an die äußere Situation verringert.

Ein emotionaler Komplex wäre also eine Behinderung, die bei jedem Entscheidungsprozess interveniert. Eine emotionale Entscheidung muss die innere und äußere Situation eines Organismus berücksichtigen; von den verschiedenen Formen der emotionalen Expression wird diejenige gewählt, die am besten zu beiden Situationen passt. Weil sich aber diese ununterbrochen verändern, unterliegen sie (die Formen) in Folge ihrer Wiederholung einer schneller Automatisierung, und damit dem Ausschluss aus dem Felde des Bewusstseins. In aller Regel ist uns nicht bewusst, welchen Gesichtsausdruck wir haben.

Es kann angenommen werden, dass die wichtigste Position in der Relevanzhierarchie bezüglich unserer emotionalen Reaktionen vom Grad ihrer Anpassung an die innere und äußere Situation (analog zur Bewegungsfunktion) übernommen wird. [28] Automatisierte Funktionen entstehen infolge der Wiederholung bestimmter Beziehungen zum äußeren Umfeld. Das Wirtschaftlichkeitsprinzip verlangt, dass Handlungsstrukturen, die in diesen Beziehungen überflüssig und entbehrlich sind, im Evolutionsprozess eliminiert werden.

Falls jedoch in der Wertehierarchie ein anderer Faktor als die Anpassung an erster Stelle steht, z.B. eine Hüftluxation oder enges Schuhwerk bei den Fortbewegungsfunktionen bzw. irgendein verfestigtes Gefühl (Angst, Hass, Verachtung usw.) bei den emotionalen Reaktionen, dann beeinflusst dieser Faktor die Bildung einer Entscheidung deutlich, und jede Entscheidung muss dieses Hindernis bewältigen. Jede Entscheidung wird durch den existierenden Emotionskomplex quasi markiert, was sich im Ausdruck von Gefühlen widerspiegelt. Auf der Grundlage sich wiederholender emotionaler Gefühlsregungen (Gesichtsausdruck, Gestik, Körperhaltung usw.) lässt sich oft leicht beschreiben, was bei einem gegebenen Menschen den ersten Platz in dessen Wertehierarchie des emotionalen Verhältnisses zur ihn umgebenden Welt einnimmt. Dieses „gebrandmarkte" Gefühl, der Komplex usw. platziert sich an der ersten Stelle in der Wertehierarchie und beeinflusst jeden Entscheidungsprozess, insbesondere in Bezug auf die emotionalen Beziehungen zum Umfeld.

Einen Entscheidungsprozess auf neurophysiologischer Ebene könnte man mit Bezug auf den gegenwärtigen Wissensstand in diesem Bereich folgendermaßen darlegen: die neurophysiologische Entscheidung wird in zwei Etappen gebildet; in der ersten, analogen Etappe sind die Entscheidungen unvollständig, als wären sie nur zur Probe getroffen, sie verlaufen parallel (analog) zu den Veränderungen, die in der inneren und äußeren Umwelt der Nervenzelle stattfinden (das Generationspotenzial steigt proportional zur Kraft des Impulses); in der zweiten, digitalen Etappe gilt das Gesetz: alles oder nichts, d.h. eine duale Sprache – „ja" oder „nein"; hier ist die Entscheidung bereits komplett, sie umfasst die ganze Nervenzelle und ist zu einem gewissen Grade von der inneren und äußeren Situation der Zelle unabhängig; es ist die endgültige Antwort, die auch eine Situationsmodifikation nicht mehr ändern kann.

Die erste Etappe kann als eine Art Vorbereitung auf die zweite Etappe verstanden werden. Wir sind jedoch nicht in der Lage uns vorzustellen, worin die

Funktion der Wertehierarchie bei der Entscheidungsformung auf neurophysiologischer Ebene bestehen könnte. Warum reagiert eine Zelle mal mit Depolarisation, mal mit Hyperpolarisation der Zellmembran, warum gibt sie gerade diesen und keinen anderen Neurotransmitter frei, warum kann sie auf den [29] gleichen Neurotransmitter völlig konträr reagieren usw.? Es ist schwer vorstellbar, dass hier nur Zufall und statische Gesetze herrschen; die Entscheidungen der einzelnen Nervenzellen bilden letztendlich zusammengenommen eine im Allgemeinen fehlerfreie Gesamtentscheidung, die sich in einer der Situation entsprechenden organismusinternen und organismusexternen Bewegung äußert.

Die soziokulturelle Schicht des Wertesystems würde am ehesten dem entsprechen, was hier als „ideale Wertehierarchie" bestimmt wurde, im Gegensatz zur vor allem aus der biologischen und der emotionalen Schicht bestehenden „realen" Hierarchie. In der dritten Schicht projiziert sich der Mensch in die Zukunft, so wäre er gern, solche Ziele setzt er sich, das scheint ihm im Leben am wichtigsten zu sein. Hier konzentriert sich seine Anstrengung, damit das reale Bild an das ideale heranreicht.

Weil das, was am schwierigsten ist, gewöhnlich die größte Anstrengung und das umfassende Engagement des Nervensystems verlangt, vollziehen sich die in der dritten Schicht der Wertehierarchie stattfindenden Entscheidungsprozesse im Gegensatz zu den Prozessen der ersten und zweiten Schicht wahrscheinlich überwiegend oberhalb der Bewusstseinsschwelle.

Alle drei Hierarchieschichten sind eng miteinander verbunden und die endgültige Entscheidung ist eine Art Integral von Entscheidungen, die in den einzelnen Schichten entstanden. Die endgültige Entscheidungsform hängt aber von der soziokulturellen Schicht ab, sie verleiht ihr die endgültige Form, sie ist gewissermaßen ihre Verpackung.

Die biologische und die emotionale Schicht der Wertehierarchie sind eher individueller, dagegen ist die soziokulturelle Schicht eher kollektiver Prägung. In dieser Schicht, der obersten (oberflächlichen), muss die Entscheidung so formuliert worden sein, dass sie vom Umfeld angenommen wird. Der Mensch kann sich nämlich nicht von seinem Umfeld lösen, und auch wenn er sich in den hauptsächlich unterhalb der Bewusstseinsschwelle aktiven Schichten der Wertehierarchie gegen die soziokulturelle Schicht der Wertehierarchie auflehnen sollte, so muss er sie in seiner endgültigen Entscheidung berücksichtigen. Diese Tatsache wird besonders deutlich, wenn ein Mensch für eine seiner Entscheidungen aus sog. niederen Beweggründen eine erhabene Motivation erschafft, an die er oft selbst glaubt.

Der Mensch kann sich nur durch seine Aktivität in der ihn umgebende Welt realisieren, die vor allem eine soziale Welt ist. Wenn man also will, dass sich eine potenzielle Handlungsstruktur in eine realisierte Struktur umwandelt – worauf [30] im Kern der Entscheidungsprozess basiert –, so muss der Mensch die räumlichen Bedingungen (des sozialen Umfelds) berücksichtigen, in dem sich seine potenzielle Struktur realisieren soll, er muss die Struktur an die Bedingungen des Umfeldes anpassen. Auch sich selbst sieht er vor dem Hintergrund dieses Umfelds, ohne diesen Hintergrund wären die meisten seiner Aktivitäten sinnlos. Deshalb spielt in der Persönlichkeitsbildung die Wertehierarchie des sozialen Umfelds keine unbedeutende Rolle; mit der Zeit wird diese unter dem Einfluss der Kontakte mit eben dieser Umgebung zur Wertehierarchie eines gegebenen Menschen; das ist der sog. Prozess der Internalisierung.

Die Internalisierung vollzieht sich generell bewusst. Man muss sich der in der Umgebung herrschenden Wertehierarchie im Klaren sein, um sie annehmen oder verwerfen zu können. Der Prozess der Internalisierung verläuft nicht passiv, sondern aktiv, man muss selbst entscheiden, was man annehmen will, und was man von dem, was das Umfeld einem anbietet, besser verwirft. Die Internalisierung kann auf zweierlei Weise erfolgen: ein gegebener Wert kann von Anfang an vom Individuum akzeptiert werden, die Internalisierung verläuft dann ohne größeren Widerstand; der Wert kann von Anfang an vom Individuum abgelehnt werden, aber unter dem Druck des Umfelds nimmt das Individuum ihn dennoch an, dies ist jedoch nur eine Akzeptanz nach außen, im Grunde genommen lehnt der Mensch den Wert ab und bekämpft ihn, mit der Zeit wird der Widerstand schwächer und der Wert des Umfelds wird allmählich zum Wert des gegebenen Menschen. Das ist die sog. konformistische Haltung, die im Grunde auf Unaufrichtigkeit basiert, weil man nämlich aus Angst vor dem sozialen Umfeld zum Schein das akzeptiert, was man eigentlich ablehnen möchte. Mit der Zeit hört die Lüge, die dazu zwingt, gegenüber dem Umfeld eine Maske zu tragen, auf, Lüge zu sein, der Mensch akzeptiert, wogegen er zuvor rebellierte.

Im Falle der konformistischen Haltung sind Entscheidungen – wenigstens in der ersten Phase, bevor man seinen Frieden mit dem Wertesystem des Umfelds macht – erzwungen, sie vollziehen sich unter dem Druck des Umfelds. Die soziale Angst[8] ist der Hauptfaktor, der den Verlauf des Entscheidungsprozesses determiniert. Ein Konformist hat nicht den Mut, sich seinem sozialen Umfeld zu widersetzen. Wenn ein Mensch Mut fasst und weder innerlich noch äußerlich das ihm von seinem sozialen Umfeld aufgezwungene Wertesystem akzeptiert, so spricht man von einer rebellischen Haltung.

---

8   Vgl. dazu ausführlicher Kępińskis Monographie „Lęk" [Anmerkung des Übersetzers: Angst (1977): Antoni Kępiński: Lęk. Kraków 1977.].

Manchmal gelingt einem Menschen, den Druck des Umfelds zu überwinden, [31] besonders dann, wenn er sich mit anderen Menschen zusammenschließt, die ebenfalls eine rebellische Haltung zeigen. In der Gruppe fühlt sich der Mensch immer stärker. Dann akzeptiert man die Wertehierarchie der Gruppe mit Leichtigkeit, der Kampf findet nicht mehr zwischen einem Individuum und seinem sozialen Umfeld statt, sondern zwischen zwei sozialen Gruppen. Dieser Kampf bindet die Gruppenmitglieder in der Regel eng aneinander, der Prozess der Internalisierung verläuft schneller und mit deutlich schwächerem Widerstand, als wenn das Individuum seinem sozialen Umfeld allein gegenübertritt. Alle revolutionären Wertesysteme – revolutionär im Sinne von scharfem Widerstand gegen verfestigte gesellschaftliche Wertesysteme – werden in der Regel problemlos übernommen und von ihren Anhängern sehr emotional erlebt. Das Wertesystem der eigenen Bezugsgruppe, d. h. der anderen Anhänger, wird für sie zur überwertigen Idee, oft sind sie bereit, dieser Idee alles, sogar das eigene Leben, zu opfern. Der Entscheidungsprozess verläuft in solchen Fällen erschreckend glatt, es gibt nichts, worüber man nachdenken sollte, das akzeptierte („revolutionäre") Wertesystem ist das einzig mögliche System. Das für den Menschen so typische Zögern oder die Unsicherheit verschwinden, alles scheint im Lichte des neuen Systems klar und selbstverständlich. Dies ist eigentlich eine wahnhafte Vereinfachung des Realitätsbildes, die die mit dem Treffen von Entscheidungen gewöhnlich einhergehende Beunruhigung reduziert.

Das neue Wertesystem ist scheinbar sehr stark im Bewusstsein seiner Anhänger verankert. Oft kann ein solcher Anhänger über nichts anderes reden oder an nichts anderes denken, „er verglüht im Feuer seiner Idee", er ist vollständig auf die Zukunft ausgerichtet, auf die neue Welt, auf das befreite Jerusalem, auf das irdische oder überirdische Paradies, und die Vergangenheit, die Tradition löscht er bisweilen brutal aus (vgl. z. B. die Kulturrevolution in China).

Ist das neue System tatsächlich so stark in der Psyche seiner Anhänger verhaftet? Schon die Tatsache, dass das System im Bewusstsein der Anhänger eine hervorgehobene Stelle innehat, lässt an der Kraft seiner Gefestigtheit zweifeln. Denn das Bewusstsein wendet sich vor allem dem zu, was unsicher ist, schwierig ist, maximale Anstrengung erfordert, also einem mehr oder weniger bekannten Gebiet. Wo der Mensch sich sicher fühlt, unterliegen seine Entscheidungen schnell der Automatisierung und verschwinden aus dem Felde des Bewusstseins.

Ein Wertesystem, das zu stark im Bewusstsein verankert ist, weckt in Bezug auf seine Gefestigtheit immer Zweifel. Denn der Entscheidungsprozess ist nicht ausschließlich bewusst, [32] eher ist das Gegenteil der Fall: zum größten Teil verläuft er unterhalb der Bewusstseinsschwelle und funktioniert auf Basis nur teilweise bewusster Wertesysteme. Der Kampf gegen die Tradition, typisch für Rebellengruppen jeden Typs, ist gewissermaßen ein Beleg für die Festigungsschwäche des revolutionären Wertesystems. Wertesysteme, die mit der Tradition einhergehen, also mit der Vergangenheit, sind in aller Regel stärker in der Psyche ihrer Anhänger verfestigt, als das beim rebellischen System der Fall ist, sie wirken nur überwiegend schon unterhalb der Bewusstseinsschwelle, deshalb ist ein bewusstes und bisweilen heftiges Ausradieren der Tradition proportional zu ihrer unterbewussten Funktionsweise.

Das neue System stützt sich auf die Zukunft, die alten Wertesysteme auf die Vergangenheit. Je mehr man die Vergangenheit ausradieren will, desto stärker ist gewöhnlich ihre Wirkung (meist unterbewusst). Für die schwache Verfestigung revolutionärer Wertesysteme spricht auch deren weitere historische Entwicklung. Sie unterliegen leicht dem Zerfall, wenn die Gruppe der Anhänger zerschlagen wird, der Anführer fehlt, die Erfolge zu gering ausfallen usw. Um das Feuer des Glaubens aufrechtzuerhalten, ist üblicherweise eine Atmosphäre des Kampfes notwendig. Denn in einer Atmosphäre von Angst und Aggression wirkt das revolutionäre System integrativ, es verleiht dem Kampf einen Sinn und seinen Anhängern den Mut zum Kampf. In friedlicher Atmosphäre dagegen ist die hyperintegrative Wirkung des Wertesystems in aller Regel überflüssig.

Was in der völligen Vereinigung mit der sozialen Gruppe und ihrem Anführer erreichbar ist, ist einem einzelnen Mensch meist unmöglich. Er kann nicht offen gegen das in seinem sozialen Umfeld herrschende Wertesystem rebellieren. Er muss es, zumindest scheinbar und wenigstens teilweise, akzeptieren. Ein soziales Umfeld ist rücksichtslos gegenüber jedem, der das in ihm geltende Wertesystem verletzt. In der Regel werden solche Menschen im Gefängnis oder in einer psychiatrischen Klinik isoliert.

Abhängig von der Zustimmung des sozialen Umfelds, kann ein Mensch für die gleiche Tat mal mit einer Freiheitsstrafe belangt, ein anderes Mal belohnt werden. Ein Beispiel dafür sind Mord und Raubüberfall, die in Friedenszeiten von der Gesellschaft stark verurteilt, in Kriegszeiten dagegen gebilligt und sogar belohnt werden.

Eine rebellische Haltung ist recht typisch für Schizophrenie; eine an Schizophrenie leidende Person kann gesellschaftliche Wertesysteme nicht leiden, sie setzt ihnen ihr eigenes System, das oft vielleicht chaotisch, aber authentisch ist, entgegen. Dieses System nimmt oft die Form einer überwertigen Idee oder Wahnvorstellung an. In der Schizophrenie [33] verliert der Mensch gewöhnlich den Kampf gegen das Wertesystem der sozialen Umgebung. Niemand nimmt sein System ernst, man betrachtet es als Krankheitssymptom, obwohl es oftmals auf einem höheren Niveau ist als die geltenden sozialen Wertesysteme. Die schizophrene Person negiert, ähnlich wie die Anhänger einer revolutionären Wertehierarchie, ihre Vergangenheit, ihre Tradition, sie beginnt ein neues Leben in psychotischer Form. Sie ekelt sich vor dem, was hinter ihr ist, die Vergangenheit setzt sie mit grauer Leere und Konformismus gleich, sie hat den Eindruck, dass sie erst jetzt, d. h. in ihrer Psychose, befreit, dass sie erst jetzt frei ist. Es wäre selbstverständlich unseriös, die Anhänger revolutionärer Wertesysteme mit schizophrenen Personen zu vergleichen, es gibt jedoch gewisse Analogien, wahrscheinlich deswegen, weil sowohl die einen als auch die anderen existierende Wertesysteme nicht internalisieren konnten und deshalb leichter neuen (revolutionären) Systemen erliegen, die vom Kranken selbst, wie dies in der Schizophrenie der Fall ist, oder von der Gruppe und ihrem Anführer erarbeitet wurden, wie bei den Anhängern üblich.

In der soziokulturellen Schicht hat die Wertehierarchie gesellschaftlichen Charakter, weil die neue „revolutionäre" Wertehierarchie sogar in den Fällen, in denen sie im klaren Widerspruch zu den im sozialen Umfeld existierenden Systemen steht, nicht nur die Sache des Einzelnen ist, sondern der ganzen revolutionären, kriminellen Gruppe usw. Eine individuelle Angelegenheit bleibt sie jedoch in der Schizophrenie, doch die Wertehierarchie eines Individuums gilt in der Regel nichts, und die Isolierung eines einzelnen Rebellen ist keine schwierige Sache.

In der soziokulturellen Schicht der Wertehierarchie verläuft der Entscheidungsprozess vor allem im hellen Feld des Bewusstseins. Es scheint, als hätte diese Tatsache einen gewissen Einfluss auf den sozialen Charakter der Wertehierarchie und den Entscheidungsprozess. Eine Entscheidung bei vollem Bewusstsein fällt ganz einfach zu schwer, der Mensch sucht in seinem sozialen Umfeld nach Unterstützung, er wählt das, was gesellschaftlich akzeptiert ist. Entscheidungen in der biologischen und der emotionalen Schicht werden zum überwiegenden Teil unterhalb der Bewusstseinsschwelle realisiert, oft ganz automatisch, der Mensch verspürt hier nicht die Last der Entscheidung, ihm wird die Bedeutung der Entscheidung nicht bewusst. Hier verläuft alles reibungsloser, auf der Basis von Traditionen, d. h. das Ebnen eines Weges durch bestimmte Entscheidungen im Verlaufe des individuellen Lebens geebneter Wege. In der soziokulturellen Schicht läuft man in die Zukunft, soziokulturelle Muster sind Modelle, an die man sich anzupassen versucht. Der Gang in die Zukunft erfordert [34] Mut und Mühe, deshalb wird hier das Bewusstsein nicht ausgeschaltet, die Entscheidung wird oberhalb der Bewusstseinsschwelle vollzogen, und deshalb sucht man hier nach der Unterstützung der sozialen Gruppe. „Wir" ist stärker und mutiger als „ich".

Der gesellschaftliche Charakter der Wertehierarchie und des Entscheidungsprozesses in der soziokulturellen Schicht führt dazu, dass individuelle Unterschiede bis zu einem gewissen Grade verwischt werden. Behielte ein Mensch die eigene Individualität voll bei, so wäre die typologische Klassifikation erschwert, es gäbe keine Menschen, die einander ähnelten, vielmehr lebte jeder Mensch in seiner individuellen Welt. Dem ist aber nicht so; sogar in der Psychose behält die Welt gewisse Merkmale bei, die einem gegebenen Kulturkreis und einer gegebenen Gesellschaftsgruppe gemeinsam sind. Die soziokulturelle Schicht der Wertehierarchie verbindet die Menschen miteinander, sie sind nicht länger allein, sondern gehören zur menschlichen Gemeinschaft, sie haben ähnliche Wertesysteme und ähnlich verläuft ihr Entscheidungsprozess, andererseits aber trennt sie (diese Schicht) die Menschen voneinander, sie zieht Grenzen zwischen Menschengruppen mit verschiedenen Wertesystemen; so wird eine Typologie der Wertesysteme geschaffen, die eng mit der Persönlichkeits- und Psychopathietypologie verbunden ist.

Dem Menschen stehen in seiner soziokulturellen Umwelt viele verschiedene Wertesysteme zur Wahl, er verfügt nicht nur über aktuelle Systeme, sondern auch über solche, die bereits Geschichte sind, nichtsdestotrotz aber weiterhin befruchtend auf die menschliche Psyche wirken können. Die Wahl eines der Wertesysteme verbindet einen Menschen mit der Gruppe, die sich zu diesem System bekennt. In früheren Zeiten, als die Kommunikationsmöglichkeiten zwischen den Menschen erheblich geringer waren als heute, stellte das Problem der Wahl eines Wertesystems keine größere Schwierigkeit dar. Die Menschen konzentrierten sich eher in einem Kreis, in dem ein bestimmtes Wertesystem herrschte (z. B. der Kreis der Familie, des Berufs, der Religion, der patriotische Kreis usw.). Das, was dem gegebenen Wertesystem nicht entsprach, wurde meist als „barbarisch", „wild", „primitiv" oder „ketzerisch" usw. bezeichnet. Heute hat man – aufgrund der Entwicklung der Kommunikationsmittel, aber auch aufgrund der Entwicklung von Archäologie und Ethnographie – leicht Zugang zu verschiedenen Kulturkreisen und Wertesystemen, gleichzeitig ist überall eine Devaluation früher geltender Wertesysteme zu verzeichnen.

Der Mensch hat also eine bedeutend größere Freiheit bei der Wahl von Wertesystemen und ist ihnen gegenüber gleichzeitig kritischer [35] eingestellt. Gleichzeitig glaubt er nicht mehr im selben Maße wie früher an das von ihm akzeptierte Wertesystem. Der Glaube ist ein wesentliche Faktor für die Festigung des Wertesystems; fehlt er, so ist das System sehr locker, da nur auf rationaler Grundlage, mit der Psyche eines gegebenen Menschen verbunden; der Glaube ist ein emotionaler Faktor, der das System mit dem „Ich" verbindet. Der Glaube verleiht dem System die dynamische Kraft, die Zukunft zu erringen, das Gefühl, in diesem „Zeichen" die Zukunft zu besiegen. Ohne Glauben ist die Zukunft zutiefst geheimnisvoll und beängstigend. Die Angst vor dem Atom, typisch für unsere gegenwärtige Zivilisation, ist ein Beispiel für den Verlust des Glaubens an die Zukunft und an jedes Wertesystem.

Wenn die gesellschaftliche Bedingungen sich so gestalten, dass die in der Gesellschaft existierenden Wertesysteme einer Erschütterung unterliegen und die Menschen aufhören, an sie zu glauben, dann erfahren nach dem Gleichgewichtsprinzip die tieferliegenden Wertesysteme, d. i. die biologische und die emotionale Schicht, einen Bedeutungszuwachs. Im Gegensatz zur soziokulturellen Schicht, deren Charakter kollektiv ist, haben diese Schichten individuellen Charakter, sie gestalten sich bei jedem Mensch anders und sind auf die phylogenetische und ontogenetische Vergangenheit gerichtet. Selbstverständlich ist jede Entscheidung ein Schritt in die Zukunft, verwandelt sie in Gegenwart und in Vergangenheit; was potenziell ist, wird dank einer Entscheidung zu etwas Realem. Die Zukunft ist immer potenziell, Gegenwart und Vergangenheit hingegen real. In der biologischen und der emotionalen Schicht der Wertehierarchie formt sich eine Entscheidung aufgrund der gewonnenen Erfahrung, der Gewohnheit, der Perseveration. Den bevorzugten Platz im Wertesystem erhalten die Handlungsstrukturen, die am häufigsten ausprobiert wurden, ihr Wahrscheinlichkeitsfaktor der Realisierung ist am größten. Deshalb sagt man, dass diese zwei Schichten der Wertehierarchie in die Vergangenheit gerichtet sind bzw. auf ihr basieren. In der obersten (oberflächlichsten) Schicht, d. i. die soziokulturelle, stützt sich die Wertehierarchie dagegen auf die Zukunft, auf ein imaginiertes Weltbild. Die biologische und die emotionale Schicht vermitteln dem Menschen etwa: „Halte dich an mein Wertesystem, weil du das bisher auch gemacht hast, und alles war gut", und die soziokulturelle Schicht: „Glaube an mein Wertesystem, weil du nur so zukünftig glücklich wirst".

Die biologische und die emotionale Schicht funktionieren nach dem Gewohnheitsprinzip; sich wiederholende Entscheidungen sind gerade deshalb die besten, [36] weil sie sich wiederholen – daher auch ihre Automatisierung und ihre Verschiebung unterhalb die Bewusstseinsschwelle. Die soziokulturelle Schicht funktioniert nach dem Prinzip des Glaubens: Ich glaube, dass mir ein gegebenes System Glück bringt; eine Entscheidung, die gemäß diesem System getroffen wird, birgt die größten Chancen, meine Träume zu erfüllen. Ich stütze mich nicht auf die Vergangenheit, sondern auf ein Bild der Zukunft. Während in der biologischen und der emotionalen Schicht die Zahl der getroffenen, analogen Wahlen der eine bestimmte Richtung des Entscheidungsprozesses unterstützende Faktor ist, so entspricht dem in der soziokulturellen Schicht die Zahl der Anhänger eines gegebenen Systems; je größer ihre Zahl, desto stärker ist im Allgemeinen der

Glaube. Die Zukunft ist immer ungewiss, es bedarf maximaler Anstrengung, um sie zu erobern, daher auch das volle Engagement des Bewusstseins und daher auch das Streben nach dem kollektiven Kraftakt („wir" ist stärker als „ich"). Die Gewohnheit ist oft unbewusst, der Glaube immer bewusst. Denn die Gewohnheit stützt sich auf die Vergangenheit, der Glaube auf die Zukunft. Fehlt der Glauben, so führt dies dazu, dass die dritte Schicht (die soziokulturelle) des Wertesystems zerfällt, sie hat nicht länger die mobilisierende Kraft, der Zukunft die Stirn bieten zu können, die Zukunft wird bedrohlich und erschreckend, der Mensch zieht sich von ihr zurück. Er will nicht die Verantwortung für sein eigenes und das Schicksal seiner sozialen Umgebung übernehmen, er möchte lieber weiterhin unreif sein, lieber nehmen statt geben, nicht die Last der Verantwortung tragen. Fehlender Glaube zerstört die menschliche Gemeinschaft. Derselbe Glaube vereint die Menschen, sie wissen, wofür sie kämpfen und dass sie sich in diesem Kampf aufeinander verlassen können. Wenn sie an nichts glauben, gibt es auch nichts, was sie verbindet, sie fühlen sich allein, entfremdet.

In der Regel neigen Psychologen und Psychiater zur Untersuchung der Persönlichkeit auf der biologischen und der emotionalen Ebene (die biologische und die emotionale Schicht der Wertehierarchie), oft unterschätzen sie die soziologische Ebene (die soziokulturelle Schicht der Wertehierarchie). Die beiden ersten Schichten reichen tiefer und sind stärker verfestigt als die dritte (die soziologische) Schicht. Bei der Klassifizierung sucht man gewöhnlich nach dem, was tief in die Struktur der klassifizierten Gegenstände greift und was im Verhältnis am wenigsten veränderlich ist. Das heißt aber nicht, dass die soziokulturelle Schicht des Wertesystems ohne Bedeutung für die Formung der Persönlichkeit wäre. Der Druck des gesellschaftlichen Umfelds modelliert die Persönlichkeit eines Menschen, wobei er bisweilen den Prozess seiner Entscheidungsformung sehr empfindlich beeinflussen kann. Unter dem Druck der Umgebung ändert sich der Mensch oft in einem solchen Umfang, dass es schwer fällt zu glauben, man habe es mit der gleichen Person zu tun. Ein in Friedenszeiten anständiger und gütiger Mensch [37] kann während eines Kriegs, einer Revolution oder Naturkatastrophe zu einem gewalttätigen Monster werden. Die Mordlust, im Frieden unterdrückt, wird in ihm während eines Krieges aufgrund gesellschaftlicher Billigung befreit.

Unter dem Einfluss verschiedener Institutionen, denen der Mensch sich unterordnen muss, entscheidet er gemäß der Wertehierarchie dieser Institutionen, wobei er oft gegen sich selbst handelt und mit der Zeit die Fähigkeit verliert, eigene und unabhängige Entscheidungen zu treffen. Man weiß, wie sehr Macht einen Menschen verändert; er wird oft rücksichtslos, gleichgültig, gefühllos. Denn unter dem Einfluss der Macht ändert sich seine Wertehierarchie, zum Wichtigsten wird für ihn, was mit den Aufgaben der Institution oder Gruppe in Verbindung steht, in der er Macht ausübt. Man weiß, wie sehr sich Menschen unter dem Einfluss der von ihnen befolgten Ideologie verändern, sie verlieren oft ihre eigene Meinung und die Fähigkeit, eigene Ansichten zu äußern, ihre Entscheidungen werden vom Anführer oder der Gruppe gesteuert, der sie angehören. Der Psychopathologie der Anhänger könnte ein eigenes Kapitel in der Psychopathologie der Psychopathen gewidmet werden. Man weiß auch, wie sich die menschliche Persönlichkeit unter dem Einfluss soziokultureller Wandel verändern kann, z. B. bei Menschen, die von einem Kulturkreis in einen anderen gehen. Heftige Veränderungen dieses Typs, z. B. ein Wechsel von einer Urkultur[9] in eine moderne Kultur, können eine ernsthafte Desintegration der Persönlichkeit hervorrufen, die sogar zu Psychosen, vor allem wahnhafte, führen kann.

In den Wirren soziokultureller Veränderungen, unter dem verschiedenartigen Druck des Umfelds verliert die Persönlichkeit eines Menschen ihren stabilen Charakter, manchmal wird sie bis zur Unkenntlichkeit verändert. Es ist nur schwer festzustellen, was den Kern einer Persönlichkeit ausmacht, den am wenigsten veränderlichen Teil, jedenfalls scheint es, dass die biologische und die emotionale Schicht tiefer sind als die soziokulturelle Schicht. Andererseits können Einflüsse soziokultureller Natur tief in der menschlichen Psyche verankerte Verhaltensformen verändern, wie z. B. die Formen des erotischen Lebens und die Entladung von Aggression. Es ist daher oft schwierig zu belegen, was die obenliegende (oberflächliche) Schicht ist und was die tiefe Schicht. Der Mensch ist so stark mit seinem sozialen Umfeld verbunden, dass man seine Biologie nicht von den Einflüssen dieses Umfelds isolieren kann, und das Gefühlsleben des Menschen konzentriert sich um das soziale Umfeld herum, deshalb wäre die Trennung der emotionalen von der soziokulturellen Schicht eine völlige Fiktion. Die Wertehierarchie, die, [38] wie es scheint, aus diesen drei Schichten besteht, bildet eine integrale Ganzheit, oft ist es schwer zu bestimmen, was biologische, was emotionale oder was soziokulturelle Qualität hat.

Die Unterscheidung dieser drei Schichten ist wichtig, wenn man verstehen möchte, wie hochkomplex der Entscheidungsprozess ist. Um eine Entscheidung zu treffen, muss zuvor die Bedeutung einer gewählten Handlungsstruktur für den Organismus bestimmt werden, d.h. ihr muss in der Relevanzhierarchie ein Platz zugewiesen werden; die wichtigere wird gewählt, die weniger wichtige verworfen.

---

9 [Anmerkung des Übersetzers: Dem polnischen neutralen Wort „kultura pierwotna" entspräche auf Deutsch das ideologisch aufgeladene Wort „primitive Kultur" bzw. „ursprüngliche Kultur" – daher wurde hier eine andere Formulierung gewählt.]

Es gibt jedoch verschiedene Ziele und Bedeutungen. Ein biologisches Ziel, z. B. das Stillen von Hunger, kann stärker sein als ein gefühlsbedingtes oder soziokulturelles Ziel. Aber der Entscheidungsprozess kann auch umgekehrt verlaufen, und das biologische Ziel wird zugunsten eines gefühlsbedingten oder soziokulturellen Ziels verworfen, z. B. wenn eine hungrige Mutter auf ihr Essen verzichtet, um ihr Kind zu ernähren, oder wenn ein Mensch trotz seines Hungers ein Nahrungsmittel nicht anrührt, weil es in seinem Kulturkreis mit einem Tabu belegt ist.

Manchmal, in Konfliktsituationen, und noch deutlicher in Grenzsituationen, wenn er mit dem Tode konfrontiert ist, zeigt ein Mensch seine wahre Wertehierarchie. Er kann zum Beispiel unter sog. normalen Bedingungen sein Umfeld mit seiner stabilen und gesellschaftlich akzeptierten Wertehierarchie („guter Bürger und guter Familienvater") beeindrucken, aber unter unruhigen, desintegrativen und beängstigten Bedingungen verwandelt er sich in eine menschliche Bestie. War die Bestie immer in ihm, und hat er sie im Frieden lediglich durch der gesellschaftliche Angst unterdrückt, während sie erst in unruhigen Zeiten, unter dem Einfluss der Angst vor dem Tode oder dank der Lockerung gesellschaftlicher Hemmnisse an die Oberfläche drang? Oder ist der Mensch vielleicht weder Bestie noch Engel, sondern eine Mischung verschiedener und überwiegend widersprüchlicher Formen des Überlebens und Verhaltens (Handlungsstrukturen), deren Wahl von Gewohnheiten, den äußeren Umständen und wahrscheinlich von vielen anderen, nicht in unser Bewusstsein gelangenden Faktoren abhängt? Dann wäre es schwierig, von der menschlichen Persönlichkeit zu sprechen, denn ihr charakteristischstes Merkmal wäre die Veränderlichkeit, die die Antithese der Persönlichkeit ist. Es ist die alte Frage: Sollte man den Menschen in Form einer Statue aus hartem und schwer zerstörbarem Material darstellen oder eher in Form einer Dampfwolke, die ihre Gestalt und Dichte verändern kann, oder vielleicht als Schilfrohr im Wind?

Die Wertehierarchie, die sich der Mensch bewusst und unterbewusst setzt, ist ein Faktor, der die Veränderlichkeit [39] der menschlichen Natur stabilisiert, denn sie (die Wertehierarchie) gibt die Richtung unserer Entscheidungen vor. Aber die Wertehierarchie selbst ist ebenfalls variabel (veränderlich), sie wird unter dem Einfluss von sehr vielen biologischen, emotionalen und soziokulturellen Faktoren geformt, deren Bedeutung man nicht immer eindeutig erklären kann. Sie hat ihre Oberflächenschichten, geradezu, um sie zur Schau zu stellen, und tiefere Schichten, die der Mensch vor der Umgebung versteckt oder deren er sich selbst nicht voll bewusst ist. Sie hat ihre archaischen Felder, die mit ihrer Geschichte in die ersten Kindheitsjahre, und wahrscheinlich auch deutlich vor den Beginn des individuellen Lebens, auf die Anfänge einer gegebenen Art, oder noch weiter, auf den Beginn des Lebens überhaupt zurückreichen; sie hat aber auch neuste Felder, die infolge des aktuellen Drucks des Umfelds und der aktuellen Bedürfnisse entstanden sind. Die alten Wertehierarchien gewinnen nicht immer den Kampf gegen die neuen Hierarchien, manchmal ist es umgekehrt, obwohl aus theoretischer Sicht die älteren den Prozess der Entscheidungsformung stärker determinieren müssten, weil sie mehr „Erfahrung" erworben, mehr Entscheidungen getroffen haben. Aus täglichen Beobachtungen weiß man, wie das nächste aktuelle soziale Umfeld (Familienkreis, Arbeitsumfeld) auf die Bildung der Wertehierarchie und damit auf die Bildung der Persönlichkeit eines Menschen einwirken kann. Der Mensch verändert sich unter dem Einfluss einer Ehe, unter dem Einfluss seiner Arbeit usw. Man kann sogar von charakteristischen, durch die Arbeit bedingten Persönlichkeitsmerkmalen sprechen, z. B. vom Typ des Arztes, des Priesters, des Lehrers, des Notars, des Landwirts, des Seemanns usw. Analog dazu könnte man Ehetypen beschreiben, bei denen sich im Laufe eines guten oder schlechten Ehelebens gewisse Charaktermerkmale herausgebildet haben.

Das breitere soziale Umfeld, also der Kulturkreis, dem man angehört, wirkt sich deutlich auf die Bildung der Wertehierarchie aus, und damit auch auf die Persönlichkeit eines Menschen. Der Begriff des nationalen Charakters ist, wie es scheint, nicht reine Fantasie, sondern eben ein Ausdruck dieser Einflüsse, die sich übrigens, wenn sie länger andauern, den Genotyp einprägen können, denn Menschen, die über die in einer gegebenen Gesellschaftsgruppe akzeptierten Merkmale verfügen, haben größere Chancen auf Fortpflanzung als diejenigen, die diese nicht haben. Andere Persönlichkeitsmerkmale werden von einer relativ integrierten und stabilen Gruppe gebilligt und andere von einer labilen, desintegrierten Gruppe. Deshalb bemerkte Kretschmer zu Recht, dass Psychopathen in ruhigen Zeiten von den Experten isoliert und behandelt, in unruhigen Zeiten dagegen die Experten von den Psychopathen in Gefängnissen isoliert werden.

Wie bereits oben angemerkt, haben sich wiederholende Entscheidungen [40] größere Chancen auf Realisierung als verworfene Entscheidungen (Prinzip der Gewohnheit oder des Wegebnens). Dies ist jedoch keine absolute Regel, es kommt vor, dass immer wieder verworfene Entscheidungen in bestimmten günstigen Situationen endlich realisiert werden. Die Umgebung ist dann überrascht, dass sich der gegebene Mensch auf diese Weise verhält, völlig inkongruent in Bezug auf seine bisherige Lebenslinie und seinen Persönlichkeitstypus. Das ist der Sieg des Besiegten und des Unterdrückten. Das Problem ist, wie es scheint, darauf zurückzuführen, dass im Nervensystem nichts verloren geht, dass eine im Moment der Entscheidung verworfene Handlungsstruktur irgendwo versteckt, verankert ist, um sich bei der nächsten Gelegenheit zu zeigen und mit ihrer Gegenwart die Harmonie des Verlaufs eines Entscheidungsprozesses zu stören.

Je mehr Kraft man für die Unterdrückung einer entgegengesetzten Handlungsstruktur (der gewählten und realisierten Struktur entgegengesetzt) aufbringen muss, umso stärker werden sie bei jedem künftigen Entscheidungsprozess auftreten. Die Bedingungen des menschlichen Lebens, insbesondere der gesellschaftliche Druck, unterdrücken die menschlichen Möglichkeiten im positiven wie im negativen Sinne sehr. Die Dynamik dieser Möglichkeiten ist in aller Regel groß und sie lassen sich nicht vollständig vernichten; sie sitzen irgendwo tief im Menschen versteckt, manchmal feuern sie Schüsse in Form einer Explosion ab, wie im Falle der Schizophrenie, oder sie gelangen unter begünstigenden Bedingungen (z. B. die Tendenz zum Töten während eines Krieges) an die Oberfläche, bei starker emotionaler Erregung, wenn der Mensch nicht weiß, was er sagt und tut usw. In diesen Fällen existiert gewöhnlich ein deutlicher Widerspruch zwischen der offiziellen und der nichtoffiziellen Wertehierarchie. Die offizielle ist diejenige, die man der Außenwelt zeigt und in deren Richtung man alle seine Entscheidungen zu biegen sucht, damit die realisierten Handlungsstrukturen von der Umgebung akzeptiert werden können. Die nichtoffizielle Wertehierarchie versteckt man tief in sich, oft ist sie einem nicht voll bewusst, und auf keinen Fall will man, dass das Umfeld etwas von ihr erfährt.

Bei der Entscheidungsformung kommt es gewöhnlich zum Zusammenstoß zwischen der offiziellen und der nichtoffiziellen Wertehierarchie. Ein solcher Mensch ist innerlich unehrlich, er lebt gemäß zweier Wertesysteme: gemäß dem offiziellen, nach außen hin, und gemäß dem nichtoffiziellen, äußerst privaten und vor der Umgebung verborgen gehaltenen. Das Integrieren der im Menschen aktiven Wertesysteme ist ein sehr schwieriges, meist die Möglichkeiten eines Menschen übersteigendes Unterfangen, deshalb hat er so viele Widersprüche in sich. Der Mensch strebt jedoch nach innerer Ganzheit, danach, Ordnung und Harmonie in seiner Existenz zu schaffen, und empfindet [41] die innere Zerrissenheit und die inneren Widersprüche als schmerzhaft. Die innere Unaufrichtigkeit ist meist das größte Hindernis im Streben nach innerer Harmonie. Der Mensch muss den Mut haben, sich selbst zu betrachten, er darf keine Angst haben vor der Enthüllung der Unaufrichtigkeit, die in ihm steckt und die aus miteinander nicht in Einklang gebrachten und widersprüchlichen Wertesystemen resultiert.

Ein Psychiater sollte seinem Patienten Mut zusprechen und ihm die Suche nach der Wahrheit über sich selbst erleichtern, weil der Patient viel von seiner Unaufrichtigkeit selbst nicht sieht. Selbstverständlich darf dies keine brutale Enthüllung der Wahrheit sein, übrigens sollte sich ein Psychiater seiner Hypothese in

Bezug auf die Persönlichkeitsstruktur und die Wertehierarchie seines Patienten nie sicher sein. Es geht darum, dass er gemeinsam mit seinem Patienten den Mut aufbringen sollte, eine so schwierige Reise wie das Erkennen der menschlichen Natur anzutreten.

Beim Versuch, die menschliche Natur zu klassifizieren, darf man ihre Unmarkiertheit nicht vergessen, also den Umstand, dass auch das beste Klassifikationssystem sie nicht erfassen kann. Irgendetwas an einem konkreten Menschen ragt immer aus dem System heraus und passt nicht in die Schublade, in die man ihn zu stecken versucht. Es gibt keinen reinen Persönlichkeitstypen, keinen reinen Psychopathietypen; man ordnet Menschen aufgrund des Übergewichts einer Merkmalgruppe einem bestimmten Typus zu, schließt dabei aber die Möglichkeit nicht aus, dass bei diesen Menschen auch Merkmale einer anderen Klassifikationsgruppe vorhanden sein können. Die Typologie hat quantitativen, nicht qualitativen Charakter. Jeder Mensch trägt alle Typologien in sich, und mit ihnen erschöpft sich seine Unmarkiertheit nicht. Davon zeugt auch die Tatsache, dass immer wieder Typologieversuche entstehen und man immer nach der Verbesserung von Klassifikationen strebt.

Zum Beispiel bedeutet die Beschreibung eines Menschen als extrovertiert, zyklothym oder syntonisch nicht, dass er nicht auch Merkmale der entgegengesetzten Gruppe (introvertierter, schizophrener oder autistischer Mensch) besitzt – diese Merkmale sind lediglich schwächer markiert, als kämen sie im Vergleich mit den Merkmalen des zyklothymen Kreises nur am Rande vor. Ein zyklothymer Mensch kann eine eigene reiche Erlebniswelt haben und auch gewisse gespaltene Merkmale aufweisen, z. B. Merkmale des Wahns, ein schizothymer Mensch kann auch ohne umfassenden emotionalen Kontakt zu seiner Umgebung Gefallen am Außenleben haben, insbesondere an der Macht, und oft neigt er, ähnlich wie ein zyklothymer Mensch, zu bedeutenden Stimmungsschwankungen. Übrigens verlaufen Zyklophrenie und Schizophrenie, also Psychosen, die nach Kretschmer den Gipfelpunkt des *continuum* darstellen, das sich von der Norm (d. i. Zyklothymie oder Schizothymie) über die Psychopathie (Zykloidie und Schizoidie) [42] bis hin zur Psychose (Zyklophrenie und Schizophrenie) erstreckt, niemals in Reinform. Gewöhnlich ist in einer der beiden eine unbedeutende, manchmal aber recht deutliche (*psychosis schizo-affectiva*) Beigabe einer Psychose aus dem entgegengesetzten Kreis enthalten.

Die Klassifizierung ist etwas Dynamisches; sie beschreibt die im Menschen existierenden Tendenzen und Proportionen, seine Möglichkeiten und das, was realisiert wurde. Es gibt keine scharfen Grenzen zwischen dem einen und dem anderen Klassifizierungsbereich. Das sollte man sich merken, denn auf diese Weise erspart man sich und seinen Kollegen unnötige Anstrengungen in müßigen Diskussionen. Den Autoren einzelner Klassifizierungssysteme ist in der Regel sehr wohl bewusst, dass die menschliche Natur nicht markierbar ist, und dass die Grenzen ihrer Klassifizierung niemals hinreichend scharf sind. Nicht selten führt dies zu einer gewissen Begriffsverwirrung, wenn dieselben Persönlichkeitsmerkmale von den einen als typisch für einen bestimmten Persönlichkeitstypus eingestuft werden, von anderen dagegen als typisch für einen anderen Typus charakterisiert werden.

Die Behauptung, dass die Wertehierarchie geradezu den Kern von Klassifizierungssystemen der menschlichen Typologie darstellt, mag eine Vereinfachung sein. Es scheint aber, dass sie, da sie auf den Entscheidungsprozess einwirkt, am besten wiedergibt, wie sich der Mensch im Laufe seines Lebens realisiert. Der Begriff der Persönlichkeit sollte selbstverständlich auch die im Menschen steckenden Möglichkeiten wiedergeben, doch gibt es bisher keine Methode zur Beschreibung potenzieller Handlungsstrukturen. Man weiß nicht, was ein Mensch kann, wozu er im Stande ist, man weiß aber ungefähr, wie er von seinen Möglichkeiten Gebrauch gemacht hat.

Man kennt die realisierten Handlungsstrukturen, aber nicht die potenziellen. Es gibt selbstverständlich verschiedene Stufen der Realisierung, die Realisierung in Gedanken, in Träumen, in Plänen, die Realisierung in Worten und die Realisierung in Taten. Im Moment der Realisierung nimmt die Handlungsstruktur eine bestimmte Form an; in der potenziellen Phase ist sie etwas Unbestimmtes, Chaotisches, man weiß nicht, was aus ihr wird. Man könnte hier eine gewisse Analogie zu den Prozessen in den einzelnen Nervenzellen suchen. In der ersten Phase der „Zellentscheidung", d. i. in der Phase der Generationspotenziale, die nach dem Analogieprinzip agiert, ist die Situation unsicher, man weiß nicht, was sich daraus ergibt, Stimulation oder Hemmung. In der zweiten Phase der „Zellentscheidung", d. i. in der auf dem Prinzip der binären Rechnung („ja" – „nein") basierenden, also digitalen, Aktionsphase, wird die Situation klar, [43] die endgültige Entscheidung „ja" oder „nein" fällt – die Depolarisation der Zellmembran oder ihre Hyperpolarisation, Stimulation oder Hemmung.

In der Beziehung zur umgebenden Welt kommt der größte Wert zuerst den Taten, dann den Worten und an der letzten Stelle den Gedanken zu. Geht man in Bezug auf die Handlungsstrukturen von diesem Standpunkt aus, kann man diejenigen Handlungsstrukturen für potenziell halten, die sich innerhalb der eigener Welt befinden und die nicht in die Außenwelt gelangen (also Gefühle, Pläne, Träume, Gedanken usw.), zu den realisierten Strukturen gehören Worte und Taten. Betrachtet man allerdings den Entscheidungsprozess vom Standpunkt des

Individuums aus, das ihn erlebt, so hat bereits das geformte psychische Erlebnis, obwohl es noch nicht in die Außenwelt befördert wurde, den Charakter einer realisierten Handlungsstruktur. Dies ist dann am deutlichsten zu spüren, wenn bei einer beliebigen Entscheidung lange gezögert wird. Man empfindet Unruhe, hat Zweifel, man stellt sich alternativ die einen, dann wieder die anderen Konsequenzen der Entscheidung vor, man kann nachts nicht schlafen. Schließlich fällt die Entscheidung, man weiß, was zu tun ist, und obwohl man nichts tut, ergreifen den Menschen Ruhe und Entschlossenheit.

Jede Entscheidung weist einen Weg; obwohl man noch keinen Schritt in die entsprechende Richtung gemacht hat, weiß man bereits, wohin man gehen soll. Andererseits aber hörten Entscheidungen, die in der umgebenden Welt nicht auf die eine oder andere Art realisiert worden wären, auf, real zu sein, sie würden zur Fiktion, zu einem stark erlebten Traum usw. Daher bleibt die Frage, an welcher Stelle eine potenzielle Handlungsstruktur in eine realisierte Struktur übergeht, weiterhin unbeantwortet. Für einen Menschen, der dies erlebt, ist es der Moment der endgültigen Entscheidung, wenn er selbst mit „ja" oder „nein" antwortet. Für den Beobachter ist es der Moment der äußeren Aktivität, also der Ausdruck einer Entscheidung in der umgebenden Welt.

Beurteilt man den Charakter oder die Persönlichkeit eines Menschen, so beurteilt man weniger ihn selbst, denn dies wäre meist unmöglich, und sei nur, weil seine potenziellen Handlungsstrukturen nicht bekannt sind, als vielmehr sein Abbild in der umgebenden Welt, das durch die nach außen beförderten realisierten Handlungsstrukturen entsteht. Es scheint, als drücke der Begriff „Charakter" sehr gut aus, was der Mensch in seiner Umgebung hinterlässt, eine Spur, ein *imprinting*. Der Mensch selbst ist nicht markiert; es lässt sich aber beschreiben und markieren, was er durch seine Person im Umfeld gemeißelt, welche Spur er hinterlassen hat. Diese Spur ist meistens beständiger als der Mensch selbst, sie besteht [44] oft viele Jahre, sogar Jahrhunderte über seinen Tod hinaus. Jede Selbstrealisierung hat etwas von einem schöpferischen Akt, erfordert eine integrative Anstrengung, Mut, eine Entscheidung, den Mut, nach außen zu befördern, was im Inneren steckt, den Mut zur Verteidigung dessen, was nach außen befördert wurde usw. Horaz Worte *non omnis moriar* (ich werde nicht ganz sterben) könnte man auf alle Menschen beziehen, denn jeder Mensch, der sich selbst realisiert, erschafft auch die ihn umgebende Welt. Und das, was er schafft, ist unserer Beobachtung zugänglich, aufgrund dessen wird sein Charakter oder seine Persönlichkeit beurteilt. Vielleicht erscheinen uns Charakter- oder Persönlichkeitsmerkmale beständig und invariabel, obwohl der Mensch tatsächlich unbeständig und variabel ist. Unveränderlich ist die Spur, die er in der ihn umgebenden Realität hinterlässt, er selbst aber ist veränderlich.

Deshalb war der Entscheidungsprozess für das Verständnis der Persönlichkeitsstruktur so relevant. Da das Resultat des Prozesses von der Wertehierarchie abhängt, die im Vergleich einfacher zu beschreiben ist als die Persönlichkeit selbst, ist es vielleicht richtig, Überlegungen zur Klassifikation der Persönlichkeitstypen auf die Analyse der Wertehierarchie zu reduzieren.

Wie bereits detailliert im Buch zu den Depressionen[10] beschrieben, verläuft die Interaktion mit der Umgebung, der sog. informationelle Metabolismus, in zwei Phasen. In der ersten, der phylogenetisch älteren und vor allem durch die älteren Teile des Gehirns (*diencephalon, rhinencephalon*) gesteuert, wird die Entscheidung gefällt, welche Gefühlshaltung zur Umgebung und welches Niveau der Lebensdynamik (Stimmung) eingenommen werden soll. Diese Entscheidung wird unterhalb der Bewusstseinsschwelle getroffen und ist somit vom freien Willen unabhängig. In der zweiten Phase, der phylogenetisch jüngeren und vor allem durch die neue Großhirnrinde (*neocortex*) gesteuert, werden bereits sehr verschiedene Entscheidungen zu verschiedenen Formen unserer Interaktion in der umgebenden Welt getroffen. Während sich die erste Phase vor allem auf die Haltung „zu" und „von" bezieht, steuert die zweite Phase die Haltung „über", also die Art, wie man auf die Umgebung einwirkt, wie man in ihr eine Spur hinterlässt, wie man versucht, sie nach seinem Bild und seiner Ähnlichkeit umzugestalten.

Beide Phasen haben ihre eigenen Wertehierarchien. Die der ersten Phase ist einfach. Die Welt hat entweder einen positiven oder einen negativen Wert. Im ersten Fall zieht die Welt an und ist eine Quelle der Freude, im zweiten Fall stößt sie ab und ist eine Quelle [45] der Unannehmlichkeit. Im ersten Fall strebt der Mensch nach Expansion in die Außenwelt, er nimmt eine extrovertierte, syntonische, zyklothyme Haltung ein. Im zweiten Fall verschließt er sich in sich selbst, flieht vor der Welt, nimmt eine introvertierte, autistische, schizothyme Haltung ein.

Setzt man auf die umgebende Welt, so setzt man gleichzeitig auf das zweite biologische Gesetz. Denn die Erhaltung der Art zwingt zur Expansion in eben diese Welt, zwingt zur Vereinigung mit ihr. Die Liebe übertrifft hier die Angst und den Hass. Flieht man vor der umgebenden Welt, rückt das erste biologische

---

10 Antoni Kępiński: Melancholia. Warszawa 1974, S. 182 ff. An dieser Stelle der Psychopatie [dtsch. Psychopathien] finden sich Prof. Kępińskis letzte Ausführungen zu diesen Phasen.

Gesetz in den Vordergrund. Die Erhaltung des eigenen Lebens wird zum höchsten Wert, die umgebende Welt erweckt Angst und Hass, denn sie droht zu vernichten.

In der ersten Phase stellt sich die Wertehierarchie einfach dar: man setzt auf die umgebende Welt und das zweite biologische Gesetz oder man setzt auf sich selbst und das erste biologische Gesetz. Bei der Beurteilung von Menschen versucht man, diese schnellstmöglich in eine der beiden grundsätzlichen Klassen einzuordnen: mit einem Übergewicht der Haltung „zu" oder der Haltung „von" – in die Klasse der „warmen" Menschen, die sich uns annähern wollen, und in die Klasse der „kalten" Menschen, die vor uns flüchten. Diese Klassifikation vollzieht sich, wie bereits erwähnt, unterhalb der Bewusstseinsschwelle, denn sie gehört zur ersten Phase der Integration mit dem Umfeld, und diese operiert außerhalb der Reichweite unseres Bewusstseins und des freien Willens. Deshalb ist die Unterteilung in die extrovertierten, zyklothymen, syntonischen und introvertierten, schizothymen, autistischen Typen von grundlegender Bedeutung, und in der Regel am einfachsten durchzuführen, weil man sie automatisch vollzieht, „instinktiv", ohne lange darüber nachzudenken, man erspürt ganz einfach eine gegebene Person als einer der beiden Klassen angehörend.

In der zweiten Phase des informationellen Metabolismus stellt sich die Wertehierarchie bedeutend komplizierter dar als in der ersten Phase. Denn hier bilden sich verschiedene Formen der Interaktion mit der Umgebung heraus, die umso reicher sind, je stärker die neue Großhirnrinde (*neocortex*) entwickelt ist. Mit dem Ausmaß und der Verschiedenheit der Handlungsstrukturen ist die Vielfalt und Verschiedenheit der Entscheidungen verbunden, und somit auch der Wertesysteme, nach denen die Entscheidungen getroffen werden. Die Persönlichkeit kann selbstverständlich nicht im Wertesystem eingeschlossen werden; bei ihrer Bestimmung spielen viele andere Faktoren eine Rolle, z.B. die Geschwindigkeit beim Treffen von Entscheidungen (also die Reaktionsgeschwindigkeit), Kraft und Gleichgewicht der Stimulations- und Hemmungsprozesse (was die Grundlage der Pawlowschen Typologie darstellt), ein Übergewicht intellektueller [46] oder emotionaler Prozesse usw. Es scheint aber, dass das Wertesystem in der Persönlichkeitstypologie eine grundsätzliche Angelegenheit ist, und dass man sich eben darauf konzentrieren sollte, wenn man versucht, einen Menschen einer der typologischen Klassen zuzuordnen.

Es scheint auch, als sei es am praktischsten, als grundlegende Klassifizierung diejenige anzunehmen, die allgemein in der täglichen Praxis des Psychiaters und des klinischen Psychologen verwendet wird, wobei einem bewusst sein muss, dass es auch andere Klassifizierungssysteme gibt. Wie bereits erwähnt, deckt sich die praktische Klassifizierung in Bezug auf die Verteilung der Persönlichkeits- und

Psychopathietypen mehr oder weniger mit sich selbst; der Unterschied zwischen Persönlichkeits- und Psychopathietypen hat quantitativen, nicht qualitativen Charakter. In dieser Klassifizierung wird von schizothymen, introvertierten, autistischen Typen und von zyklothymen, extrovertierten, syntonischen Typen zu sprechen sein.

Es wurde bereits unterstrichen, dass es in dieser Unterteilung um die grundsätzliche Haltung gegenüber der umgebenden Welt geht, und dass die diesbezügliche Entscheidung in der ersten Phase des informationellen Metabolismus fällt. In der zweiten Phase des informationellen Metabolismus können verschiedene Wertehierarchien existieren, es soll jedoch versucht werden, ihre Analyse auf diejenigen zu beschränken, die bei anderen Persönlichkeits- oder Psychopathietypen (nach den in der psychiatrischen und psychologischen Praxis verwendeten Unterteilungen) deutlich vorhanden sind.

Dazu gehören: der hysterische, der psychasthenische, der anankastische oder obsessive, der epileptoide, der paranoide, der impulsive, der despotische, der emotional unreife Typ usw. Solche Unterteilungen können in Abhängigkeit von den im Vordergrund stehenden Persönlichkeitsmerkmalen vervielfacht werden. Die drei ersten Persönlichkeits- oder Psychopathietypen (hysterischer, psychasthenischer, anankastischer) kommen in der Praxis wohl am häufigsten vor.

Editorische Notiz

Der hier erstmals auf Deutsch vorliegende Text entspricht dem ersten Kapitel des Buches Antoni Kępiński: Psychopatie. Państwowy Zakład Wydawnictw Lekarskich Warszawa 1977 mit dem Titel „Pojęcie psychopatii a system wartości." (S. 1–48). Der Text wurde von Yvonne und Andrzej Belczyk-Kohl übersetzt. Die oben genannte Originalausgabe bildet auch die Grundlage für diese Übersetzung. Die Seitenzahlen des Originals sind zur Orientierung im Originaltext in eckigen Klammern [...] beibehalten worden. Die Fußnoten wurden der Form dieses Bandes angepasst, alle anderen Eingriffe in den Text sind durch Anmerkungen gekennzeichnet und damit nachvollziehbar.

Korrespondenzadressen der Autorinnen und Autoren

Dr. hab. Bartłomiej Dobroczyński
Jagiellonian University
Institute of Psychology
Ul. Ingardena 6
Pl-30-060 Kraków
Polska
barteq@apple.phils.uj.edu.pl

Prof. Dr. Dr. Sigrid Graumann
Evangelische Fachhochschule Rheinland-Westfalen-Lippe
Fachbereich Heilpädagogik und Pflege
Immanuel-Kant-Str. 18–20
44803 Bochum
Germany
graumann@efh-bochum.de

PD Dr. med. Annemarie Heberlein
Medizinische Hochschule Hannover
Klinik für Psychiatrie, Sozialpsychiatrie und Psychotherapie
Zentrum für Seelische Gesundheit
Carl-Neuberg-Str. 1
30625 Hannover
Germany
heberlein.annemarie@mh-hannover.de

Dr. med. Christian Hick, M.A.
Universität zu Köln
Medizinische Fakultät
Institut für Geschichte und Ethik der Medizin
Joseph-Stelzmann-Straße 20
50931 Köln
Germany
christian.hick@uni-koeln.de

Prof. Dr. Jan C. Joerden
Lehrstuhl für Strafrecht, insbesondere Internationales Strafrecht und Strafrechtsvergleichung, Rechtsphilosophie
Europa-Universität Viadrina Frankfurt (Oder)
Große Scharrnstraße 59
15230 Frankfurt (Oder)
Germany
joerden@europa-uni.de

Prof. Dr. Andrzej M. Kaniowski
Uniwersytet Łódzki
Instytut Filozofii
ul. Kopcińskiego 16/18
90-232 Łódź
maciek@filozof.uni.lodz.pl

Prof. Dr. med. Axel Karenberg
Universität zu Köln
Medizinische Fakultät
Institut für Geschichte und Ethik der Medizin
Joseph-Stelzmann-Straße 20
50931 Köln
Germany
ajg02@uni-koeln.de

Prof. Dr. Paweł Łuków
Uniwersytetu Warszawskiego
Instytut Filozofii
Krakowskie Przedmieście 3
00-927 Warszawa
Polska
p.w.lukow@uw.edu.pl

Katarzyna Marchewka, M.A.
Jagiellonian University
Institute of Psychology
Ul. Ingardena 6
Pl-30-060 Kraków
Polska

Jagiellonian University
Institute of Philosophy
Ul. Grodzka 52
Pl-31-044 Kraków
Polska
katarzyna.marchewka@uj.edu.pl

PD Dr. med. habil. Thomas Reuster
Städtisches Klinikum Görlitz gGmbH
Klinik für Psychiatrie und Psychotherapie
Girbigsdorfer Str.1-3
02828 Görlitz
Germany
reuster.thomas@klinikum-goerlitz.de

Dr. Maximilian Schochow
Martin-Luther-Universität Halle-Wittenberg
Medizinische Fakultät
Institut für Geschichte und Ethik der Medizin
Magdeburger Straße 8
06112 Halle (Saale)
Germany
maximilian.schochow©medizin.uni-halle.de

Prof. Dr. Florian Steger
Martin-Luther-Universität Halle-Wittenberg
Medizinische Fakultät
Institut für Geschichte und Ethik der Medizin
Magdeburger Straße 8
06112 Halle (Saale)
Germany
florian.steger@medizin.uni-halle.de

Manuel Willer, M.A.
Martin-Luther-Universität Halle-Wittenberg
Medizinische Fakultät
Institut für Geschichte und Ethik der Medizin
Magdeburger Straße 8
06112 Halle (Saale)
manuel.willer@medizin.uni-halle.de

Studien zur Ethik
in Ostmitteleuropa

Herausgegeben von Jan C. Joerden

Band 1 Jan C. Joerden / Josef N. Neumann (Hrsg.): Medizinethik 1. 2000.

Band 2 Jan C. Joerden / Josef N. Neumann (Hrsg.): Medizinethik 2. 2001.

Band 3 Jan C. Joerden / Josef N. Neumann (Hrsg.): Medizinethik 3. 2002.

Band 4 Jan C. Joerden (Hrsg.): Über Tugend und Werte. Beiträge von Andrzej Szczypiorski, Bożena Chołuj und Heinrich Olschowsky. 2002.

Band 5 Michael S. Aßländer / Jan C. Joerden (Hrsg.): Markt ohne Moral? Transformationsökonomien aus ethischer Perspektive. 2002.

Band 6 Matthias Rothe / Hartmut Schröder (Hrsg.): Ritualisierte Tabuverletzung, Lachkultur und das Karnevaleske. Beiträge des Finnisch-Ungarischen Kultursemiotischen Symposiums 9. bis 11. November 2000, Berlin – Frankfurt (Oder). 2002.

Band 7 Jan C. Joerden / Josef N. Neumann (Hrsg.): Medizinethik 4. 2003.

Band 8 Jan C. Joerden / Josef N. Neumann (Hrsg.): Medizinethik 5. 2005.

Band 9 Michael S. Aßländer / Robert Kamiński (Hrsg.): Globalisierung. Risiko oder Chance für Osteuropa? 2005.

Band 10 Gangolf Hübinger / Andrzej Przyłębski (Hrsg./red.): Europäische Umwertungen / Europejskie przewartościowania. Nietzsches Wirkung in Deutschland, Polen und Frankreich / Recepcja Nietzschego w Niemczech, Polsce i Francji. 2007.

Band 11 Bożena Chołuj / Jan C. Joerden (Hrsg.): Von der wissenschaftlichen Tatsache zur Wissensproduktion. Ludwik Fleck und seine Bedeutung für die Wissenschaft und Praxis. 2007.

Band 12 Krzysztof Wojciechowski / Jan C. Joerden (eds.): Ethical Liberalism in Contemporary Societies. 2009.

Band 13 Jan C. Joerden / Thorsten Moos / Christa Wewetzer (Hrsg.): Stammzellforschung in Europa. Religiöse, ethische und rechtliche Probleme. 2009.

Band 14 Dariusz Aleksandrowicz (ed./Hrsg./red.): Religion, Ethics and Public Education. Religion, Ethik und öffentliche Bildung. Religia, etyka i edukacja publiczna. 2012.

Band 15 Florian Steger / Jan C. Joerden / Maximilian Schochow (Hrsg.): 1926 – Die Geburt der Bioethik in Halle (Saale) durch den protestantischen Theologen Fritz Jahr (1895–1953). 2014.

Band 16 Florian Steger / Jan C. Joerden / Andrzej M. Kaniowski (Hrsg.): Ethik in der Psychiatrie und Psychotherapie. 2015.

www.peterlang.com

www.ingramcontent.com/pod-product-compliance
Ingram Content Group UK Ltd.
Pitfield, Milton Keynes, MK11 3LW, UK
UKHW041923210426
5322IPUK00002B/24